名老中医

糖尿病辨治枢要 第2版

主　编　仝小林

副主编　林轶群　王　松　韩　林

编　委　万　砺　谢伟楠　于同月

　　　　陈科宇　赵锡艳

北京科学技术出版社

图书在版编目（CIP）数据

名老中医糖尿病辨治枢要 / 仝小林主编 . — 2 版
. — 北京：北京科学技术出版社，2022.7
　　ISBN 978-7-5714-2276-9

　　Ⅰ. ①名… Ⅱ. ①仝… Ⅲ. ①糖尿病－中医治疗法
Ⅳ. ① R259.871

　　中国版本图书馆 CIP 数据核字（2022）第 067119 号

策划编辑：刘　立
责任编辑：刘　立
责任印制：李　茗
封面设计：源画设计
出 版 人：曾庆宇
出版发行：北京科学技术出版社
社　　　址：北京西直门南大街 16 号
邮政编码：100035
电　　　话：0086-10-66135495（总编室）
　　　　　　0086-10-66113227（发行部）
网　　　址：www.bkydw.cn
印　　　刷：河北鑫兆源印刷有限公司
开　　　本：710 mm×1000 mm　1/16
字　　　数：225 千字
印　　　张：16.75
版　　　次：2022 年 7 月第 2 版
印　　　次：2022 年 7 月第 1 次印刷
ISBN 978-7-5714-2276-9

定　　　价：68.00 元

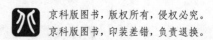

序　一

随着我国经济和生产力的发展，人们物质生活水平的不断提高，糖尿病的发病率也与日俱增。过去十年间，我国糖尿病患者人数由 9000 万增加至 1 亿 4000 万，增幅达 55%，每十位成年人就有一人罹患糖尿病。糖尿病的井喷式增长及其导致的诸多并发症已经成为当今医学必须面对的巨大挑战。糖尿病是慢性病，因此慢性病的管理成为糖尿病治疗的重点环节，而中医在这方面有着得天独厚的优势。

中医对糖尿病的研究记载首见于《黄帝内经》，至今已有两千余年，其后尤以消渴为纲目。新中国成立以来，诸多中医名家于此领域倾其才智：一则发皇古义，论广内经脾瘅证治；二则融会新知，借助现代医学深入微观，创新中医认知。大致概括而言，本于消渴气阴之虚，前审郁而化热之因，后察瘀而致损之果。而各家在此基础上，各有发挥，各有建树，极大丰富了中医对糖尿病因机证治的认知。一家之文章，付梓仅千言，却是其筚路蓝缕、苦心孤诣之所得，这些成果非常值得吾辈学习借鉴。

人生不过百年，所见所践，终有所限，医家经验也只是其探索范围内的最优方法，如何打破个人之局限，如何超越个人之蠡见？唯有勤求博采，兼收并蓄，不辞垒土，不拒小流，集百家之长，立巨人之肩，思辨甄别，去芜存菁，实践总结，优中选优，方可不断精进医术。

继承决定治病广狭之面，创新成就专精突破之点，点面结合，守正创新，此乃大家必由之路。"江山代有才人出，各领风骚数百年"，书中各位中医大家为我们展示了新时代中医的思潮风貌，启发后学，薪火相传，也期待明日之中医迸发出更加璀璨的光芒。

然卷帙浩繁，学力有限，博览群籍，属实不易，于是仝小林院士汇聚百家之精粹，主编《名老中医糖尿病辨治枢要》。本书广纳名家经验之精要，可谓学海指津；且体例上佳，分病归纳，易读易查，博观约取，歌诀凝练，医案为范，切近临床。本书于初学者而言是入门之捷径，于行家里手而言亦乃临证之指南。

得闻本书再版，删改增补，愈臻完善，问序于予，乐为之序。

李灿东　谨序

2022 年 4 月

序 二

糖尿病是威胁人类健康的重大疾病，而中国是糖尿病患者人数最多的国家，因此，防治糖尿病在中国显得非常重要。

虽然传统中医药学并不直接测血糖，也没有糖尿病的病名，却有着悠久的治疗糖尿病的历史。在传统中医药学中，糖尿病多属"消渴""消瘅""脾瘅"之类。《素问·奇病论》云："此肥美之所发也，此人必数食甘美而多肥也，肥者令人内热，甘者令人中满，故其气上溢，转为消渴。"唐朝甄立言的《古今录验》云："渴而饮水多，小便数，无脂似麸片甜者，皆是消渴病也。""麸片甜者"就是说小便是甜的，这个发现早于英国医生的发现一千年左右。综观近代以来专家学者之经验，多从消渴论治糖尿病。但今之糖尿病，以血糖为参，非唯症状论，故不能独以消渴概之。且糖尿病之危害，远不止消渴之"消瘦、多食、多饮、多尿"，其并发症对患者的生活质量及生命健康危害更甚。因此，基于中医学"整体观念"及"治未病"的思想，治疗糖尿病不能局限于改善消渴症状或控制血糖，需对糖尿病前期、糖尿病期至并发症时期全程进行干预：见肥甘之饮食，知日久病消渴；见血糖之升高，知变证之将起；时刻虑其因果，调其未病之时，防其变证之起。临床医师需掌握糖尿病各阶段之辨治思路，方能在糖尿病的中医治疗上开拓思路，提高疗效。

《名老中医糖尿病辨治枢要》一书，以糖尿病发展的各阶段为纲，各

1

中医名家经验为目，系统梳理了新中国成立以来中医名家对糖尿病的认识及其诊疗经验，集众家之长，溶医理与脉案为一体，为中医药防治糖尿病提供了理论和实践的指引，可为中西医临证案头必备参考书。综观全书，条理分明、逻辑清晰、语言精炼、内容丰富，既有各家理论认识的独到之处，亦不乏丰富老辣的论治经验。细读之，全书海纳百川、博采众方、广纳医案、凝练歌诀，辑名老中医辨治糖尿病思路之大成，博而不繁，详而有要，纲目分明而多有点睛之笔。单就病机而言，便有十数位名家的经验之谈，虽各引一端，崇其所善，但后人如见，则可饱览百家之言，以充其脑，以养其思，冀其守正而创新，不落窠臼。于中医事业日新月异之今时，是书一出，必将推动中医糖尿病学科的跨越式发展，为临床提供更为开阔的诊疗思路，普济广大糖尿病患者，实为惠嘉学者，益于民生。

古先哲有云："欲知龙渊，观其状，如登高山，临深渊。"观龙泉以识宝剑。在《名老中医糖尿病辨治枢要》再版之际，仝小林院士嘱余作序。该书虽名枢要，亦不失为汇海之珍珠、临证之益卷。展卷细读，如拨云见日，宁不快哉，乐为之序！

香港大学中医药学院　沈剑刚

2022 年 4 月 15 日于香江

前　言

目前，我国糖尿病患者数已达 1 亿 4000 万，成为世界排名第一的糖尿病大国。在现代医学背景下，如何将西医与中医有机结合起来一直是中医和中西医结合工作者探索的问题。作为现代中医，须植根于古代经验，汲取精华，获得灵感。然而，单纯地依据古代经验来治疗现代糖尿病尚有不足。我们在临床实践中发现，现代的糖尿病并不完全等同于古代的消渴病，两者间存在差异。消渴病以症状诊断"三多一少"为常见，甚或必见，发现时疾病已处于晚期。糖尿病以血糖为诊断指标，"三多一少"可少见，甚或不见，发现时疾病尚处于早期。饮食、运动、药物等早期、综合干预大大影响了疾病的自然进程。故对糖尿病的治疗需以辨证论治为基础，基于对现代糖尿病的整体把握，重新构建理法方药量体系，以指导临床。

自 1949 年新中国成立至今，国内中医大家笃行敏思，在糖尿病及其并发症治疗方面做了很多具有创造性的研究和实践，各有所长，皆有所专。本书即对这一时期名老中医诊治经验进行的总结，全书以糖尿病前期、糖尿病期、糖尿病并发症期为脉络，每篇均以精炼文字概括该篇要旨，以病案为核心，结合医家经验进行阐释。综观全书，古今异法可窥见一斑。如在治法方面，除传统"阴虚为本"观念指导下的滋阴法得以延续外，清热及通腑法逐渐受诸多医家重视，这或与现代生活条件的改善、饮食结构的变化有关；而活血法更是蔚然成风，这或与西学东渐、中西汇通、中西医结合带来的疾病认识的演变有关。在脏腑病位方面，大部分医家主要着眼于脾、肾两脏，且强调治脾者又明显多于调肾者，这或与糖尿病的早期发现和干预有关。

本书自 2017 年出版以来，受到广大业内读者的喜爱。为了进一步满足读者的需求，我们结合最新的临床实践经验进行了全面的增补和修订。

中医药学是中国古代科学的瑰宝，也是打开中华文明宝库的钥匙。诚如国医大师周仲瑛教授所言：古为今用，根深则叶茂；西为中用，老干发新芽。知常达变，法外求法臻化境；学以致用，实践创新绽奇葩。这是当代中医发展之路，更是糖尿病中医研究、发展之路。我们广大中医药工作者当肩负时代重任，薪火相传，呕心沥血，责无旁贷。

仝小林

2022 年 4 月

目 录

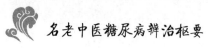

第1章　糖尿病前期

糖尿病前期是指由血糖调节正常发展为糖调节受损（IGR），血糖升高但尚未达到糖尿病的诊断标准的状态，包括空腹血糖减低（IFG）、糖耐量减低（IGT），二者可单独或合并出现。其中IGT是糖尿病的重要危险因素，若伴有肥胖、高血压、血脂紊乱则危险性更大。1979年，美国国家糖尿病研究组和WHO糖尿病专家委员会首次确认IGT为一种疾病状态，即亚临床状态。

☞ **仝小林辛开苦降重解郁**

中满内热转消渴，辛开苦降化郁热。

饮食不节肢不动，标本不得邪不服。

《素问·奇病论》言："肥者令人内热，甘者令人中满，故其气上溢，转为消渴。"据此，仝小林认为糖尿病前期的患者，中满、内热是其关键病机。《素问·标本病传论》又言"先热而后生中满者治其标……先病而后生中满者治其标，先中满而后烦心者治其本"，可见，无论中满得之先后，见其中满当先治之。且因中满日久，常郁而化热，故中满之于糖尿病前期更应引起重视。所谓中满，于现代人而言，主要是由于营养摄入过多所致的"食郁"，食郁进而导致气、血、痰、湿、热等郁滞，最终气满上溢，转为消渴。在治疗上，仝小林强调辛开苦降法散其郁滞。苦辛通降，既解其郁，又清其热，故用之每见佳效。但需注意"病为本，工为标。标本不得，邪气不服"。医生即便采用各种治疗方法，患者若不配合，病邪亦不能被制服。糖尿病，尤其是2型糖尿病的发病与生活方式密切相关。欲治食郁之中满，用药只是治标；患者配合，控制饮食、减食之郁、勤动四肢、增脾之运，方是根本。

如治刘某，女，60岁，2007年5月14日初诊。糖耐量异常2年。2005年，患者外伤后至医院检查，发现空腹血糖6.5 mmol/L，餐后2小时血糖8.7 mmol/L，诊为糖耐量减低。曾间断口服金芪降糖片、阿卡波糖，现仅靠饮食、运动控制。症见：胸膈烦热、时觉胸闷、乏力、汗多、失眠、大便干结。舌紫暗，苔黄略厚，舌下络脉粗黑，脉沉。体重62 kg，身高157 cm，BMI = 25.2 kg/m^2。5月10日查糖化血红蛋白为6.0%。糖耐量试验：空腹血糖6.8 mmol/L，餐后1小时血糖11.5 mmol/L，餐后2小时血糖10.2 mmol/L。

西医诊断：糖耐量减低。

中医辨证：胸膈热郁，膏脂蓄积。

治法：清泻郁热，消膏降浊。

处方：栀子干姜汤加减。栀子30 g，干姜6 g，黄连30 g，生大黄6 g(单包)，决明子15 g，红曲3 g，生山楂30 g。

2007年5月21日二诊。服药7剂，烦热、汗多减轻，仍失眠、大便干、胸闷。5月15日查血生化：总胆固醇5.9 mmol/L。上方加全瓜蒌15 g、广郁金12 g。2007年6月4日三诊。服药14剂，睡眠改善，入睡较前容易，胸闷、大便干好转较明显。5月27日查空腹血糖5.5 mmol/L，餐后2小时血糖8.3 mmol/L。上方去广郁金，加降香12 g、丹参30 g、炒枣仁30 g。2007年7月5日四诊。服药30剂，诸症明显好转，近期血糖稳定，空腹血糖5.0～6.0 mmol/L，餐后2小时血糖7.0～8.0 mmol/L。自初诊至今体重下降4 kg。改为丸剂服药3个月。3个月后复诊，诸症若失，体重较最初来诊时已下降8 kg。2007年10月4日，糖耐量试验示：空腹血糖5.9 mmol/L，餐后1小时血糖8.0 mmol/L，餐后2小时血糖6.82 mmol/L。

患者形体偏于肥胖而见胸膈烦热、胸闷、汗多、失眠、大便干结，知其中满已然化热，无形邪热内郁胸膈，故见胸膈烦热、胸闷失眠；热外迫津液，故见汗出；热下灼大肠，故见便干。乏力亦为中满失运，即"脾病不能为胃行其津液，四肢不得禀水谷气，气日以衰，脉道不利，筋骨肌肉皆无气以生，故不用焉"之理。而舌紫暗、苔黄厚、舌底络瘀、脉沉皆为里实郁而化热，邪热炼血以致血瘀之象。治以辛开苦降化其郁，苦辛通降泻其热。因其病位处胸膈而偏上，故以栀子干姜汤清散胸膈郁热。《素问·阴阳应象大论》云"中满者，泻之于内"，故以大黄黄连泻心汤清泻其郁热。再合决明子、红曲、山楂消食化浊降脂，且大剂山楂合大黄兼可逐瘀。二诊加瓜蒌、郁金宽胸理气以解胸膈郁滞，三诊加降香、丹参辛香通络以化血中之滞，终使血糖恢复正常。

参考文献

[1] 仝小林. 糖络杂病论 [M].2 版. 北京：科学出版社，2014: 104-105.

☞ 方朝晖从脾论治

脾居中焦灌四旁，运化失司糖异常。

治之重在健脾运，四君山药健脾良。

方朝晖认为中焦（脾胃）失运是消渴病发病的重要环节。脾虚不运，升清降浊失司，导致水谷精微留滞不化，引起血糖升高而成糖耐量减低，即为中医的脾瘅。治疗当调理脾胃，顾护后天。脾瘅的发病与脾虚密切相关。由于糖耐量减低的发病是多因素所致，所以结合中医辨证论治的特点，在健脾的同时，也要兼顾其他脏腑的病变。脾在五行属土，居中央以灌四旁。脾脏功能正常，则如阳光普照，可消阴霾。所以对于糖耐量减低的治疗，基本治疗原则为健脾。脾旺则可输布水谷精微，使人体代谢正常，内环境达到平衡。同时，要根据情况兼顾疏肝、宁肾、活血、生津、清热，体现个体化治疗原则。

如治孙某，公务员，男，49岁，BMI 为 25 kg/m²，BP 为 130/85 mmHg，2012 年 6 月 9 日在基于社区的糖尿病前期中医药干预及推广应用研究项目的筛查活动中，末梢检测餐后 2 小时血糖为 10.2 mmol/L，于次日行口服葡萄糖耐量试验（OGTT），测得静脉血餐后 2 小时血糖为 10.9 mmol/L，血脂正常。主症：全身乏力，同时伴口干、大便干结、3 日一行，无小便多，舌质淡，苔薄白，脉细。

西医诊断：糖耐量减低。

中医诊断：脾瘅（脾虚证）。

治法：益气健脾。

处方：给予具有益气健脾功效的参术调脾饮。党参 32 g，白术 12 g，茯苓 12 g，山药 20 g，甘草 6 g。每日 1 剂，水煎，早晚温服。另嘱患者控制饮食，加强运动。

患者为中年男性，应酬较多，嗜食肥甘厚味，以致中焦壅滞，碍脾气之运化，脾胃功能受损而致脾虚。脾主肌肉、四肢，脾虚故全身乏力；脾为胃行其津液，脾虚不能输布津液上乘于口，故口干；脾虚则推动胃肠蠕动功能减弱，糟粕滞留大肠导致大便干结、周期延长；舌脉亦为脾虚的征象。且患者平日以静坐为主，运动量少则气机不运，亦影响脾胃功能。方朝晖认为，该方为益气健脾之经典方，用于调理脾虚证疗效甚佳。治疗 5 天后患者诉乏力、口干症状明显减轻，有晨起易醒。仅 5 剂药脾虚的病理状态就得到改善，脾气可正常输布精微于全身，故口渴症状缓解；同时还增强了机体的正气，全身乏力的症状亦减轻。早晨易醒，考虑可能为气机短时间内运行恢复正常，但营气、卫气功能尚未达到平衡，卫气过早运行之故。故调整药物剂量：党参 25 g，山药 15 g，白术 12 g，茯苓 15 g，甘草 6 g。每日 1 剂。治疗 6 周后精神佳，口干、乏力症状消失，大便稍干，餐后 2 小时血糖 8.7 mmol/L。守方续服，隔日 1 剂。治疗 12 周后以上症状均消，同时餐后 2 小时血糖稳定在 6.4 mmol/L

左右，波动较小。其中大便稍干可能与长期服药调理，使机体的气机达到最佳状态，或者白术双向调节胃肠功能有关。综观用药，以甘淡平和为主，不温不燥，适度施力，具有补肺、脾、肾的功效，其中以补脾为主，不仅补脾阳，同时兼顾脾阴，强健后天之本。通过对机体上、中、下三焦的调理，正气充盈，御邪有力，则百病消。

参考文献

[1] 赵进东, 方朝晖. 方朝晖诊治糖耐量减低经验 [J]. 辽宁中医杂志，2013，40(8): 1543-1544.

第2章　糖尿病期

　　糖尿病是由于胰岛素分泌绝对或相对不足（胰岛素分泌缺陷），以及机体靶组织或靶器官对胰岛素敏感性降低（胰岛素作用缺陷）引起的以血糖水平升高、可伴有血脂异常等为特征的代谢性疾病。糖尿病可分为原发性糖尿病和继发性糖尿病，原发性糖尿病又分为1型糖尿病和2型糖尿病。1型糖尿病为胰岛素分泌绝对不足，2型糖尿病为胰岛素分泌不足伴胰岛素抵抗；1型糖尿病必须用胰岛素治疗，2型糖尿病多采用中西医综合控制。在糖尿病中90%以上为2型糖尿病，按其自然过程又可分为糖尿病前期、糖尿病期与慢性并发症期。糖尿病血糖严重升高者可发生糖尿病酮症酸中毒或非酮症性高血糖高渗状态等急性并发症；长期血糖升高可导致视网膜、肾脏、全身大血管、微血管及神经等组织、器官的病变，这是糖尿病致死致残的主要原因。

第一节　病机治法

☞ 刘绍武注重协调整体

> 糖尿病为全身病，协调整体增免疫。
>
> 小柴胡为基础方，苏代半夏椒代姜。
>
> 强壮中枢助气化，重用黄芪中枢壮。
>
> 交感亢奋石膏抑，花粉促胰内分泌。
>
> 兼顾局部及整体，壮肾保肝及补胰。

糖尿病的发生源于大脑皮质对机体的控制失常，表现为交感神经亢奋，迷走神经抑制，胰岛素分泌不足，血糖升高，机体调节血糖的功能失调。刘绍武创制"理消汤"治疗糖尿病，注重整体协调。他认为，只有整体的协调，才有局部的根本改善。只重视纠偏，虽然近期有一时的疗效，但远期疗效很差。因为纠偏并没有抓住贯穿疾病始末的主要矛盾，而是跟在疾病的后面，被动地适应。协调疗法具有超前性，能走在疾病的前面阻断其发展，不但安全性高，治疗面广，而且可双向调控，利于久服。方名"理消汤"意为调理消渴病，组成：黄芪 120 g，茵陈 60 g，丹参 30 g，郁金 15 g，天花粉 30 g，熟地 30 g，山药 30 g，石膏 60 g，车前子 30 g，五味子 15 g，柴胡 15 g，黄芩 15 g，党参 30 g，苏子 30 g，花椒 10 g，猪胰子半个（同煎）。整体协调的治疗原则有以下五个方面。

　　1. 协调整体，增强自身免疫力　小柴胡汤中柴胡、黄芩开发胸阳，半夏、生姜、人（党）参、大枣温补中焦，甘草调和诸药。七药伍用，可使三焦得通，气机得畅，营卫得调，阴阳得和，从而达到整体协调的目的。经长期临床实践验证，半夏辛温有毒，不宜久服，故逐渐以苏子代替半夏。苏子降而下气、利膈宽肠，无半夏之燥弊。另外，在无呕恶症状时，可以川椒代生姜。川椒除湿散寒、解郁温中，热而不伤津液，并有解痉缓急止痛之用。这样调整既不失原方剂的组方精神和临床疗效，又使之更加平和。小柴胡汤既已更药，故改称为"协调基方"。协调基方组成：柴胡 15 g，黄芩 15 g，党参 30 g，苏子 30 g，川椒 10 g，炙甘草 10 g，大枣 10 枚。

　　2. 强壮中枢，增强气化功能　糖尿病源于大脑中枢的气化功能失常，故治疗首先要强壮中枢，益气升阳。黄芪是大脑中枢强壮药，需大剂量时才能上补脑髓，常用量可用至 120 g。

　　3. 平衡自主神经功能紊乱　糖尿病患者自主神经功能紊乱，表现为交感神经亢奋，使糖原从肝脏内动员出来，而石膏可抑制交感神经。

一般糖尿病初期，脉见洪大，石膏用量 60 g 则可改善症状，如溢脉明显者可用至 120 g。另外，天花粉作用于迷走神经，对于促使胰岛素分泌增加、消除口干舌燥的症状有很好的疗效。

4. 补胰、保肝　猪胰为血肉之品，经过生物提取，能直接补充胰岛素合成所需原料，进而激发和增强胰岛 β 细胞的分泌功能，避免皮下注射胰岛素产生的依赖性和对胰岛功能的抑制作用。肝脏是调节血糖的重要器官，临床观察发现，许多患者糖尿病发病初期与肝脏糖代谢功能异常有关。选用茵陈清利湿热以治肝；丹参合郁金活血行气，加大右心回血量，改善门静脉回流障碍。三药合用具有保肝西药之功效。

5. 壮肾　当血糖超过肾糖阈时，肾小管和集合管无法回收大量血糖，血糖经肾脏排出，此时肾脏处于高渗状态，会加重肾脏负担，加上糖基化终末产物影响肾脏血管使其硬化，长期积累会影响肾功能，甚则导致肾功能衰竭。糖尿病患者多死于肾功能衰竭。增强肾功能和预防肾功能受损，是治疗糖尿病取得远期效果的重要保证。治肾多选用五味子、车前子、丹参等。五味子对人体五脏有平衡作用，《名医别录》曰其"养五脏，除热，生阴中肌者"；《日华子本草》云车前子可"通小便淋漓，壮阳"，也就是说，车前子利小便而助肾气化。

如治阎某，男，63 岁，1970 年 10 月出现饮食大增，然食日增而肌日削，至顿食 1 斤而不饱。患者口燥烦渴，夜间必饮尽两暖壶水，溲多无度，四肢酸困，周身无力。某医院诊为"糖尿病"。患者 1972 年 5 月来诊。视其大肉陷下，面削颧凸，查血糖 11.54 mmol/L，尿糖（＋＋），脉弦细，苔黄燥。予理消汤，同时控制饮食，以蔬菜、豆制品为主。服药 20 剂，患者食量及尿量均减少，体重增加，已不烦渴。服药 50 剂后，饮食、尿量一如常人，肌肉稍丰满。查血糖 6.11 mmol/L，尿糖阴性。嘱一周服 2 剂，连服 3 个月以作善后。因糖尿病是慢性病，慢性病短时间内其疾病本质不会有根本改变，故治疗上要定证、定疗程、守方长久服药。

参考文献

[1] 马文辉 . 刘绍武三部六病传讲录 [M]. 北京 : 科学出版社 , 2011:80.

关幼波首辨虚实轻重

三多一少为阴虚，无症肥胖是痰实。

虚者护津清虚热，芍药甘草为方眼。

实者化痰益气阴，白矾郁金是关键。

关幼波指出临床治疗糖尿病，多根据"三多"症状的偏重不同，分别从肺、脾、肾三脏着手，从上、中、下"三消"论治。但在临床实践中，有时难以区分"三多"症状的孰轻孰重，或"三多"并重，或"三多"症状并不明显，且有的患者身体不但不消瘦，反而比较肥胖，因此难以通过传统"三消"来辨治糖尿病。他认为辨治糖尿病应首辨虚实轻重："三多一少"明显者为虚证，虚者肾阴虚、脾胃虚；"三多一少"不显、身体反肥胖者为实证，实者痰盛邪实。

虚证症见烦渴多饮，消谷善饥，尿频量多，身体消瘦，倦怠乏力，脉沉细或细数，舌苔薄白或无苔，舌质红。治以生脉散、白虎汤、芍药甘草汤、坎离既济汤合方加减：北沙参 30 g，麦冬 15 g，玄参 10 g，五味子 10 g，生石膏 30 g，炒知母 10 g，炒黄柏 10 g，生地 10 g，杭白芍 30 g，生甘草 10 g，黄精 10 g，丹皮 10 g，天花粉 10 g。此方沙参、麦冬、五味子、黄精益气生津，顾护中上二焦之津；生石膏、知母、天花粉清胃热且生津液；白芍、甘草补脾阴，和胃阳，且关幼波认为二者酸甘化阴又可补肾，临床用之确有降糖之效，其中白芍用量宜大，一般用至 30 g；知母、黄柏、生地滋肾阴而清下焦热；生地、丹皮、玄参滋肾阴而清血热。诸药同用共养三焦之阴，清气、血分热。若口渴明显，潮热盗汗，失眠遗精者加石斛、乌梅、诃子肉等滋阴收涩；气阴两虚，少气乏力者加生黄芪、党参等益气之品；腰酸畏寒者加菟丝子、仙茅、仙灵脾、鹿角霜等温补肾阳；饮一溲二者加金樱子、覆盆子、桑螵蛸等补肾固精。

如治刘某某，男，54岁。主诉：烦渴多饮、多尿、疲倦无力1年余。现病史：患者自1982年3月开始，自觉较平日口渴，饮水增多，排尿频数，尿量增多，体重下降，疲倦无力。于1982年4月17日住某院。经检查：空腹血糖17.3 mmol/L，尿糖（＋＋＋），诊为"糖尿病"。住院中给予胰岛素治疗，控制饮食，并服用多种维生素、葡醛内酯（肝泰乐），注射胎盘组织液等，病情稳定好转后停用胰岛素，改为口服降糖药，住院1年多，于1983年8月6日出院，出院时空腹血糖13.3 mmol/L，尿糖（＋＋）。于1983年8月24日来北京中医医院就诊。现症：口干思饮，尿量较多，容易疲劳，饮食尚需控制，腰酸腿软，大便如常，舌红少苔，脉滑细。既往体健。

西医诊断：糖尿病。

中医诊断：消渴，证属肾虚阴亏，肺胃蕴热，津液灼耗。

治法：补肾育阴，清胃生津。

处方：生黄芪15 g，北沙参15 g，五味子10 g，白芍30 g，生甘草10 g，生地15 g，熟地15 g，当归10 g，仙灵脾15 g，乌梅10 g，葛根10 g，玉竹10 g，天花粉10 g，石斛30 g，麦冬10 g。

治疗经过：以上方为主，偶有加减（口渴重时加生石膏30～60 g），连续服用130余剂，并停用口服降糖西药。至1984年4月，空腹血糖稳定在5.6～6.7 mmol/L，尿糖阴性，临床症状好转。随访至1984年底，刘某某自觉身体状态一直良好，已无明显不适，空腹血糖6.1 mmol/L，尿糖阴性，能坚持日常工作。

此例患者口干思饮、少苔脉细为阴虚之象，易疲劳为气虚之征，腰酸腿软、尿多为肾虚之候，脉滑为有热。故用生黄芪补气，并取甘草之甘合白芍、乌梅之酸，酸甘化阴，合之石斛、沙参、麦冬、玉竹等，如此气阴双补。且乌梅生津敛阴，葛根解热生津，又能升发胃中阳气，二者一升一降，一散一敛，再以五味子助乌梅，生石膏助葛根，可使津液输布而不外散，邪热清透而阳气升发。再以熟地、仙灵脾补肾填精、温阳助肾，使黄芪得肾气之助而补气升发之力更著。气阴充足，津液上承则尿量减而口渴止。

实证症见身体肥胖，"三多"症状均较轻微，倦怠乏力、胸憋气短、胁腹胀满、舌苔白腻、舌质偏暗、脉沉滑。注意，此时倦怠乏力主由湿困所致，不可单以气虚论之而纯用补气，用之则湿盛乏增。实证治以白金丸、芍药甘草汤加减：郁金 10 g，白矾 3 g，泽泻 10 g，生石膏 30 g，天花粉 10 g，白芍 30 g，当归 10 g，生甘草 10 g，天冬 10 g，丹参 15 g，生地 10 g。关幼波喜用白金丸治疗痰湿之证，认为其化痰力盛且有降脂之效，常用之于肥胖型糖尿病患者或合并高血脂者。此方即以郁金、白矾加泽泻理气利湿，化痰降浊；生石膏、天花粉清热生津；白芍、甘草调补脾胃，降血糖；当归、生地、天冬补肝肾之阴并制白矾之燥；并佐丹参以凉血清热，活血化瘀。若湿热重，苔黄腻者加黄芩、黄连、黄柏等清热燥湿；湿偏盛，苔白腻者加藿香、佩兰、生薏苡仁、白蔻仁等芳香化湿；消谷善饥明显者加黄连、栀子、牛膝以清热泻火，引热下行；大便燥结者加瓜蒌、麻仁、大黄等通腑泻下；血脂偏高，伴脂肪肝者加青黛、山楂、决明子等化浊降脂。

如治徐某某，女，58 岁。主诉：口干、乏力 4 个月余。现病史：4 个月前因感乏力、口干思饮，到某医院查血糖 10.3 mmol/L，尿糖（＋＋＋），酮体阴性，控制饮食月余，无明显效果。加服降糖药治疗 3 个月，血糖降至 8.3 mmol/L，尿糖（＋＋），胆固醇 7.28 mmol/L，要求服中药而来就诊。现症：身体肥胖，口干欲饮，肢体沉重，纳食正常，肝区胀痛，胃脘满闷，失眠多梦，二便自调，舌苔白腻，舌质正常，脉沉滑。既往史：有慢性肝炎病史 5 年，乙肝表面抗原阴性，近半年肝功能正常。西医诊断：糖尿病。

西医诊断：糖尿病。

中医诊断：消渴，证属肝郁脾虚，痰湿内蕴。

治法：疏肝健脾，化痰利湿。

处方：北沙参30g，麦冬10g，白芍20g，炒知母10g，炒黄柏10g，佩兰10g，生甘草10g，醋柴胡10g，郁金10g，车前草10g，白矾3g，远志10g，决明子15g。

治疗经过：服上药20剂后，诸症均有减轻，自觉良好，停服西药，继续服用上药，2个月后复查血糖5.3mmol/L，尿糖（－），胆固醇5.98mmol/L，肝功能正常。上方去远志，加生黄芪15g继服1个月后停药，病情稳定，临床痊愈。

此例患者形胖身沉、肝区胀痛、胃脘满闷、苔白腻脉沉滑，一派痰湿壅盛、肝气不舒之象。故以白金丸加佩兰、车前草、决明子芳化渗利湿邪，尤其决明子配白金丸，关幼波认为其有降脂之效，用之临床多验。以柴胡、郁金疏肝理气治胁胀。"治痰先治气，气顺痰自消"，祛湿化痰药中佐以理气药可助痰湿化散。以芍药甘草汤合滋阴清热之药治其本。稍佐远志既通心气而治失眠，更用其性温而可消痰湿之阴邪。诸药同用，糖脂消而诸症除。

参考文献

[1] 赵伯智.关幼波肝病杂病论[M].北京：世界图书出版公司,1994:346-355.

☞ 邓铁涛注重脾肾同调

六味地黄重山药，大剂黄芪仙鹤草。

兼调脾肾玉米须，益气养阴方之要。

利湿泻热佐量少，复其气津脾肾调。

邓铁涛认为糖尿病的主要病机为脾肾同病、气阴两虚。滋阴益肾、健脾益气乃治疗本病的关键所在。而六味地黄丸以肾、肝、脾三阴并补立法，在此基础上加强益气之功，符合临床治疗之要求。故邓铁涛自拟治糖尿病方：熟地 12 g，生地 12 g，怀山药 60～90 g，黄芪 30～60 g，山萸肉 15 g，泽泻 10 g，茯苓 15 g，丹皮 10 g，玉米须 30 g，仙鹤草 30 g。本方熟地、生地并用，滋肾阴，益精髓；山萸肉酸温，滋肾益肝；山药、黄芪健脾益气，用量大而有气复精还之意。以上共成三阴并补以治本之功，亦即王冰"壮水之主以制阳光"之义。茯苓、泽泻健脾利水，丹皮消虚热。虽然补泻并用，但以补为主。现代药理研究证实，生地配熟地、山药配黄芪、玉米须、仙鹤草均有明显降血糖的作用，且山药能抑制胃排空运动及肠管推进运动，能增强小肠吸收功能，抑制血清淀粉酶的分泌。而玉米须在我国南方亦常用于治疗糖尿病，如《岭南采药录》载玉米须加猪瘦肉煮汤治疗糖尿病，《浙江民间草药》载玉蜀黍须 30 g 煎服治糖尿病等。且玉米须甘、淡、平，可助苓、泽利水渗湿；仙鹤草苦、涩、平，助地、萸、芪补虚强壮。两药一甘一苦，一淡一涩，相反而相成，共奏降糖之功。

如治一 44 岁男性糖尿病患者，多饮、多食易饥、多尿半年，空腹血糖高达 17.0 mmol/L，常服格列齐特（达美康）、盐酸二甲双胍（美迪康）等药物，多饮、多尿稍好转，但多食易饥如故，空腹血糖降至 11.0 mmol/L，后未能进一步改善，遂要求服用中药治疗。患者入院时精神倦怠，形体消瘦，腰膝酸软，大便溏薄，舌边有齿印，苔薄白，脉细缓。

西医诊断：2 型糖尿病。

中医诊断：消渴，证属脾肾气阴两伤。

治法：滋阴益肾，健脾益气。

处方：熟地 12 g，生地 12 g，怀山药 90 g，黄芪 60 g，山萸肉 15 g，泽泻 10 g，云茯苓 15 g，丹皮 10 g，玉米须 30 g，仙鹤草 30 g。每日 2 剂，饭前 1 小时服用。嘱患者坚持糖尿病饮食。

1 周后，患者自觉胃脘饱胀，纳食减少，无易饥感，且体力渐增，大便成形。2 周后，症状基本消失，空腹血糖降至 7.1 mmol/L。每日服上方 1 剂。再服药 2 周后血糖稳定在 5.6 mmol/L 左右，故出院，后在门诊以原方出入继服巩固治疗。追踪 3 个月，血糖维持在正常范围。

对于糖尿病的治疗，除服用药物外，邓铁涛认为还应配合饮食疗法，以提高疗效。可嘱患者用猪胰 2 条、怀山药 30 g，清水适量煎后饮汤食渣，或者用南瓜、洋葱头、山慈菇、黄豆、薏苡仁等适量做菜，多食代饭，对消除糖尿病症状、降低血糖有一定帮助。

参考文献

[1] 邱仕君 . 邓铁涛用药心得十讲 [M]. 北京 : 中国医药科技出版社 ,2012: 50-163.

朱良春从肝论治

肝之疏泄助胰泌，疏泄失司生糖病。

乌梅补肝又敛肝，合于阴药功甚奇。

制肝妄动养肝体，涵养水木阳亢抑。

又于阴药加仙灵，阴得阳升自生津。

朱良春主张调理肝脾、益气养阴、和血通脉治疗糖尿病。他认为胰岛素是由胰腺分泌的有效化学物质，含量微小，但活性很大，这与肝的疏泄密切相关。肝的疏泄太过和不及，均会导致胰腺分泌功能紊乱，而变生糖尿病的各种症状。若肝失疏泄，一则使肺失宣肃、津液不布，二则使气机郁滞、郁而化火、郁火灼津，以上均可见口干多饮。疏泄失司，血不归肝。肝主筋，为罴极之本。肝体失养，则筋亦无所养，而见神疲乏力，肢体酸软，不耐劳累；且精血同源，子病及母，肝血不足，肾精亦亏，则可见消瘦、腰酸；疏泄不畅，气机郁滞，气为血之帅，气滞则血瘀，又可见肢体麻木、舌暗紫有瘀斑、脉细弦涩等。朱良春认为这与 1 型糖尿病 (胰岛素依赖型糖尿病) 患者临床表现尤为相似。而在现代医学理论中，肝脏亦是糖脂代谢的重要器官，其功能失调也会对血糖产生明显影响。说明糖尿病久治不愈除与肺、脾（胃）、肾功能失调有关外，与肝的功能失调亦密切相关。如囿于肺、脾、肾功能失调，囿于"上消治肺，中消治胃，下消治肾"之说，疗效终不甚理想。朱良春参考清代刘鸿恩肝病用乌梅之说——"诸病多生于肝，肝为五脏之贼，故五脏之中惟肝最难调理，盖乌梅最能补肝，且能敛肝，用于阴分药中，功效甚大，凡虚不受补之证，用之尤宜，凡肝经病证，用之皆效。"仿乌梅四物汤（乌梅、当归、生地、熟地、白芍）治消渴之意，在其自拟"斛乌合剂"（川石斛、制首乌、制黄精、大生地各 15 g，生黄芪、怀山药各 30 g，枸杞子、金樱子、乌梅、仙灵脾、丹参、桃仁各 10 g）中选用制首乌、枸杞子养肝血补肝肾，平阴阳，用乌梅敛肝补肝平虚火，合石斛、黄精、生地、山药滋阴润燥，即为刘鸿恩于阴分药中用乌梅之法。《本草纲目》云"梅，花开于冬而实熟于夏，得木之全气"，且乌梅为青梅熏黑而成，故其性味酸温，合于厥阴肝木、少阳胆木之性。乌梅既有厥阴酸收之味，又有少阳生发之性，故可引领诸阴药静养肝体，又无碍于肝动之用。

如治一日本患者近藤君，患糖尿病 6 年余，胰岛素依赖型，一般每日需注射胰岛素 30～40 U，面黧黑、消瘦、神疲乏力、口干、手脚麻痛、舌质紫暗、脉细涩，尿酮体检测阳性，空腹血糖 17.76 mmol/L、尿糖（＋＋＋）。予斛乌合剂（剂量如上）原方 60 剂，胰岛素减至每日 10 U 左右；继续服用，以后逐渐停用胰岛素，2 年后信访无复发。此案患者一派肝血不足、肾精亏虚、络脉瘀滞之象，故以乌梅引诸阴药养肝血、填肾精、滋补肝肾之阴，一则敛诸阴专事灌溉枯涸之水木，二则敛肝使其不妄作疏泄，空耗将竭之阴；并予仙灵脾阳中求阴，则阴得阳升而泉源不竭；再佐以丹参、桃仁兼顾络脉之瘀滞，化沟渠之瘀积。待沟渠畅达，水足木盛，则诸症皆消，肝体得养，疏泄得宜，血糖亦平。

参考文献

[1] 邱志济，朱建平，马璇卿 . 朱良春治疗糖尿病用药经验和特色选析 [J]. 辽宁中医杂志 , 2003, 30(3): 163-164.

 任继学立"燥害"说及散膏、三焦受损论

> 古之散膏今之胰，三焦通行气与津。
>
> 燥害膏焦津不布，治以缲丝滋膵饮。

任继学提出了糖尿病新的病理理论，即"燥害"说及散膏、三焦受损论，从而将本病纳入虚损性疾病的范畴。《难经·四十二难》言"脾重二斤三两，扁广三寸，长五寸，有散膏半斤，主裹血，温五脏，主藏意。"据此，任继学认为今之胰腺实为古之散膏，散膏乃由先天之精化生而成，内通经络血脉，为津、精之通道，外通玄府，以行气液，故人体内外之水精，其升降出入皆由散膏行之。而三焦有形有体有用，为六腑之一。《中藏经》所说"三焦者，人之三元之气"是言其用，"中清之腑"是言其形，即脘，总领五脏六腑、营卫、经络、内外左右上下之气也。三焦通，则内外左右上下皆通。故三焦为行水精、气液、津血之通道。

消渴病之成，是因情志抑郁、饮食失节（尤其是酗酒蓄毒）、年老体衰、生理退化或先天禀赋不足而化燥，燥又分热燥、寒燥。热燥耗精损液，寒燥凝精害液，使液不散，津不布，瘀滞而生内毒，损害散膏，侵蚀三焦，进而募原受伤，脏真受损，由损生逆，由逆致变，变则为病。三焦为水津气化之通道，今三焦受损，气化随之受阻，以致气不化精，精不化液，水津代谢失常，气血循环瘀阻，痰浊内生，毒自内泛，体液暗耗而成病。故本病临床多表现为气血津精代谢失常之症，如体倦、身痒、汗出、口干，甚则烦渴、喜饮多尿、多食善饥、形体消瘦等。

总之，消渴之病机，核心为"燥害"，而散膏和三焦受损、功能失司却是病之本。在辨治本病时，一方面针对其虚损之病性，根据"精不足者，补之以味"的理论，而予血肉有情、滋润黏腻之品，如缫丝汤（《仁斋直指方》）和滋膵饮（张锡纯《医学衷中参西录》）等；另一方面针对其燥害而投生津润燥之白虎人参汤及二冬、玉液之类。融养正祛邪为一体，较单纯之降糖疗法更符合本病的本质。

参考文献

[1] 任继学，任继学经验集 [M]. 北京：人民卫生出版社，2009: 195-196.

[2] 张志强，任继学 . 虚损病类钩沉 [N]. 中国中医药报，2005-6-30(5).

☞ 周仲瑛祛"三热"

三热为患湿瘀燥，阻津耗液因致消。

祛湿苍泽须三黄，化瘀鬼箭蛭丹芍。

润燥增液桑知膏，诸药相合热自消。

"三热"指燥热、湿热、瘀热。周仲瑛认为，糖尿病多由燥热伤津、痰湿瘀滞所致。"三热"在糖尿病发病、进展中起重要作用，"三热"去自然津复瘀除。

燥热为病，主因肺、胃、肾三脏阴津不足。真水亏耗，而致阴虚阳盛，发为消渴。燥热本质在阴虚，阴虚生燥热。阴虚津涸，肺失濡润，而见燥热之症，故常见口干、咽燥、喜饮。

湿热本质以实为主，但热可灼津，湿可阻津。若湿热蕴于上中焦则见口渴而不多饮，似饥而不欲多食，脘腹满闷，口苦黏腻，苔黄腐腻或黄厚腻，脉濡缓或濡数。若湿热阻于下焦则见身热、尿频尿急、苔黄腐腻、脉滑数。

瘀热致消是因津血同源，互为资生转化。阴虚燥热，津亏液少，则不能载血循经畅行，血液停滞，则为瘀血；亦可因燥热久羁内灼，煎熬营血，而致血瘀。瘀血久羁，又可化热伤阴，津伤而瘀愈深，循环往复，病渐笃深。瘀阻气滞则津液愈难以输布，病程日久，症见舌质紫暗，或舌有瘀点、瘀斑,舌下脉络粗大、迂曲,脉细涩或结代,或时有胸中刺痛,心悸,肢麻,或头痛,眩晕,耳鸣,甚至半身不遂。多见于消渴久病的兼夹证,即现代医学糖尿病合并微循环障碍、心脑供血不足等多种并发症。

据"三热"理论治疗糖尿病常用药物可分为三类。一类为针对治疗燥热的清热养阴药,主要为清泻肺之燥热的桑叶、杏仁、地骨皮、桑白皮、枇杷叶、芦根等;清泻胃之燥热的生石膏、知母、淡竹叶、寒水石等;清热生津止渴的玄参、生地、麦冬、天花粉、沙参、石斛等。二类为针对治疗湿热的清热祛湿药,主要为清热燥湿的黄连、黄芩、黄柏、苦参等;芳香化湿的苍术、佩兰、藿香、砂仁等;清热利湿的车前草、泽泻、滑石、玉米须等。三类为针对治疗瘀热的凉血散瘀药,主要为清热凉血散瘀的丹参、赤芍、穿山甲、大黄等;破血逐瘀的桃仁、鬼箭羽、水蛭、地龙等。

如治 67 岁男性患者,1996 年 3 月时因两肩酸痛,检查发现血糖升高,口服降糖药血糖控制不佳,多饮、多食、多尿症状不显。刻下诊:双下肢麻木,时有拘急,大便干结,3 日一行,彻夜不眠,手足心热,舌苔黄薄腻,舌边尖红、隐现紫色,脉细弦涩。空腹血糖 8.6 mmol/L,餐后血糖 13.8 mmol/L;血液流变学指标提示血液黏度轻度增高。

中医辨证:瘀热互结,治拟清热通腑,凉血化瘀。

处方:生地黄 12 g,玄参 12 g,麦冬 12 g,天花粉 15 g,制大黄 5 g,鬼箭羽 15 g,桃仁 10 g,丹参 15 g,芒硝 5 g(冲),知母 10 g,炙僵蚕 10 g,炙水蛭 3 g,地龙 10 g,木瓜 10 g。7 剂,水煎服,每日 1 剂,分 2 次服。

二诊。服药 7 剂后肩痛腿麻减轻,拘急抽筋好转,血糖基本降至正常,乏力,夜卧略口干,夜寐仍不佳,初服中药大便时偏溏薄,舌质暗红、苔黄薄腻,脉细涩。查空腹血糖 6.6 mmol/L,餐后血糖 7.8 mmol/L。仍守原意,稍作加减继进。原方去鬼箭羽、木瓜、桃仁,加夜交藤 20 g。14 剂,每日 1 剂,水煎服。

三诊。患者自觉诸症均已好转，肩痛腿麻已除，拘急抽筋未作，血糖正常，精神显振，夜寐已佳，口干不著，大便成形，日行 1 次，舌质偏暗，苔薄黄，脉细涩。查空腹血糖 5.6 mmol/L，餐后血糖 6.7 mmol/L。原方去大黄、芒硝化瘀泻热之品，守以养阴止渴之法，并加泽兰 10 g、鸡血藤 10 g。每日 1 剂，水煎服。继服 14 剂，以巩固其效。守上方加减进退 3 个月，临床症状皆除，复查血液流变学指标皆在正常范围，多次复查血糖均正常。

综观此案病位在胃与大肠。病机的关键是热邪灼津、津液亏损、瘀血内阻导致的四个病理变化。一是肠道失濡，腑气不通，故见大便干结，3 日一行；二是津血同源，津伤血滞，血脉瘀阻，故见舌边尖红、隐现紫色，脉细弦涩；三是阴津亏虚，筋脉失养，阴虚风动，故见双下肢麻木，时有拘急；四是津伤血虚，血不养心，心神失养，故见彻夜不眠。苦寒相合则清热泻火，甘寒相合则滋水养阴。方中用大黄、玄参、知母等苦寒药清热泻火的同时，又辅以生地、麦冬、天花粉等甘寒药滋水养阴，君臣相伍，清中寓养，攻中有补，则火去津复；大黄、玄参、麦冬、生地黄、芒硝合用，以清热养阴，润肠通便，即"增水行舟"之法，补中寓通，以补为通，祛邪不伤正，使水满舟行，又可防因里热伤阴，而久用化瘀动血之品又有走窜伤阴之弊。用丹参、水蛭、桃仁以活血养血，活中寓养，攻中有补，祛邪而不伤正；鬼箭羽、地龙通利血脉，凉血化瘀；僵蚕、木瓜合用，熄风止痉、舒筋活络、解毒散结，共为方中佐药。诸药合用，火去便通津复瘀除，诸症自解。

参考文献

[1] 田同良，王珊珊，陈晓娅. 周仲瑛教授治疗糖尿病经验 [J]. 中医临床研究，2014, 6(7): 113-114.

[2] 高尚社. 国医大师周仲瑛教授辨治消渴病验案赏析 [J]. 中国中医药现代远程教育，2011, 5(9): 7-9.

☞ 吕仁和 "微型癥瘕" 与 "虚型实候" 论

微型癥瘕贯始终，治非活血法一种。

审明瘀由何处生，治其源头血方通。

以虚定型实定候，守型变候有奇功。

吕仁和宗《黄帝内经》"血脉不行，转而为热，热则消肌肤，故为消瘅"的论述，参以唐容川"瘀血在里则口渴，所以然者，血与气本不相离，内有瘀血，故气不得通，不能载水津上升，是以发渴"的血瘀致渴之理，并合《临证实验录》所载"周学海谓'血如舟，津如水'，水津充沛，舟始能行"之论，即津液为火所灼竭，则血液为之瘀滞的津亏血瘀之理，继承祝谌予糖尿病由气阴两虚致血瘀之病机学说，又结合现代研究中糖尿病患者的血液存在高血黏度、高凝、高聚状态和微循环障碍这一现象，提出了糖尿病的"微型癥瘕"理论与散结消聚治法。且因络脉遍布周身，内络五脏六腑，外络四体百骸，故"微型癥瘕"所致络脉瘀结可导致心、脑、肾、眼底和足等多种并发症。又由《灵枢·本脏》五脏脆则病消瘅之说推测糖尿病患者并发症部位及程度各不相同的原因是脏腑强弱的体质因素。吕仁和认为糖尿病各个时期均存在不同程度的血脉不畅、瘀血阻络征象，但他同时提出糖尿病的治疗不仅仅是活血化瘀所能解决的，往往需要在其各阶段病机基础上，针对患者具体状态行清热、行气、化痰、活血等诸法合用才可。

如其治一糖尿病合并高血压病、冠心病患者，腰酸乏力，目胀，咽干，时胸闷痛，食欲好，睡眠可，小便调，大便稀。舌红暗、苔白腻，脉弦。

处方：山萸肉15g，枸杞子10g，红景天15g，香橼10g，佛手10g，丹皮15g，丹参15g，赤芍15g，白芍15g，川芎20g，牛膝20g，山楂10g，甘草6g，麦冬10g，葛根10g，太子参20g。此即在太子参、麦冬、甘草、山萸肉、枸杞子、红景天益气养阴的基础上，以丹皮、丹参、赤芍、白芍、川芎、牛膝活血化瘀，更配以香橼、佛手、葛根、山楂成行气活血、生津活血、消积活血之势。

吕仁和根据《黄帝内经》脾瘅、消渴、消瘅相关论述，以及糖尿病自身的发生、发展和演变规律，主张将消渴病分为脾瘅（多属阴虚）、消渴（多为阴虚化热，以内热较明显）、消瘅（多见虚实夹杂）三期，并据临床具体情况，又需将每期进一步分型定候。吕仁和认为"型"是模式，"候"是随时变化的情况。证型变化慢，证候变化快，故把变化较慢的正虚归为证型，把变化较快的邪实归为证候，简称为"以虚定型，以实定候"。在证型相对固定的基础上，根据邪实的变化随时辨出证候，调整用药，以利于提高疗效。

如其治一糖尿病肾病、视网膜病变、周围神经病变伴高血压病患者，腰酸，疲乏，咽干，视物模糊，双下肢轻度浮肿，时有麻木，大便干燥，舌淡暗，苔腻，脉细弦，形体肥胖，血压 160/90 mmHg，尿蛋白（＋＋＋）。辨证型为气阴两虚，证候为痰热郁滞，络脉瘀结。以黄芪 12 g、沙参 10 g、生地 12 g 顾其气阴，夏枯草 15 g、枳实 9 g、猪苓 25 g、茯苓 25 g 祛其痰热，丹参 12 g、鬼箭羽 15 g、莪术 6 g、三七粉 3 g 化其瘀血。此即以虚定型，常顾其虚，以实定候，随邪而变，分而调治之。

参考文献

[1] 赵进喜，肖永华 . 吕仁和临床经验集：第一辑 [M]. 北京：人民军医出版社，2009：40-41.

[2] 赵进喜，王耀献 . 吕仁和临床经验集：第二辑 [M]. 北京：人民军医出版社，2009：14-181.

☞ 熊曼琪泻热逐瘀

内经二阳结谓消，金匮趺阳脉浮数。

通腑泻热用承气，下血乃愈选桃核。

气阴两虚亦常见，增液黄芪护气阴。

熊曼琪依据《黄帝内经》"二阳结，谓之消"及《金匮要略》消渴篇"趺阳脉浮而数，浮即为气，数即消谷而大坚，气盛则溲数，溲数即坚，坚数相搏，即为消渴"等经典论述，并结合其团队对2型糖尿病患者的临床观察（对104例2型糖尿病患者的主症进行统计分析，其中多饮占64.6%，多尿占63.5%，多食占38.8%，便秘占50.6%，消瘦占15.6%，此现象在患者早期或高血糖未控制时更为明显。）提出糖尿病的病机多为胃热肠燥。且胃肠燥热易灼伤阴血，血受灼而稠，稠则血行不畅，络脉瘀阻，以致瘀血燥热相互搏结。瘀血既是糖尿病病理产物，又是其致病因素。故临床常见口唇紫暗，舌质暗红、边有瘀斑，舌下静脉青紫，脉沉而涩等瘀象。因此，熊曼琪认为"瘀热互结"是2型糖尿病主要病机之一。针对瘀热互结之机，并据《伤寒论》"血自下，下者愈"及"下血乃愈"之意，选《伤寒论》泻热逐瘀法的代表方桃核承气汤为主方泻热逐瘀。方中桃仁活血化瘀；桂枝通经活血；大黄、芒硝、甘草，即调胃承气汤，攻下阳明之燥热内结。全方配伍，共奏泻热通下、逐瘀活血之功。

此外，糖尿病患者常见疲倦乏力、口干、腰膝酸软、形体丰腴、舌质偏红或淡胖、脉细等气阴两虚之象。结合传统对糖尿病气阴两虚病机的认识，熊曼琪认为气阴两虚、瘀热互结是2型糖尿病的病机特点。且胃肠燥热，每易灼伤阴津，加之消渴之病阴虚为本、燥热为标，故熊曼琪仿增液汤之意，于桃核承气汤中加养阴清热之生地、玄参、麦冬兼顾其阴虚之本，既可除"三多"之症及便秘之苦，又可正对阴虚燥热之病机。而2型糖尿病中晚期，如果血糖控制较好，其"三多"症状并不明显，但神疲乏力表现突出，可在上方基础上重用黄芪以益气护脾，防承气之伤中。

如治何某某，女，38岁，宾馆服务员。患者因口渴多饮、多食、多尿反复3年半，加重半年，于1987年4月25日住院治疗。患者1987年10月出现口渴多饮、多食、多尿，经查空腹血糖为16.1 mmol/L，诊断为 2 型糖尿病，经用消渴丸、苯乙双胍（降糖灵）以及中药治疗后，诸症好转，但口渴多饮、多食、多尿反复发作，停药或减药则血糖升高。半年前自行减用降糖药，又致口渴多饮、多食、多尿加重，而入院治疗。入院时患者口渴多饮、多食、多尿，汗出较多，视物昏花，双下肢麻木疼痛，神疲乏力，大便干结，三四日一行，舌质暗红，舌苔薄黄，舌下静脉青紫，脉弦略涩，查血糖为 14 mmol/L，尿糖（＋＋＋）。

中医辨证：瘀热互结，气阴两虚。

处方：桃核承气汤加味，药用桃仁 12 g，桂枝 9 g，大黄 10 g，芒硝 6 g（冲服），甘草 6 g，北黄芪 20 g，生地 15 g，玄参 15 g。

服药 2 周后，口渴多饮、多食、多尿明显改善。大便通畅，每日 1 次，余症好转，复查血糖为 11 mmol/L，尿糖（＋）。继用前方出入半月余，口渴已平，饮食、小便正常，诸症转愈，复查血糖 6 mmol/L，尿糖（－），于 5 月 29 日出院。出院后续服院内制剂三黄降糖片 10 片，每日 3 次维持。后随访病情稳定，查血糖基本控制在正常范围。尿糖、空腹血糖、餐后血糖均为阴性，继用三黄降糖片巩固疗效。

以上即熊曼琪治疗糖尿病的泻热逐瘀之法及其针对气阴两虚之加减变化。此外，若便秘严重者，大黄、芒硝后下；若大便正常或次数多者，大黄同煎并去芒硝；气虚严重则重用黄芪，或加白参另炖兑服；脾虚者加苍术、黄精；阴虚严重则重用生地加熟地；阴虚有热者去桂枝加知母、地骨皮；肾阳虚者改桂枝为肉桂，加附片；尿多加山萸肉、金樱子；眼底出血者加丹皮、赤芍；周围神经病变者加鸡血藤、忍冬藤、防风；肤痒者加白鲜皮、地肤子；失眠去泻热逐瘀之品，合酸枣仁汤，加生龙骨、生牡蛎（均先煎）；若高血糖不降且燥热炽盛者，合白虎加人参汤或葛根芩连汤。

参考文献

[1] 熊曼琪, 朱章志. 仲景论消渴病的理论探讨 [J]. 广州中医学院学报, 1994,

11(3): 122.

[2] 熊曼琪, 朱章志. 泻热逐瘀法治疗 II 型糖尿病的依据与作用探讨 [J]. 江西中医药, 1996, 27(2): 20-21.

 林兰三型辨证

> 依气血阴阳定纲, 三型中不离阴虚。
>
> 按病性病位分目, 每型又见五亚型。
>
> 气阴两虚最常见, 阴虚热盛病早期。
>
> 阴阳两虚多晚期, 以虚为主夹湿瘀。

1. **基于临床流行病学的证候研究** 林兰及其团队以八纲、气血津液辨证理论为指导, 宏观辨证和微观检测相结合, 对 328 例成人糖尿病患者进行了系统的中医证候研究。他们发现糖尿病患者具有热盛、阴虚、气虚、阳虚四大证候, 且证候之间相互兼夹, 其分析归纳为阴虚热盛、气阴两虚、阴阳两虚三个证型, 并以此反映糖尿病早、中、晚期三个阶段。其中阴虚为三型的共性, 气阴两虚证型则最为常见。林兰及其团队进一步对 978 例糖尿病患者进行临床验证, 探讨证型与标志性指标的相关性, 证型与发病年龄、病程的关系, 证型与胰岛功能、胰岛素抵抗及 β 细胞功能的关系, 证型与环磷腺苷（cAMP、cGMP）的关系, 证型与甲状腺素（T_4, T_3）的关系, 证型与并发症的发病率及病情的关系等。林兰以此作为糖尿病辨证分型的客观依据, 总结出"三型辨证"的特点（见表 2-1）。

表 2-1 糖尿病三型辨证特点归纳表

标志性指标	阴虚热盛型	气阴两虚型	阴阳两虚型
阶段	早期	中期	晚期
年龄	中青年（< 50 岁）居多	中老年（51～60 岁）居多	老年（> 61 岁）居多
病程	最短（< 5 年）居多	较长（5～15 年）居多	最长（> 15 年）居多
胰岛素分泌	高水平（胰岛素抵抗）	基础水平（β 细胞功能紊乱）	低水平（β 细胞衰竭）

标志性指标	阴虚热盛型	气阴两虚型	阴阳两虚型
甲状腺素 T_3	正常	22% 低于正常	74% 低于正常
cAMP（阳） cGMP（阴）	呈高 cAMP 水平，表现以阳证为主	cAMP 与 cGMP 水平近似，阴阳参半	呈高 cGMP 水平，表现以阴证为主
并发症	少而轻	多而轻	多而重

2. 三型为纲、亚型为目的诊治要点　林兰将糖尿病按照阴阳八纲辨证分为阴虚热盛、气阴两虚和阴阳两虚三型（三型为"纲"），并根据病性和脏腑病位，又分为若干亚型（亚型为"目"）加以辨证论治。详述如下。

（1）阴虚热盛型。此型以心烦畏热、急躁易怒、渴喜冷饮、多食易饥、便秘溲赤、舌红苔黄、脉弦数等热盛表现为主，兼有咽干舌燥、五心烦热、潮热盗汗、头晕目眩、耳鸣腰酸、心悸失眠、遗精早泄等阴虚证表现，多见于糖尿病早期。患者表现以热证、实证为主而兼有阴虚之证；由于病变脏腑及个人禀赋不同，还可分为肺胃热盛、胃火炽盛、心火亢盛、相火炽盛和肝火上炎五个亚型。

肺胃热盛型。此型表现以口渴引饮、小便频数、饮一溲一、口干舌燥、消谷善饥、形体消瘦、大便秘结、舌红苔黄、脉滑或洪数为主，多见于糖尿病高血糖，或并发急性酮症酸中毒患者。治以清泻肺胃、生津止渴。方药宜选白虎汤、消渴方加减：生石膏 30 g，知母 10 g，生地 15 g，天冬、麦冬各 10 g，天花粉 30 g，黄连 6 g，黄芩 10 g，甘草 6 g。

胃火炽盛型。此型表现以渴喜冷饮、易饥多食、口舌生疮、口有秽臭、牙龈肿痛、心烦失眠、便秘溲赤、舌红苔黄腻、脉滑数为主。治以清胃泻火。方药宜选玉女煎加味：生石膏 30 g，知母 10 g，生地 15 g，麦冬 10 g，竹叶 6 g，黄连 6 g，牛膝 10 g。

心火亢盛型。此型表现以烦热渴饮、焦虑失眠、口舌生疮、心悸怔忡、小便短赤、大便秘结、舌红苔黄腻、脉滑数为主，多见于糖尿病初发患者，及产生焦虑、抑郁、恐惧、悲观、紧张等情绪的糖尿病患者。治以清心泻火、滋养心肾。方药宜选泻心汤合黄连阿胶汤加减：黄连6g，黄芩10g，生地15g，白芍10g，阿胶10g（烊化），竹叶6g，黄柏10g，木通6g，鸡子黄1枚。

相火炽盛型。此型表现以潮热盗汗、腰酸耳鸣、阳强早泄、五心烦热、溲黄便秘、舌红苔黄、脉弦细数为主。治以滋肾泻肝、清泻相火。方药宜选知柏地黄汤合镇肝汤加减：知母10g，黄柏10g，生地15g，山萸肉10g，山药10g，丹皮10g，茯苓10g，泽泻10g，生龙骨、牡蛎各30g（先煎），石菖蒲6g，炒枣仁12g，石决明20g（先煎）。

肝火上炎型。此型表现以急躁易怒、头晕目眩、面红目赤、口渴多饮、溲黄便秘、苔薄黄、脉弦滑数为主，多见于糖尿病并发高血压病者。治以滋阴潜阳。方药宜选天麻钩藤饮合知柏地黄丸加减：天麻6g，钩藤10g，石决明20g（先煎），黄柏10g，知母10g，山萸肉10g，丹皮10g，泽泻10g，生地15g，栀子10g，山药10g。

（2）气阴两虚型。气阴两虚指机体元气和真阴不足，既有肺、脾、肾三脏之气亏虚之证，又有五脏阴液内耗之候。本型常见于糖尿病中期阶段，多为热盛耗伤气阴，而衍变为气阴两虚型。以脏腑病变为基础，按气阴两虚程度进一步分为心肺两虚、心脾两虚、心肾两虚、心肝两虚和肺气阴两虚五个亚型。

心肺两虚型。此型表现以神疲乏力、自汗气短、心悸怔忡、失眠健忘、五心烦热、咽干舌燥、舌红苔薄、脉细数为主。多见于糖尿病并发交感神经兴奋、心脏神经病变的患者。治以益气养阴、宁心敛肺。方药宜选生脉散加味：太子参10g，麦冬10g，五味子6g，生地15g，生黄芪20g，柏子仁12g，知母10g。

心脾两虚型。此型表现以心悸健忘、少寐多梦、面色萎黄、少食倦怠、形体消瘦、腹胀便溏、气短神怯、舌质淡、苔白腻、脉濡细为主，多见于糖尿病并发胃肠神经功能紊乱的患者。治以补益心脾。方药宜选归脾汤加味：太子参10g，生黄芪20g，白术10g，茯苓10g，生地15g，龙眼肉 10 g，炒枣仁 12 g，麦冬 10 g，木香 6 g。

心肾两虚型。此型表现以心烦失眠、心悸健忘、头晕耳鸣、腰膝酸软、形体消瘦、遗精盗汗、咽干潮热、夜尿频数、舌红少苔或花剥苔、脉细数为主，多见于糖尿病心脏神经病变、听神经病变患者。治以养心益肾、交通水火。方药宜选补心丹、交泰丸加减：太子参 20 g，麦冬 10 g，五味子 6 g，生地、熟地各 10 g，黄连 4 g，炒枣仁 12 g，柏子仁 12 g，茯苓 10 g，肉桂 2 g。

心肝两虚型。此型表现以头晕目眩、心悸怔忡、心胸作痛、失眠健忘、心烦易怒、舌红苔薄、脉弦数为主，多见于糖尿病并发高血压病、冠心病、自主神经病变患者。治以平肝潜阳、养心安神。方药宜选当归补血汤合一贯煎加减：生黄芪 30 g，当归 10 g，沙参 10 g，麦冬 10 g，生地 15 g，枸杞子 10 g，白芍 10 g，炒枣仁 12 g。

肺气阴两虚型。此型表现以干咳无痰、气短语怯、神疲乏力、面色苍白无华、自汗盗汗、口干咽燥、潮热颧红、舌嫩红少苔、脉细数无力为主，多见于糖尿病并发肺结核或慢性支气管炎等患者。治以补益肺气、滋养肺阴。方药宜选沙参麦冬汤合生脉饮加减：太子参 20 g，麦冬 10 g，五味子 6 g，沙参 10 g，生黄芪 30 g，生地 15 g，百合 15 g。

（3）阴阳两虚型。本型多因糖尿病久病难复，阴阳俱虚，或阴损及阳而导致全身阴阳俱虚、功能衰退的病变，见于并发症多而重的糖尿病后期阶段。以脏腑病变为基础，由于病位不同，阴阳偏胜各异，按其不同脏腑阴阳的偏胜而分肾阴阳两虚、脾胃阳虚、心肾阳虚、心阳虚衰和脾肾阳虚五个亚型。

肾阴阳两虚型。此型表现以畏寒倦卧、手足心热、口干咽燥、但喜热饮、眩晕耳鸣、腰膝酸软、小便清长或淋漓不尽、阳痿遗精、女子不孕或带下清稀、舌淡苔白、脉沉细为主。多见于糖尿病合并性功能障碍、低 T_3、T_4 综合征、神经源性膀胱患者。治以滋阴温阳。方药宜选右归饮加味：熟地 15 g，山萸肉 10 g，山药 12 g，丹皮 6 g，枸杞子 10 g，泽泻 10 g，附子 6 g，肉桂 6 g，茯苓 12 g，龟甲 10 g，杜仲 12 g。

脾胃阳虚型。神疲倦怠、四肢清冷、便溏泄泻、舌淡胖、苔白滑、脉沉细无力为主，多见于糖尿病肾病或糖尿病合并肾功能不全、胃肠功能紊乱、胃轻瘫、代谢功能低下等患者。治以温补脾胃。方药宜选大、小建中汤加减：桂枝 6 g，白芍 10 g，干姜 6 g，党参 12 g，花椒 3 g，苍术 6 g，甘草 6 g，大枣 4 枚。

心肾阳虚型。此型表现以心悸气短、胸闷憋气、心胸作痛、头晕目眩、面色㿠白、倦怠乏力、舌淡胖、苔薄白、脉沉细或结代，多见于糖尿病心肌病、糖尿病伴心功能不全或肾功能不全、糖尿病肾病患者。治以温阳通痹。方药宜选用枳实薤白桂枝汤加味：全瓜蒌 15 g，薤白 10 g，桂枝 6 g，枳实 6 g，厚朴 6 g，党参 10 g，干姜 6 g，白术 10 g，茯苓 10 g，甘草 6 g。

心阳虚衰型。此型表现以形寒肢冷、心悸怔忡、胸闷气短、身倦欲寐、唇甲青紫、小便短少、悉身浮肿、舌质淡胖或紫暗、苔白滑、脉沉细无力为主，多见于糖尿病伴心脏病、心力衰竭的患者。治以温肾阳、通心阳。方药宜选用真武汤合保元汤加减：附子 6 g，白术 10 g，茯苓 15 g，党参 15 g，黄芪 30 g，薤白 10 g，肉桂 6 g，甘草 6 g。

脾肾阳虚型。此型表现以形寒肢冷、面色㿠白、神疲乏力、腰酸阳痿、脘腹胀满、食纳不香、小便频数、余沥不尽、面目浮肿、五更泄泻、舌淡胖、脉沉细为主，多见于糖尿病肾病肾功能不全，糖尿病性功能减退、代谢功能低下（低 T_3、T_4 综合征）患者。治以温补脾肾。方药宜选四神丸合四君子汤加减：补骨脂 12 g，吴茱萸 6 g，肉豆蔻 6 g，五味子 10 g，党参 12 g，炒白术 10 g，茯苓 10 g，甘草 6 g。

（4）兼夹证。此外，糖尿病多虚实夹杂，兼夹痰湿、瘀血亦为常见，不可只顾补虚而忽略邪实。林兰在以虚为主的三型辨证外，另立了夹湿证、夹瘀证以全其治。

夹湿证。夹湿热者以脘腹胀满、口甜纳呆、恶心呕吐、口渴而不多饮为主症，伴肢体重着、头重如裹、舌体胖大、舌淡苔黄腻、脉弦滑，多见于糖尿病早期尚未得到合理治疗，或糖尿病病情未得到控制，糖尿病合并急性酮症或酮症酸中毒者。药用茯苓、泽泻、薏苡仁、连翘等。夹寒湿者以脘腹胀满、便溏、泄泻为主症，同时伴有恶心呕吐、形寒怕冷、面色㿠白、四肢不温、舌体胖大、舌淡、苔白腻、脉沉无力，多见于糖尿病胃肠功能紊乱患者。药用苍术、白术、山萸肉、泽泻等。

夹瘀证。以肢体麻木、刺痛不移、唇舌紫暗或有瘀斑舌下青筋暴露为主症，伴手足发冷、胸痹心痛，或眼花目暗，或中风不语、半身不遂，苔薄白或薄黄，脉沉细，多见于糖尿病各种血管病变患者。药用当归、丹参、桃仁、乳香、没药、川芎等。

如治周某，女，66岁。初诊日期：2010年4月27日。主诉：血糖升高8年。现病史：2002年4月体检时发现血糖升高，空腹血糖 8.0 mmol/L，无明显"三多一少"症状，经饮食控制后间断服用二甲双胍，餐后血糖最高 18.0 mmol/L，现眼睑浮肿，腰痛，下肢乏力，口干，饮食自控，无头晕、心慌、肢体麻木，大小便正常。既往史：胃溃疡。体格检查：神志清晰，精神正常，形体适中，心、双肺未见异常，血压 140/70 mmHg。舌质暗，舌苔少黄，脉象细。辅助检查：餐后2小时血糖 14.6 mmol/L，尿糖 55.5 mmol/ L（1000 mg/dl）。

西医诊断：糖尿病。

中医诊断：消渴病（气阴两虚兼夹瘀证）。

治法：益气养阴，活血化瘀。

处方：太子参 12 g，五味子 10 g，麦冬 10 g，玉竹 10 g，苍术 10 g，柏子仁 15 g，炒枣仁 15 g，杜仲 10 g，当归 12 g，白芍 10 g，牛膝 10 g，红花 10 g，生黄芪 20 g，丹参 20 g，菟丝子 12 g。水煎服，14 剂，日1剂，分2次服。降糖通脉宁3粒，每日3次。

2010年5月9日二诊。患者遵医嘱服上方7剂，眼睑浮肿、腰痛减轻，下肢浮肿减轻，饮食自控，二便正常。舌质暗，舌苔少黄，脉细。辅助检查：

餐后血糖为 12.0 mmol/L，尿糖为 16.7 mmol/L（300 mg/dl），血尿酸为 165 μmol/L，高密度脂蛋白为 1.0 mmol/L，低密度脂蛋白为 3.5 mmol/L。患者遵医嘱继服上方 7 剂。

2010 年 5 月 22 日三诊。诸症消失。舌质暗红，舌苔白微腻，脉细。辅助检查：餐后 2 小时血糖为 11.0 mmol/L，尿糖为 2.8 mmol/L（50 mg/dl）。

此案以生脉散、玉竹、黄芪益气养阴，当归、白芍、牛膝、红花、丹参活血化瘀，杜仲、菟丝子补肾强腰止腰痛无所奇，唯无湿证而用苍术，无心悸失眠而用柏子仁、酸枣仁颇奇。细思之，苍术气味俱厚，燥湿醒脾开郁，与益气养阴之药同用，可防其壅滞滋腻。且津血同源，瘀血日久，水津亦停，停则与瘀互结，而瘀更难化。于活血化瘀药中稍佐能燥能散之苍术，可使湿散而瘀易化。柏子仁、酸枣仁养心血、安心神，血为气之母，血能载气，养血则气生有源、气有所附。可见，辨证分型与治法虽同，但选方用药之细节不可不详究之。

参考文献

[1] 魏军平.林兰教授糖尿病三型辨证学术思想渊源与临床经验整理研究 [D]. 北京：中国中医科学院，2012: 38-95.

[2] 林兰，倪青.2 型糖尿病"三型辨证"的理论与实践 [J].科学中国人，2011(9): 78-79.

[3] 刘守杰，倪青.林兰辨证治疗糖尿病的经验述要 [J].中国医药学报，1999, 14(5): 39-41.

☞ 何绍奇从气阴两虚、重在脾肾论治

初中两期重医脾，晚期久虚治在肾。
脾胃气虚或阴虚，脾虚湿盛或湿热。
肾之阴阳皆可虚，壮水益火需互求。
瘀之所生本于虚，气虚血滞阴虚涩。

何绍奇认为糖尿病的病理是气阴两虚，重在脾肾，兼夹瘀血、痰浊、湿热、气滞等。临证加减：偏于脾胃气虚，表现为乏力、腿软、稍活动即觉累，口不甚渴甚至根本不渴，饮水多则腹胀，食不多、多食即胀，饥则周身不适，甚则心慌出汗，大便溏或便次增多，消瘦（体重锐减）或肥胖，腹大、肌肉绵软，舌体胖大、齿痕，苔白腻，脉弱。常用补脾益气为主，常用药如生黄芪、党参、红参、黄精、山药、苍术、白术；脾气下陷，便溏，便次多者，加干荷叶、葛根以升清阳。此外，适当佐以养阴药，如玄参、墨旱莲、女贞子。偏于脾胃阴虚，表现为口渴，虽饮不解，心烦易怒，消谷善饥，消瘦，尿多，大便干结，甚至数日一行，舌红苔少，脉细数。以养脾胃之阴为主，常用药如麦冬、玄参、生地、五味子、枸杞子、玉竹、天花粉、西洋参、石斛、白芍、桑白皮、地骨皮等；阴虚燥热而渴饮无度，加石膏、知母；心烦，消谷善饥，加黄连、十大功劳叶。气阴两虚则兼气虚和阴虚两种证候。由于脾失健运，既不能输布饮食精微，又不能将水湿排出，故亦常见脾虚湿盛或脾虚湿热之证。脾虚湿盛者水谷不化，饮后、食后胀满不适，食不多，大便稀溏，苔腻舌淡，脉濡。宜温化健脾，常用苍术、白术、厚朴、陈皮、薏苡仁、扁豆、木瓜、藿香、谷芽、山楂、建神曲、车前草、茯苓、泽泻。脾虚湿盛甚则用补阴药如地黄、麦冬嫌其腻，益气药如党参、黄芪嫌其壅，都不可概投。脾虚湿热者渴不思饮，心中嘈杂，似饥非饥，似饱非饱，痞满，恶心便溏，大便黏滞不爽，舌红苔黄腻，脉濡数。宜清化湿热，常用薏苡仁、藿香、佩兰、黄芩、茯苓、泽泻、车前草、建神曲、大豆黄卷、鸡内金、杏仁、枇杷叶。

2 型糖尿病的初、中期重点治脾，已如上述。晚期则因久虚不复，伤及真阴真阳，重点在治肾，所谓"久病不已，穷必及肾"。1 型糖尿病亦重点治肾，兼调四脏。肾阴虚多见消瘦、面色黧黑、耳轮枯焦、渴饮尿多、盗汗潮热、心烦腰酸、大便干结、舌红无苔、脉细数，治宜壮水之主，以制阳光，麦味地黄汤加减，常用药如生地、地骨皮、枸杞子、菟丝子、玄参、麦冬、石斛、桑椹、桑叶、山萸肉、山药、首乌、白芍。肾阳虚多见畏寒足冷、腰酸足软、乏力短气、阳痿、大便溏或五更泻、舌淡、脉细弱，宜阴阳兼调，金匮肾气丸加减，常用药如鹿茸（1 g，研细冲服，每日2次）、熟地、山药、山萸肉、菟丝子、杜仲、补骨脂、淫羊藿、附子、肉桂（桂附宜用小量）、胡芦巴。阳虚气弱加人参、黄芪；阴虚燥热口渴加知母、石膏、天花粉，方如玉女煎等。

另，糖尿病有手足麻木、眼眶暗黑、舌下静脉怒张、脉涩或结代等瘀血症状时，常配合活血药如桃仁、红花、丹参、益母草、鬼箭羽、葛根、赤芍、川芎、蒲黄等，特别是在气虚阴虚症状缓解或消失之后，血糖仍不降者，常从此入手，以促进血糖下降，并改善瘀血阻络的症状。但此法并不单用，而是视其病情配合益气或养阴药同用，治病求本也。盖瘀之所生，本之于虚，气虚则力少血泣而滞，阴虚则津少血黏而涩。

参考文献

[1] 何绍奇.关于糖尿病的若干问题答读者问 [N].中国中医药报，2003-2-10.

☞ 仝小林"肥、瘦"分治

> 肥瘦分论糖尿病，只因病机有所异。
>
> 肥者中满与内热，瘦者胃热兼脾虚。
>
> 病机虽异热同源，治热当以黄连清。
>
> 中满消导与通腑，脾虚则需干姜护。
>
> 若至后期阴阳虚，殊途同归治相合。

现代大多数临床医生将糖尿病完全等同于古代消渴病，始终按照消渴病"三多一少"（多食、多饮、多尿、消瘦）的表现及"阴虚为本、燥热为标"的理论辨治糖尿病。但在现代临床中，有典型"三多一少"

特征的糖尿病患者已较少见，相反，以肥胖为特征的糖尿病患者成为 2 型糖尿病的主要人群。仝小林认为，现代糖尿病与古代消渴病有很大不同，古今异轨，不能简单地套用古代对消渴的认识来治疗现代糖尿病。故仝小林将糖尿病先以胖瘦作区分，分肥胖型及消瘦型两类。类型不同，其发病原因、病理特征和疾病表现都有很大差别。

1. 中满内热是肥胖型糖尿病的核心病机　肥胖型糖尿病是以肥胖为主要特征的一类糖尿病，多因长期过食肥甘厚味、醇酒炙煿，加之久坐少动，致饮食水谷堆积壅滞，日久化热而成，按现代医学标准分类一般为 2 型糖尿病，且此类患者在血糖升高的同时常伴有血脂异常、血压升高、血尿酸升高等多种代谢紊乱。此类患者常有脘腹胀满、形体肥胖、多食易饥、口干多饮、大便干燥等表现。故仝小林认为中满内热是肥胖型糖尿病的核心病机，其病理中心在胃肠。肥胖型糖尿病的形成，是因中满而生内热，故治疗当以大剂消导之药，以消中满，同时重用苦寒之药，以清内热。如针对肝胃郁热者，以黄连清泻胃热，黄芩清泻肝热，枳实、半夏清消中满，此即大柴胡汤之义；针对胃肠实热者，以大黄清肠热、泻实满，黄连清胃热，此即大黄黄连泻心汤之义；针对痰热互结者，以半夏、瓜蒌、黄连清化痰热，此即小陷胸汤之义；针对肠道湿热者，以葛根清阳明，黄芩、黄连燥湿热，此即葛根芩连汤之义；若肝胆湿热者，更以龙胆草、夏枯草清泻肝胆；若膏浊入血，血脂升高者，则以红曲、五谷虫等消浊降脂。

如治于某，男，34 岁，2006 年 12 月 20 日初诊。发现糖尿病 3 年余。患者于 2004 年体检时查空腹血糖 16.0 mmol/L，未予以重视，一直未系统治疗，未服任何西药，亦未使用胰岛素。近日出现身体不适，适才就诊。现症见头晕，口苦，全身乏力，汗出少，双足浮肿、发胀，小便色黄质黏有泡沫，舌质暗红，舌苔薄黄腻，脉弦略数。平素血压：（140～150）/（90～100）mmHg。2006 年 12 月 10 日查谷丙转氨酶 43 U/L，甘油三酯 6.58 mmol/L，胆固醇 6.22 mmol/L，低密度脂蛋白

3.72 mmol/L，尿糖 0.3 mmol/L（5.6 mg/dl），尿酮体 0.2 mmol/L（2.5 mg/dl）。（血糖、糖化血红蛋白、胰岛功能见后表 2-2）2003 年体检时 B 超示重度脂肪肝，现转为中度脂肪肝。嗜好饮酒，有糖尿病家族史，身高 180 cm，体重 88 kg，BMI = 27.2 kg/m^2。

西医诊断：糖尿病，高脂血症，脂肪肝。

中医辨证：肝胃郁热。

治法：开郁清热。

处方：大柴胡汤加减。柴胡 15 g，黄芩 30 g，清半夏 9 g，枳实 15 g，白芍 30 g，生大黄 6 g，黄连 30 g，乌梅 9 g，干姜 9 g，地龙 15 g，牛膝 30 g，五谷虫 30 g。

2 个月后患者复诊，仅服药 36 剂，期间饮食和运动方式及量未变，口苦消失，全身乏力改善约 80%，下肢浮肿消失，发胀减轻约 90%，小便色深黄、泡沫减少约 70%，仅在情绪紧张时头晕。复诊前一周查高密度脂蛋白 1.8 mmol/L，尿常规检查未见异常。血压较前下降，控制于（120 ～ 130）/（70 ～ 90）mmHg。上方去乌梅，减五谷虫为 15 g，继服。

患者服上药 2 个月后，复查甘油三酯 1.21 mmol/L，胆固醇 3.14 mmol/L，低密度脂蛋白 1.1 mmol/L，尿常规检查未见异常。患者病情平稳，可改以丸剂长期调理。其后患者每 3 个月复诊 1 次，血糖控制基本平稳。

表 2-2 主要化验指标变化情况

检测时间	空腹血糖 （mmol/L）	餐后 2 小时血糖 （mmol/L）	糖化血红蛋白 （%）	胰岛素 （mU/L）	C 肽 （μg/L）
2006 年 2 月 10 日	17.0	28.3	12.3	0 h：3.5 1 h：15.3 2 h：14.8	0 h：1.3 1 h：3.3 2 h：3.9
2 个月后	4.8	5.6	8.9	0 h：8.3 1 h：21.5 2 h：35.2	0 h：2.4 1 h：5.0 2 h：＞7.0
4 个月后	5.6	6.2	6.1	0 h：20.2 1 h：63.6 2 h：89.3	0 h：3.5 1 h：5.3 2 h：＞7.0

此例患者虽有乏力，却非虚证，从其形胖头晕、口苦足肿、尿黄有沫、舌暗红、苔薄黄腻、脉弦略数观之，当为湿热内蕴，浸困肌肉之乏。肥胖型糖尿病病机核心为中满内热，病位在胃肠，加之患者口苦，知其肝热亦盛，故用大柴胡汤清泻少阳、阳明。其中柴、芩清泻少阳，黄连清阳明胃热，大黄导阳明肠实，枳实、半夏消中满。又以干姜配芩、连、夏辛开苦降散中焦郁滞，制芩、连之寒；白芍、乌梅合芩、连苦酸制甜，又防芩、连、枳、夏过燥伤阴；地龙与牛膝相配平肝降压，与五谷虫相合则化浊消脂；牛膝与芩、连、枳、夏相配，又有三妙丸引药下行，分消湿热之妙。诸药相合，相辅而相成，相制而生化，故取效明显。

　　2. 脾虚胃热是消瘦型糖尿病的核心病机　消瘦型糖尿病是以消瘦为主要特征的一类糖尿病，患者往往体弱偏虚，并且病程始末均不出现肥胖。如《灵枢·五变》所言，"五脏皆柔弱者，善病消瘅……怒则气上逆，胸中蓄积，血气逆流，腴皮充肤，血脉不行，转而为热，热则消肌肤，故为消瘅"，其发病多与遗传、体质、情志等因素相关，先天禀赋薄弱是其发病的先决条件，情志郁怒是促使其发病的重要因素。按现代医学标准分类包括 1 型糖尿病、1.5 型糖尿病和部分 2 型糖尿病。此类患者常有形体消瘦、心烦易怒、多饮多食等表现。故仝小林认为脾虚胃热是消瘦型糖尿病的核心病机，而其病理中心则在脾肾。因先天禀赋不足是消瘦型糖尿病的先决条件，脏腑虚弱尤其以脾肾两脏为主，故治疗应顾及脏腑柔弱的一面，清热的同时兼顾补益脾肾。临床常以干姜黄芩黄连人参汤加减治疗，以芩、连清内热，又以参类补益脾肾，内热盛而津伤著者多用西洋参，内热轻而气虚显著者多用党参或红参，另以干姜辛温制芩、连苦寒而护中。若素体阴虚者尤当注重滋阴，常用知母、生地等滋阴生津。

　　如治齐某，男，14 岁，2007 年 10 月 22 日初诊。发现血糖升高 1 个月余。2007 年 9 月，患者无明显诱因出现消瘦，于医院检查，发现空腹血糖 16.0 mmol/L，查胰岛素抗体三项阳性，诊断为"1 型糖尿病"。现用生物合成人胰岛素注射液（诺和灵 R）早 11 U，中 8 U，晚 10 U，诺和灵 N 睡前 8 U，血糖控制一般（血糖、C 肽、胰岛素用量变化见后表 2-3）。现症见：口干甚，夜间明显，周身乏力，不耐劳作，精神困顿，饭后嗜睡，消瘦明显，下肢轻度浮肿，纳呆。舌嫩红，边有齿痕，脉弦细略数。身高 162 cm，体重 42 kg，BMI = 16 kg/m^2。

诊断：1 型糖尿病。

辨证：气阴两虚证。

治法：益气养阴清热。

处方：干姜黄芩黄连人参汤加减。干姜 9 g，黄连 30 g，黄芩 30 g，红参 6 g（单煎），葛根 30 g，天花粉 30 g，怀山药 30 g，茯苓 30 g。

2007 年 11 月 5 日二诊。患者服药 14 剂，效果明显。口干减轻约 50%，乏力困倦减轻约 60%，下肢浮肿基本消失，纳呆好转。现偶有心慌，大便偏干，舌红少苔、偏干，脉沉弦数。上方去茯苓，加山萸肉、生地、知母、鸡血藤各 30 g。嘱可据血糖情况酌减胰岛素用量。

2008 年 1 月 3 日三诊。服药 50 余剂，症状进一步改善，血糖较前下降明显。2007 年 12 月 19 日查糖化血红蛋白 6.5%。现胰岛素用量已减为：生物合成人胰岛素注射液（诺和灵 R）早 9 U，中 6 U，晚 8 U，精蛋白生物合成人胰岛素注射液（诺和灵 N）睡前 8 U（已减量 10 日）。舌淡红，脉沉细弱。上方加黄芪 20 g，去生地、知母。

2008 年 1 月 31 日四诊。服药 28 剂，血糖控制较好。2008 年 1 月 29 日查空腹血糖 5.9 mmol/L，餐后 2 小时血糖 6.8 mmol/L。调整胰岛素用量，现诺和灵 R 早 4 U，中 4 U，晚 4 U，诺和灵 N 睡前 5 U，血糖稳定。上方去黄芪，研粉制水丸。后随访，患者病情稳定，血糖控制良好。

表 2-3　主要化验指标及胰岛素用量变化情况

诊次	空腹血糖（mmol/L）	餐后 2 小时血糖（mmol/L）	C 肽（μg/L）	胰岛素用量（U）
初诊	9.0～10.0	10.0～11.0		R：早 11 中 8 晚 10 N：睡前 8
二诊	6.7～8.5	9.7～17.3	0 h：0.3 1 h：0.4 2 h：0.5	R：早 11 中 8 晚 10 N：睡前 8
三诊	6.3～7.8	8.9～12.3	0 h：0.8 1 h：1.4 2 h：1.8	R：早 9 中 6 晚 8 N：睡前 8
四诊	5.9	6.8		R：早中晚各 4 N：睡前 5

　　此例患者亦有乏力足肿，但却与前例不同，前例为湿困，此例则因脾虚。其形体消瘦、不耐劳作、精神困顿、饭后嗜睡、纳呆、舌嫩、舌边有齿痕，皆为脾虚之象。但其血糖升高、口干夜甚、舌红脉数，亦有虚热之象，仍需清其虚热。但需注意的是，1 型糖尿病发于儿童者，多与先天禀赋异常相关，小儿少火不足，体内"虚"象较著，临证治疗除清虚热外，更应注重培补少火，故用干姜黄芩黄连人参汤温补脾气、清泻虚热。但在糖尿病治疗中，干姜、红参于方中用量不可过大，否则易有壮火食气之弊。而小剂干姜、红参补脾之力又稍显不足，故加山药、茯苓平补脾之气阴。又因患者口干明显，故加葛根、天花粉生津止渴。二诊时舌红少苔、大便偏干，阴伤之象较显，故去茯苓加地、知、萸以养阴降糖。三诊时阴伤已复，则去地、知加黄芪，使方中寒温相得、气阴并补。对于年龄偏小的 1 型糖尿病患儿，因其稚阴稚阳的生理特点及易虚易实的病理特点，不宜久用汤剂荡涤之，故以丸散剂缓图以善其后。

　　此外，两型糖尿病的病机并不是一成不变的。仝小林观察发现，消瘦型糖尿病病机演变规律大致为：脾虚胃热（干姜黄芩黄连人参汤）——

气津两伤（白虎加人参汤）——肝肾阴虚（知柏地黄丸）。肥胖型糖尿病则分两类：偏于胃肠中满者和偏于肝胃郁热者。偏于胃肠中满者病机演变规律大致为：土气壅滞（厚朴三物汤）——胃肠实热（大黄黄连泻心汤）——脾虚胃滞（半夏泻心汤）。偏于肝胃郁热者病机演变规律大致为：土壅木郁（四逆散）——肝胃郁热（大柴胡汤）——上热下寒（乌梅丸）。在不同类型的不同病机阶段，所用方药皆有不同，但清热、消满、护中之大法皆同。另外，随着疾病的发展，由实至虚、阴损及阳，无论哪型糖尿病皆会发展至脾肾阳虚或阴阳两虚（附子理中汤或金匮肾气丸）之阶段，此时又殊途同归，治之趋同。故治病既要法活机圆，随证而异，更要掌握疾病的内在规律，必先知其常，方可达其变。

参考文献

[1] 仝小林.糖络杂病论[M].2版.北京：科学出版社，2014：8-99.

 仝小林"郁、热、虚、损"论

常执一端论病机，熟知病本非不易。

多言气阴虚为本，只为疾病一时期。

初病郁者气壅滞，热者则由郁而生。

壮火食气渐成虚，络瘀脉损遍生疾。

郁热虚损分段治，糖病各期与之应。

任何疾病的自然发展都是一个完整的时空过程。对于慢性疾病，在没有干预的情况下，由于正邪的斗争、正气的耗损，疾病的发展必然经历由实到虚的过程。因此，糖尿病早期以实证为主，逐渐发展为虚实相兼，至晚期则演变为以虚证为主。而古人对消渴多从虚论，或阴虚，或气虚，抑或阳虚，这并不符合一个完整疾病的自然发展过程。尽管古人已认识到消渴起于过食肥甘，如《景岳全书》云"消渴者，其为病之肇端，皆膏粱肥甘之气，酒食劳伤之过，皆肥贵人之病也，而贫贱者少有也"，但过食肥甘如何导致消渴发病的过程古人未能详述。显然，"肥贵人"从肥胖发为消渴的转变不是骤然发生的，其肥胖阶段即已经历血糖逐渐升高的过程，但因古代无血糖的检测方法，故而古人无从认知，其所能观察到的消渴仅是血糖升高到一定程度引起临床症状的病程阶段。而在糖尿病晚期并发症阶段，由于并发症症状与其他疾病相似，古人又往往将并发症归于其他疾病范畴。由此，古代消渴只是糖尿病发展到一定程度的一个自然病理阶段，不能概括糖尿病的全部过程。故全小林根据《素问·奇病论》"肥者令人内热，甘者令人中满，故其气上溢，转为消渴"及糖尿病的现代研究，重新归纳糖尿病的自然演变过程，将其分为郁、热、虚、损四个阶段。

1. 郁证阶段　代表疾病的早期，多属肥胖糖尿病患者在前期肥胖阶段，因过食和少动形成以食郁为先导的气、血、痰、火、湿、食六郁。过食则谷气壅滞中焦，胃纳太过，脾运不及，土壅而致木郁，肝气郁滞不行，加之少动，全身气机不畅，肝之疏泄不能，脾胃升降受阻，土壅木郁更甚，临床表现为肥胖、多食、不耐疲劳等。消瘦糖尿病患者因脏腑柔弱，机体调节能力较差，于内则食入易积，遇事易郁，于外则易受邪气，故机体常处于郁滞状态，临床表现消瘦、情绪波动、精神抑郁、易外感。糖尿病前期多属于郁的阶段。

2. 热证阶段　代表疾病的发生，肥胖者在中满的基础上化生内热，消瘦者则因脾虚运化无力、中焦郁滞日久化热。此阶段患者常表现出一派火热之象，临床可见易怒口苦（肝）、消谷善饥（胃）、便秘（肠）、大渴引饮（肺）等。糖尿病早、中期多处于热的阶段，其中肥胖型以实热为主，肝胃郁热最为常见，消瘦型以实热兼有本虚为主，脾虚胃热最为常见。

郁、热阶段的病理基础是以胰岛素抵抗为主，胰岛 β 细胞损伤轻微，表现为 β 细胞数量增加，分化作用丧失，但胰岛 mRNA 水平基本正常，对葡萄糖诱导的急性时相胰岛素分泌消失，但对其他刺激物诱导的分泌反应仍存在。

3. 虚证阶段　代表疾病的发展，前一阶段火热未除，脏腑功能持续亢进，耗散脏腑真气，则脏腑经络等组织器官功能活动无力，气血津液生成及代谢障碍，加之火热灼津、燥热伤阴，故气阴两伤为始，进而阴损及阳，阴阳两虚，同时痰浊瘀血等病理产物积聚内生。如《证治要诀·三消》曰："三消得之气之实，血之虚，久久不殆，气尽虚。"此阶段以虚为主，兼有标实，既有气虚、阴虚，甚或阳虚，又常有火热未清，还可夹瘀、夹湿、夹痰等。肺、胃、肝、肾阴虚多与肺燥胃热俱现。由脾运不健渐至脾气亏虚，水饮失运，聚而生湿，水谷精微不归正化，注于脉中成痰成浊。痰热湿瘀既是病理产物，也是促使疾病进一步发展的重要原因，古代所论消渴即属虚的阶段，消渴病机"阴虚燥热"亦与此阶段病机本质一致。此阶段病理特点为胰岛 β 细胞损伤加重，表现为 β 细胞肥大，脱颗粒，胰岛素储备下降，胰岛 mRNA 水平下降，对精氨酸等非糖刺激物的分泌反应亦受损。

4. 损证阶段　代表疾病的终末，糖尿病后期，诸虚渐重，或因虚极而脏腑受损，或因久病入络，络瘀脉损而成，此期根本在于络损（微血管）和脉损（大血管），以此为基础导致脏腑器官的损伤。《证治要诀·三消》云："三消久之，经血既亏，或目无视，或手足偏废无风疾，非风也。"《圣济总录》曰："消渴病久，肾气受伤，肾主水，肾气虚衰，开阖不利，能为水肿。"此期火热之势已渐消退，虚损之象进一步加重，多以气血精津亏损、脏腑功能衰败立论。此期多见阴阳两虚，各种并发症相继而生。病理上，胰岛素抵抗较前一阶段减轻，β 细胞损伤愈加严重，表现为胰岛形态结构改变，有胰淀粉酶样蛋白沉积、糖原和脂滴、胰岛纤维化、β 细胞凋亡速度加快，功能衰竭。

郁、热、损证于本书中其他案例均有提及，此处仅介绍虚证案例。

徐某，女，36 岁，2012 年 7 月 31 日初诊。主诉：血糖升高 10 年。

现病史：患者 10 年前因多食、多饮、多尿，至当地医院检查发现血糖升高，空腹血糖 22.0 mmol/L，尿中有酮体，诊为 2 型糖尿病。胰岛素治疗半个月后，血糖反升高。于当地中医院服中药治疗 1 个月，血糖控制仍不佳，空腹血糖 20.0 mmol/L 左右。自服消渴丸 10 粒，一天 2 次，服用 3 年。后改为格列本脲（优降糖）5 mg，每天 2 次；苯乙双胍（降糖灵）2 粒，一天 2 次。服用 2 年，血糖控制仍不理想，空腹血糖 16.0～20.0 mmol/L，餐后 2 小时血糖 20.0 mmol/L 以上。现服二甲双胍 0.25 g，每天 2 次；三七降糖胶囊 7 粒，一天 3 次。血糖仍控制不佳。刻下症：全身乏力，喜太息，口干，饮水多，自发病至今体重下降 2.5 kg；视物模糊，双眼飞蚊症；小便多，夜尿 3～4 次，且小便泡沫多，大便 2～3 日一次，偏干，排便难；多梦，尤多噩梦，醒后疲惫；舌淡，舌干，苔白，脉沉细弦，尺部弱。身高 163 cm，体重 52.5 kg，BMI ＝ 19.76 kg/m²。化验检查：糖化血红蛋白 15.1%，自测空腹血糖 18.0 mmol/L，随机血糖 27.9 mmol/L。（血糖及糖化血红蛋白变化情况见后表 2-4）

西医诊断：糖尿病。

中医诊断：消渴，证属少火虚衰，化源不足。

处方：八味肾气丸加减。黑顺片 30 g（先煎 2 小时），肉桂 15 g，山萸肉 30 g，怀山药 30 g，葛根 30 g，西洋参 9 g，炙黄芪 45 g，干姜 15 g，黄连 15 g，知母 45 g，生大黄 6 g，肉苁蓉 45 g。嘱停用所有口服降糖药。

2012 年 8 月 28 日二诊。服药 28 剂。乏力好转 70%～80%，口干减轻 50%，多饮缓解，大便干减轻，睡眠好转，已无噩梦，喜太息减轻，视物模糊减轻，已无飞蚊症。刻下症见：视物模糊，小便多，夜尿 3～4 次，大便 1～2 日一次。2012 年 8 月 24 日查空腹血糖 19.76 mmol/L。尿微量白蛋白：7.4 mg/L，糖化血红蛋白 12.1%。处方：初诊方加天花粉 45 g。患者自开始服用中药起，即停用所有口服降糖药。

2012 年 9 月 25 日三诊。服药 28 剂。视物模糊改善，口干多饮消失，双下肢水肿，下午重，矢气频（极臭），小便多，夜尿减少至2～3次，大便正常。舌淡苔白，尺肤潮，脉细弦，尺部弱。2012年9月21日查随机血糖16.6 mmol/L，糖化血红蛋白9.6%。调整处方：初诊方炙黄芪改为生黄芪45 g，加泽泻30 g，去生大黄。

2012年10月30日四诊。服药1个月。醒后疲劳感明显减轻，双小腿水肿较前消退90%，矢气减少，夜尿0～1次，左足发凉，大便1次/日。舌暗淡，舌苔少，脉沉细弦。2012年10月23日查血肌酐44 mmol/L，胆固醇6.2 mmol/L，甘油三酯2.07 mmol/L，低密度脂蛋白3.79 mmol/L，糖化血红蛋白10.3%。眼底检查：眼底血管轻微渗出。眼部检查有轻微白内障。处方：三诊方去泽泻，并加消渴丸10粒，一天3次。

2012年12月12日五诊。双小腿无水肿，体力较前明显恢复。2012年12月10月查血肌酐53 mmol/L，胆固醇5.71 mmol/L，甘油三酯1.67 mmol/L，低密度脂蛋白3.19 mmol/L，随机血糖12.4 mmol/L，餐后2小时血糖14.3 mmol/L，糖化血红蛋白8.6%。

表2-4 血糖及糖化血红蛋白变化情况

诊次	空腹血糖（mmol/L）	餐后2小时血糖（mmol/L）	糖化血红蛋白%
初诊	16.0～20.0	＞20.0	15.1
二诊	19.8		12.1
三诊	16.6		9.6
四诊			10.3
五诊	12.4	14.3	8.6

此例患者虽有口干多饮、便干难排等似火热燔灼之象，但其消瘦、乏力、尿多，舌淡、苔白、脉沉细尺弱，皆为虚寒之征，即为虚证阶段之火热伤阴，阴损及阳，此时以本虚为主，而兼有余热未清。阴阳皆衰，二者不相得则生化不施，故虚火不降，用尽降糖药而血糖仍居高不下。此时若仍用清热泻火之法恐难收其效，甚则更伤其正。故以

肾气丸温补少火，引虚火归元。并用西洋参、黄芪、葛根补气生津而降糖；黄连、知母与干姜、附子、肉桂相配，去其苦寒之性而存其降糖之用；生大黄与肉苁蓉、附子相配，亦是去大黄苦寒之性，存其推陈出新之力与温润通下之肉苁蓉使腐秽去而少火生。待少火得生，虚火得敛，血糖逐步下降，此时再用刺激胰岛 β 细胞分泌胰岛素的药物则可见效。

"郁、热、虚、损"概括了糖尿病在时间和空间上的动态演变过程，代表了糖尿病发展的早、中、后及末期，无论肥胖糖尿病患者还是消瘦糖尿病患者，其自然发展过程均将经历郁、热、虚、损的演变。把握糖尿病的整体发展脉络，对于认识、理解糖尿病，判断预后，并根据病情发展演变予以正确治疗有重要的临床指导意义。

参考文献

[1] 仝小林 . 糖络杂病论 [M].2 版 . 北京 : 科学出版社 ,2014: 20-103.

吴深涛"浊毒启变"论

> 浊邪黏滞易酿毒，贯病始终之要素。
>
> 血浊内瘀为之启，浊毒内损为之变。
>
> 化浊当使脾气健，断其源头唯运脾。
>
> 解毒需参虚与实，虚者之毒扶正除。

吴深涛认为糖尿病早期阶段的病机多为饮食、情志等因素引发机体气机不畅、代谢失常，水谷不化精微，反生壅滞之气，内郁血分而生成病理产物——血浊，而浊邪胶着黏滞之性又决定了其蕴于阴血之中且极易酿致毒性，即由浊致毒，浊与毒两者常相生相助为虐而变生他疾，这是变生多种病证的核心所在。故浊毒是贯穿糖尿病病变之始终的启变要素，血浊内瘀为高血糖之启动因素，而浊毒损害则是糖尿病病机转变之要素。

浊毒作为病邪，属性虽为实邪，但因其由浊致毒的过程贯穿于糖尿病病变之始终，即使在虚证阶段亦缠绵其中，故糖尿病患者无论虚实体内均始终有浊毒缠绵。临床表现可分为三个阶段，以下分别介绍。隐匿阶段：以壅滞之气化生血浊为主要病理变化，此阶段往往临床症状不显，或仅现尿浊多沫，或尿液黏稠，或可能伴有口黏或干苦、多饮等症状。显现阶段：此阶段病理变化为浊毒内蕴或化热，多伴伤阴，而临床开始显现包括"三多一少"在内的各种症状。常见的浊毒的主要表现为口干苦黏腻、乏力和头身困重无力，大便欠畅或干燥，双腿胫前皮肤现褐色斑，舌暗红，苔黄腻或燥，或肥胖或单腰腹肥，血糖多居高不下或伴脂代谢紊乱，或伴皮肤及外阴瘙痒，或伴疔疮肿痛，或伴潮热。变异阶段：高血糖的毒性作用是引发多种并发症的重要因素，随浊毒所伤脏腑经络不同而变证多端。

吴深涛认为浊毒隐匿、显现、变异三阶段分别存在于糖尿病中医分期中的脾瘅期（糖耐量减低、空腹血糖受损）、消渴病期（2型糖尿病）和消瘅病期（糖尿病并发症）三期，分期运用化浊解毒法可取得良好疗效。在脾瘅期，脾不散精或散精力弱，使水谷精微不得被运化利用而产生壅滞之气，须修复脾主散精之功以断浊毒之源。消渴病期最重要的是控制血糖、祛除浊毒、扶助正气、预防并发症的出现。施治时在养阴清热或益气养阴，甚至益肾温阳的方剂中，酌加化浊解毒之品，化浊解毒与扶正兼顾。在消瘅病期需注意辨病与辨证结合、整体与局部结合，祛局部之毒，促保护因素，祛邪与扶正兼顾。

如治某男性患者，42岁，体检时发现血糖、血脂升高，空腹血糖7.9 mmol/L，甘油三酯3.1 mmol/L，糖化血红蛋白7.1%，彩超示：中度脂肪肝。未曾服用西药。刻诊：周身乏力，晨起觉口干、口苦、口中黏腻，多饮，多食，大便黏腻不爽，小便黄，夜寐尚可，舌红、苔黄腻，脉弦滑。

中医诊断：消渴病，证属浊毒内蕴。

治法：化浊解毒。

处方：北柴胡 20 g，黄芩 15 g，枳壳 20 g，黄连 20 g，清半夏 15 g，白芍 30 g，干姜 10 g，熟大黄 6 g，僵蚕 10 g，玄参 20 g，丹参 20 g，赤芍 20 g，佩兰 30 g。7 剂，水煎服。

二诊。患者诉服药后诸症好转，自觉神清气爽，大便通畅。查空腹血糖 5.6 mmol/L，舌红、苔黄，脉弦。诸症缓解，考虑患者血脂偏高，故上方加红曲 20 g 以降血脂，继服 14 剂。

三诊。患者诸症皆无，期间查空腹血糖 6.0 mmol/L，甘油三酯 2.2 mmol/L，上方加鬼箭羽 20 g 以稳定血糖，继服 14 剂。嘱患者注意控制饮食、加强运动，如无不适可停药观察。1 年后患者因感冒来诊，血糖平稳，血脂亦正常。

此患者诸症所示乃浊毒内蕴，影响气机运行。脾不散精，升清降浊失司，水谷精微壅滞而瘀生血浊，血浊内蕴而致诸症，方用大柴胡汤通腑泻浊、推陈致新，升降散升清降浊、化浊解毒、恢复正常气机运行，并加丹参、赤芍活血化瘀。复诊加红曲，现代药理研究证实，红曲有很好的降血脂作用，且可健脾益气、消食化滞。

参考文献

[1] 吴深涛.糖尿病中医病机新识 [J].中国中医基础医学杂志，2005, 11(11): 808-810.

☞ 李赛美六经辨证

六经诠糖尿杂病，归类按脏腑经络。

神经治太阳厥阴，胃肠属太阴阳明。

亦可以法归类之，参见三泻心汤证。

李赛美认为六经辨证是所有辨证体系的基础，即"六经诠杂病"。根据临床实际，立足《伤寒论》六经辨证，并将这一体系融入糖尿病整体、全程辨治过程，使局部与整体、短期与长期、标本与缓急有机地结合起来，灵活辨证，可获良效。一般而言，糖尿病初发期，往往多由体检发现，患者尚无特殊不适，偶尔问及，方感觉体重下降，或口渴多饮。患者体质较实，年纪较轻，病在胃、肠、胆、膀胱之腑。中期，患糖尿病五年以上，或初次发现血糖高，但症状已存在多年，或由于慢性并发症，检查时方发现血糖高。病由腑传脏，多虚实夹杂。后期，病程多在十年以上，往往出现多系统病变，如脑出血、心肌梗死、心力衰竭、肾衰竭、失明、坏疽等，病重在五脏，以虚为主，或虚中夹实。糖尿病的这种进程演变与六经病转归息息相关，糖尿病由初发、中期而至晚期，与六经病之由表入里，由轻转重，由腑传脏，由实及虚，由热转寒之动态发展转归等具有较好的一致性。而六经病变证，往往表里相兼、寒热错杂、虚实夹杂，更能体现糖尿病及其并发症多样、复杂的病症特点。糖尿病病变部位涉及面广，损及多器官、多层面，为全身性疾病，这与六经辨证体系的整体、综合的特点具有一致性。

因此，李赛美在诊治糖尿病及其并发症时，抓住其病变进程及特征性证候辨证选方，按照经络与脏腑病位归类方法，将糖尿病辨治的六经辨证运用分为：糖尿病合并皮肤、肺部或尿路感染，或并发周围神经病变者，病在表、在皮毛，可归属于太阳病；三消症明显，多饮多食多尿、体重下降，或合并肠道感染者，病在肌肉、在胃肠，可归属于阳明病；合并抑郁症、肝脏疾病者，病在经脉、在肝胆，依据病情轻重，部分可归属于少阳病部分，部分归属于厥阴病；合并胃肠自主神经损伤，证实者，可归属于阳明病，证虚者可归属太阴病；合并心肾损伤者可归属于少阴病。具体阐释如下。

1. 太阳病　合并外感病之急性阶段，病在皮毛、在表、在肺，如糖尿病合并上呼吸道感染，或合并老年性慢性支气管炎、肺气肿并有肺部感染者，或合并周围神经病变之症轻者。"其在表者，汗之可也。"根据病性寒热虚实之不同，其辨证有：伤寒表实之麻黄汤证，中风表虚之桂枝汤证，表郁轻证之桂枝麻黄各半汤证、桂枝二麻黄一汤证，外寒内热之大青龙汤证、桂枝二越婢一汤证，外寒内饮之小青龙汤证，太阴兼太阳之桂枝人参汤证，太阳少阳合病之柴胡桂枝汤证，太阳与少阴两感之麻黄附子细辛汤证、麻黄附子甘草汤证，合并尿路感染之五苓散证。

2．**阳明病**　合并外感病之重症阶段，病在肌肉、胃肠，或合并胃肠自主神经病变之实者。如多饮多食、形瘦乏力之白虎加人参汤证、竹叶石膏汤证，大便燥结之承气汤证、麻子仁丸证，或瘀热燥结之桃核承气汤证，下焦湿热、小便不利之猪苓汤证，心烦抑郁之栀子豉汤证，大肠湿热下利之葛根芩连汤证，合并肝损害属湿热者之茵陈蒿汤证、栀子柏皮汤证、麻黄连翘赤小豆汤证，胃热痞满之大黄黄连泻心汤证。

3．**少阳病**　合并外感病之亚急性阶段，或病在肝胆，或合并抑郁症者。合并胆道感染之小柴胡汤证，抑郁兼大便秘结之大柴胡汤证，大便稀溏之柴胡桂枝干姜汤证，抑郁重之柴胡加龙骨牡蛎汤证，兼大肠湿热下利之黄芩汤证。

4．**太阴病**　合并外感病之后期阶段，或病在脾胃，合并胃肠自主神经病变之虚者。如中阳不足、寒湿内阻之理中汤证，气虚气滞腹胀之厚朴生姜半夏甘草人参汤证，脾虚水停之苓桂术甘汤证，气血虚弱之小建中汤证，兼腹痛之桂枝加芍药汤证、桂枝加大黄汤证，兼寒湿发黄之茵陈五苓散证、茵陈术附汤证。

5．**少阴病**　糖尿病中后期或危重期，病在心肾，常合并心、肾功能不全，或合并卒中后遗症。如心阳虚之桂枝甘草汤证、桂枝甘草龙骨牡蛎汤证、桂枝加桂汤证，肾阳虚之茯苓四逆汤证、附子干姜汤证、四逆汤证、真武汤证，合并抑郁、失眠、眼底出血之黄连阿胶汤证，合并尿路或肠道感染之猪苓汤证。

6．**厥阴病**　糖尿病合并抑郁症，或合并肝病，合并周围神经病变，或有更年期综合征者。如肝胃气滞之四逆散证，寒热错杂之乌梅丸证、麻黄升麻汤证、干姜黄芩黄连人参汤证，血虚寒凝之当归四逆汤证，厥阴肝寒之吴茱萸汤证，阴虚经脉失养之芍药甘草汤证，阴阳俱虚之芍药甘草附子汤证，厥阴热证下利之白头翁汤证。

此外，李赛美认为，以痞满为主、脾胃失调之"三泻心汤证"，外寒内热之附子泻心汤证，以腹痛为主、上热下寒之黄连汤证，以下焦蓄血为主的抵当汤证，以胃痛为主、痰热内阻之小陷胸汤证，以悬饮为主的十枣汤证，水热互结之大陷胸汤证、大陷胸丸证等，诸多方证尚难以脏腑定位，但以法归类，在糖尿病诊断治疗中均具有指导作用。

如治崔某，女，58岁，2012年11月25日就诊，糖尿病病史6年，近日自觉乏力，口干口渴，多饮，心悸，胸骨后有憋闷感，胃脘部胀闷伴有烧灼感，时反酸，大便偏溏而不成形。舌淡红、苔白厚，脉右寸关滑、左细。餐后2小时血糖12 mmol/L，血压、血脂正常。

中医辨证：寒热错杂证。

治法：清热化痰，温健中焦，平调阴阳。

处方：半夏泻心汤合小陷胸汤加味。熟党参、海螵蛸各30 g，法半夏、黄连、黄芩、干姜、黑枣、柴胡、郁金、鸡内金、五灵脂各10 g，瓜蒌仁、白及、丹参、赤芍各15 g，炙甘草6 g。5剂。

2012年12月2日二诊。患者胸骨后憋闷感、胃脘部胀闷烧灼及反酸大减，乏力心悸缓解，大便亦开始成形，餐后2小时血糖10 mmol/L，舌苔白，脉小滑。原方减去丹参、赤芍、五灵脂。继服7剂后，患者病情明显改善，餐后2小时血糖降为8 mmol/L。后经调治，病情稳定，餐后2小时血糖一直控制在8 mmol/L左右。

观本案诸症及舌脉特征，其病机为痰热互结、上热下寒之寒热错杂。痰饮结聚胃脘、胸膈，阻滞气机，郁而化热，致胃气上逆则胃脘胀闷、烧灼反酸；气不化津、津不上承则口干口渴、多饮；气机郁滞、郁及于肝，致肝气横逆、乘侮脾土，脾失运化、化源不足则乏力；脾不升清则大便偏溏。故以半夏泻心汤寒温并用，辛开苦降甘补，攻补兼施；小陷胸汤清热化痰散结；郁金配柴胡疏肝气、解郁滞；郁金伍丹参、赤芍、五灵脂活血通络以祛瘀滞；白及、海螵蛸收敛抑酸；鸡内金运脾消食。全方共奏清热化痰、疏解郁滞、温健中焦、平调阴阳之功。

参考文献

[1] 李赛美.浅谈糖尿病及其并发症六经辨治思路 [J].中华中医药杂志,2007,22(12): 857-858.

[2] 陈光顺.李赛美教授辨治糖尿病经验撷英 [J].新中医,2014,46(1): 21-22.

☞ 范冠杰"动 - 定序贯八法"

> 动定序贯辨证法，动辨病证而变方。
>
> 定守病机核心靶，序贯行之道通达。

"动 - 定序贯八法"是范冠杰以其糖尿病诊治经验及总结前贤的学术思想所创立的用于指导中医临床实践的思维方法，并从糖尿病领域不断扩展到广泛的临床实践。这一学术思想以传统中医理论的整体观念和辨证论治为主导思想，以动态把握核心病机、内部规律为思维方式，以相对固定而又动态变化的中药药串为施治特点，从实践中不断丰富中医对病因病机、辨证规律及治法方药的认识。范冠杰强调在临床诊治过程中要把握核心症状、核心病机，变中有守地动态把握疾病的演变规律，进而有的放矢地施予药物治疗。

"动 - 定序贯八法"的主要内容是核心症状和核心病机，认为证候不断演变，兼夹症也不断变化，但是核心病机是相对固定的，要变中有守、定中有动地动态把握疾病不同阶段核心病机的演变规律，次第采用不同方法进行连贯有序的治疗，有规律地施予相应的药串。具体在糖尿病方面，范冠杰提出了针对糖尿病 8 个核心病机的"八法"。

1. **肾虚证——补肾法**　糖尿病致病因素众多，范冠杰认为肾虚是决定因素，故其十分强调肾虚在糖尿病发病中的重要性。如腰膝酸软、倦怠乏力、小便频数、脉沉者当用狗脊、续断各 10～20 g，女贞子、墨旱莲各 20～30 g。狗脊苦甘性温，可治肾虚之腰膝酸软；续断味苦性温，具补肝肾、通血脉之效；女贞子甘苦凉、墨旱莲甘酸寒，二药合用平补肝肾而无滋腻之弊；狗脊、续断偏温燥，女贞子、墨旱莲偏凉润，四药合用则寒温相适、润燥相宜，既补肾而不敛邪，又可依证之寒热润燥不同而灵活加减。

2．气阴两虚证——益气养阴法 范冠杰继承施今墨提出的糖尿病"脾胃虚弱、气阴两虚"病机理论，认为现代人嗜食肥甘厚味、生冷黏滑、辛辣香燥之品，脾胃气阴易伤。若能食与便溏并见，四肢乏力，口干或渴，舌质淡，苔薄，可用黄芪、生地、地骨皮各 15～30 g 益气养阴。此即为祝谌予降糖药对黄芪、生地再加地骨皮以清虚热，三药合用则可使气生而热不长，热消而脾不伤。

3．肝气郁结证——疏肝理气法 研究显示，糖尿病患者心理障碍的发生率高达 30%～50%，是普通人的 3 倍。据此，范冠杰认为肝气郁结在糖尿病病机中占有重要地位。《临证指南医案·三消》云："心境愁郁，内火自燃乃消症大病。"故肝郁气滞，久则化火伤阴，若为性情易怒烦躁，或郁郁寡欢，女性月经不调，脉弦者，可用柴胡 10 g，白芍、丹皮 15～30 g，薄荷 5～10 g 疏肝解郁，使郁火透发则阴自不伤。

4．血脉瘀阻证——活血化瘀法 范冠杰继承祝谌予血脉瘀阻贯穿糖尿病始终的观点，认为若见舌暗、舌底脉络粗大曲张，或伴肢体麻木，疼痛感觉异常者，可用丹参、泽兰各 15～30 g；三棱、莪术各 10 g 以活血化瘀。

5．肺胃燥热证——清热润燥法 燥热致消为世所公认，范冠杰认为多食易饥、口渴喜饮之单有无形之热而无有形实结者可用生石膏 30 g，知母 10 g，葛根、连翘各 15～30 g 以清无形之热；若兼有阳明腑实证，大便干燥或秘结难行，脉滑实，可用大黄 5 g，枳实 10 g，火麻仁 15 g

以泻有形实结。

6. **血分热郁证——清营凉血法**　糖尿病患者多有血瘀，而若气分燥热不解，日久其热常易伏于血分，与瘀互结。故见面红唇赤、舌红者，可用丹皮、麦冬各 10 ～ 30 g，赤芍 15 ～ 30 g，玄参 10 g 以清营凉血，配合活血化瘀法，使瘀散而热消。

7. **湿热内蕴证——清热化湿法**　热不仅可与瘀血互结，若患者素体湿盛，亦可与湿结于气分。湿若不除，热亦难消，则一方面热耗阴液，另一方面湿阻津布，以致消渴日盛。故见口干不欲多饮，或纳食不多、小便黄、苔黄腻、脉滑数者，可用苍术 10 g，黄柏 10 ～ 15 g，薏苡仁 20 ～ 30 g，车前草 30 g，茵陈 15 ～ 30 g 清化湿热，使湿热分消，则阴自生，津自布。

8. **心神失养证——调养心神法**　心神失养虽不会直接导致糖尿病，但心烦、多梦、睡眠不安等可加重肝郁，且影响治疗效果。如此可用夜交藤 30 g，远志 10 g，酸枣仁 15 ～ 30 g。

如其治刘某，男，33 岁，因"口干、多食 3 个月"于 2011 年 9 月 20 日就诊。此前已于外院行口服葡萄糖耐量试验诊断为 2 型糖尿病，口服多种西药，症状无缓解，血糖控制欠佳，对病情感到忧虑，转范教授处就诊。初诊时患者心情抑郁，口干不欲饮，易疲倦，纳欠佳，眠差，舌偏红，苔薄黄，舌根偏厚腻，脉弦滑，近期空腹血糖 7 ～ 8 mmol/L。辨证重点应抓住患者心理及舌脉表现。

中医诊断：消渴，证属湿热内蕴，肝气郁结。

治法：清热化湿运脾兼疏肝理气法；考虑消渴阴虚为本的一般病机规律，酌加益气养阴之品。

处方：苍术 10 g，黄柏 10 g，薏苡仁 30 g，车前草 30 g，绵茵陈 30 g，柴胡 10 g，白芍 15 g，丹皮 15 g，薄荷 10 g（后下），五指毛桃 15 g，生地黄 15 g，地骨皮 15 g，葛根 15 g，甘草 5 g。7 剂，每日 1 剂，水煎服。并嘱患者加强饮食、运动治疗，原西药（二甲双胍缓释片 0.5 g，

2次/天）减量为0.5g，1次/天，口服。

1周后二诊。患者自测血糖较前下降，诉少许头晕不适，纳眠好转，舌稍红，苔薄黄，脉弦。嘱加强晚餐后运动，继用原西药；根据患者舌脉，将中药在前基础上稍做调整。与前次对比，患者舌根厚腻减轻，湿热较前缓解，遂于原方基础上去苍术、黄柏；为减轻患者心理负担，嘱患者无须每日监测血糖，择取某日测7段血糖作为下次就诊资料即可。

2周后三诊。患者血糖基本稳定，诉易疲倦，舌偏红，苔少，脉弦。考虑患者血糖控制可，甚至偶有低血糖发生，嘱停用西药，仅以饮食运动加中药治疗；重点依据本次脉症表现，考虑气虚较前加重，予前方基础上加倍五指毛桃、生地黄用量。

4周后四诊。诉血糖控制良好，大便偏干，舌质较前稍暗红，苔薄黄，脉弦。考虑郁久化热，结于胃肠，予原方基础上改白芍为赤芍15g加强清热活血之效，并加枳实10g理气通便。

1个月后五诊。诉大便调，无不适，舌质稍暗红，苔薄黄稍干，脉弦。考虑郁热伤阴，在原方基础上去枳实，加北沙参10g以加强养阴之效。后患者坚持规律就诊，血糖控制达标、心情逐渐舒畅，遂嘱患者改每日1剂中药为每2日1剂巩固治疗。

综观其治疗经过，范冠杰既注重患者刻下之证（湿热内蕴、肝气郁结），亦注重糖尿病共性之证（气阴两虚），此即动中有定；而随着治疗起效，患者的刻下之证随之转变，范冠杰即随证变法，在原方基础上随证调药（如二诊时苔厚腻减轻则去苍术、黄柏，三诊时舌红苔少疲倦则加五指毛桃、生地之量等），此即定中有动；患者在治疗的不同阶段表现出不同的核心证，范冠杰则依次第施药各异，此即序以贯之。如此"动定序贯"，故收良效。

参考文献

[1] 龙艳，邹冬吟，沈歆，等.范冠杰教授以"动－定序贯八法"辨治消渴病经验 [J].广州中医药大学学报，2013,30(2): 257.

[2] 侣丽萍, 龙艳, 宋薇, 等．"动－定序贯八法"治疗消渴病的辨证施治思路 [J]. 中国实验方剂学杂志, 2012, 18(13): 319-320.

赵进喜"三位一体"与"三阴三阳"辨治

<blockquote>
三位一体病证体, 三阴三阳分体质。

阴阳偏盛体不同, 并发之症则有异。

先病后证参体质, 病不同形方自异。
</blockquote>

赵进喜临证重视辨体质、辨病、辨证相结合, 提出辨体质、辨病、辨证"三位一体"诊疗模式。其临床上首重体质, 善用"三阴三阳体质分类法"（详见后文）。同时, 他引徐灵胎《兰台轨范•序》云:"欲治病者, 必先识病之名, 能识病名而后求其病之所由生, 知其所由生, 又当辨其生之因各不同, 而病状所由异, 然后考其治之之法, 一病必有主方, 一病必有主药", 认为不同疾病基本病机不同, 治疗也有别, 故而临证应先辨病后辨证。而基于其"高血糖损伤胰岛细胞功能与中医学的'壮火食气'理论具有一定程度上的一致性, 说明如果患者血糖越高, 那么热象就越重, 伤阴耗气就越重"这一认识, 提出"内热伤阴耗气"是糖尿病的基本病机。在这一基础上, 他采取较传统辨证相对客观的方证, 并倡用黄煌之辨"药人"作为辨治疾病的方法。

赵进喜重视"三阴三阳体质分类法", 常用之指导糖尿病及其并发症辨治。其调查发现:容易发生糖尿病的体质类型为阳明胃热体质、少阴阴虚体质、少阳气郁体质、厥阴肝旺体质、太阴脾虚体质。所以, 糖尿病临床常表现为阳明、少阴、少阳、厥阴、太阴系统病变。当糖尿病合并感染, 尤其是合并上呼吸道感染时, 有时也可表现为太阳系统病变。一般说来, 阳明体质之人, 平素体壮, 能吃、能睡、能干, 有便干倾向, 患病易表现为阳明系统病变, 多食、大便难, 进一步发展可发生糖尿病胃肠病变、糖尿病脑病、糖尿病肾病等, 常表现为增液承气汤证、大黄黄连泻心汤证、升降散证等，治疗重在"清泻"二字。少阴体质之人，平素体虚，体形瘦长，善思、有失眠倾向，患病易表现为少阴系统病变、心烦失眠、小便异常、性功能障碍，进一步发展可发生糖尿病心脏病、糖尿病肾病、糖尿病勃起功能障碍等，常表现为六味地黄汤证、麦味地黄丸证、参芪地黄汤证、肾气丸证、清心莲子饮证、真武汤证等，治疗重在于补，应详辨阴虚、阳虚、气阴两虚、阴阳俱虚，或清补，或滋补，或温补。少阳体质之人，平素体虚，性抑郁，多愁善感，患病易表现为少阳系统病变，情志抑郁、胸胁苦满、口苦咽干，进一步发展可发生糖尿病视网膜病变、糖尿病性胃轻瘫、月经不调等，常表现为小柴胡汤证、大柴胡汤证、加味逍遥丸证、四逆散证等，治疗重在于和，或疏肝解郁，或清解、清泻郁热。厥阴体质之人，平素性急易怒，不善于控制情绪，患病易表现为厥阴系统病变，急躁易怒、头晕头痛，甚至呕血、飧泻，易合并高血压病，进一步发展可发生糖尿病视网膜病变、糖尿病性脑血管病变、糖尿病肾病等，常表现为建瓴汤证、杞菊地黄丸证、白术芍药散证等，治疗重在于降，或平肝潜阳，或凉肝，或柔肝，清降为上。太阴体质之人，平素体质相对虚，消化功能较差，食欲差，有腹泻倾向，消瘦或虚胖，面色黄，患病易表现为太阴系统病变，脘腹胀满、食少纳呆、腹痛腹泻、倦怠乏力，进一步发展可发生糖尿病胃肠自主神经功能紊乱、糖尿病心脏病、糖尿病性腹泻等，常表现为参苓白术散证、补中益气汤证、人参汤证等，治疗重在调补，或清补，或清化，补气健脾药常与清热化湿药同用。

如治一糖尿病酮症患者，快速血糖为 26.7 mmol/L；尿糖（＋＋＋＋），尿酮体（＋＋＋）；白细胞计数 12.7×10^9/L，中性粒细胞百分比 79.9%。症见乏力、口干、多饮、尿频、鼻塞、咽痛、大便调、寐不安，舌质红，苔白中黄，脉沉。身高 168 cm，体重 86 kg。

辨体质、辨证：辨体质为少阳肝郁体质；辨证为肝经郁热，内热伤阴。

处方：柴胡 15 g，黄芩 15 g，蒲公英 30 g，车前草 30 g，赤芍、白芍各

12 g，仙鹤草 30 g，功劳叶 15 g，枳壳、枳实各 10 g，山萸肉 12 g，生地、熟地各 12 g，麦冬 15 g，五味子 6 g，党参 12 g。并予胰岛素控制血糖、消酮治疗。持续口服中药，逐渐减胰岛素用量，至 1 个月后完全停用胰岛素而血糖控制平稳，诸症均消。

参考文献

[1] 赵进喜，丁英均，王颖辉，等.辨体质、辨病、辨证"三位一体"诊疗模式与糖尿病临床实践 [J]. 中华中医药杂志，2009, 24(8): 994-998.

[2] 柴彦军，黄红勤，李修奎，等.赵进喜对糖尿病及其并发症辨治经验 [J]. 中医杂志，2004, 45(12): 898.

[3] 傅强，王世东.赵进喜教授治疗 2 型糖尿病胰岛素抵抗经验 [J]. 环球中医药，2008(1): 30.

第二节　四诊合参

☞ 刘绍武溢、聚、紊、覆四脉证诊断法

溢脉越寸上鱼际，病在头胸阳亢性。

方选调神平亢汤，平亢潜阳抑交感。

聚脉关部如豆状，寸尺俱弱病胸膈。

方用调胃舒郁汤，理气舒郁调迷走。

紊脉不齐力不等，病在心胸血府瘀。

方选调心宽胸汤，理气活血促循环。

覆脉脉管细硬长，下超尺部紧而弦。

病在脐下痰饮病，方用调肠解凝汤。

　　刘绍武通过 60 余年的临床探索，经过大量病例的反复验证，提出了诊断整体气血功能失调的客观指标——四脉证。溢脉、聚脉、紊脉、覆脉，四脉证分见于糖尿病初、中、晚期。

1. **溢脉证** 寸口脉越过腕横纹，甚者脉充皮下，可见其搏动，直达手掌大鱼际。疾病呈现阳亢性病理反应，多为交感神经功能亢奋，病位在头胸。传统中医称之为"肝阳上亢"，治疗大法为平亢潜阳，方选调神平亢汤（其组成为协调基方加石膏30g、牡蛎30g、桂枝10g、大黄10g、车前子30g）。

糖尿病初期多见溢脉，属"上消"范畴。表现为口渴引饮，消谷善饥，饮一溲一，形体渐瘦，舌红而燥，脉滑数或洪大。病程持续短，一般多在2年以内，以40岁以下居多，胰岛素均值与血糖均值呈正相关，并发症少而轻。

2. **聚脉证** 寸口脉关部独大，甚者如豆状，搏动明显，高出皮肤，寸尺俱弱，也有人称作郁脉。多与迷走神经兴奋有关，疾病呈现阴性病理反应，病位多在横膈上下的胸胁部位，包括肝、胆、脾、胰、胃、肠等脏器。传统中医称之为"肝气郁结"，治疗大法为理气舒郁，方选调胃舒郁汤。（其组成为协调基方加陈皮30g、白芍30g、大黄10g）。

3. **紊脉证** 也称涩脉。寸口脉表现出节律不齐、快慢不匀、有力无力不等的紊乱脉象。它标志着心脏功能的紊乱和有效血循环量的减少，疾病呈现为气虚血少的虚性病理反应，病位在心胸。传统中医称此为"气滞血瘀"，治疗大法为理气活血，方选调心宽胸汤 (其组成为协调基方加百合30g、乌药10g、丹参30g、郁金15g、瓜蒌30g、五味子15g、牡蛎30g)。

糖尿病中期多见聚脉和紊脉，其病程多在2年以上、10年以内，发病年龄以40～60岁居多，胰岛素释放试验见胰岛素与血糖均于第二小时达高峰，两者均值呈正相关，并发症多而重。

4. **覆脉证** 寸口脉脉管细而硬长，超出尺部向后下移数寸，脉跳弦紧而有力，如绷紧之弓弦、绳索之感觉。疾病呈现为大肠中代谢产物积滞的病理反应，病位在脐以下之少腹部。传统中医称之为"痰饮证"，治疗大法为升阳解凝，方选调肠解凝汤 (其组成为协调基方加陈皮30g、白芍 30 g、川楝子 15 g、小茴香 10 g、大黄 10 g）。

糖尿病晚期，多见覆脉和素脉，属"下消"范畴。病程 10 年以上，年龄在 60 岁以上者居多，胰岛素释放试验血糖与胰岛素呈负相关，并发症群起且多危重。

如治张某，男，留苏医学博士，患有糖尿病，尿糖（＋＋＋＋），并发动脉硬化和多脏器的疾病，遍求名医，治疗乏效，每天靠注射胰岛素维持，1973 年初经人建议请刘教授会诊。患者脉上鱼际、聚于关部如豆，并且脉见涩象，予中枢理消汤（即理消汤合调神平亢汤、调心宽胸汤、调胃舒郁汤），1 周后尿糖至（＋＋）。后连续服用 3 个月余，血、尿糖化验正常，体力恢复如初。患者脉上鱼际，为溢脉；脉聚关部如豆，为聚脉；脉涩为素脉。三脉皆见，故知患者阳亢、气郁、血滞并存，故用调神平亢汤、调胃舒郁汤、调心宽胸汤分以平亢、解郁、化瘀而治之。并于理消汤协调整体之中而各展其能，兼顾糖尿病病因、病机、传变、预后等各方面而收全功。糖尿病无论初中晚期都伴随着整体气血功能失调的病理改变，气虚精亏、血虚燥热、津亏液耗贯穿糖尿病的始终，构成其发生、发展的重要矛盾。基于糖尿病全程整体气血的素乱，凭脉辨证法具有十分重要地位。

参考文献

[1] 马文辉 . 刘绍武三部六病传讲录 [M]. 北京：科学出版社 ,2011: 13.

☞ 赵绍琴辨证重脉法

> 文魁脉学分八纲，除去阴阳添气血。
>
> 浮中按沉别四部，卫气营血鉴标本。
>
> 内以候脏外候腑，凭脉辨证疾病除。

赵绍琴之父赵文魁，为清代太医院院使，常年为宫中皇亲诊病。因宫中规矩严苛，望闻问诊不易，故于脉学专研最深。赵绍琴继承家训，亦精于脉学，他将其父之脉学经验整理成"文魁脉学"，临证多以之取效，对糖尿病的辨治亦是如此。文魁脉学有以下三方面的特点。

1．八纲统脉　诊脉八纲不同于辨证八纲，它是以表里、寒热、虚实、气血来诊断疾病部位、浅深和性质的一种方法。它将27部脉分为：①表脉——浮；②里脉——沉、牢；③寒脉——迟、缓、结、紧；④热脉——数、动、疾、促；⑤虚脉——虚、弱、微、散、革、短、代；⑥实脉——实、长、滑；⑦气脉——洪、濡；⑧血脉——细、弦、涩、扎。如此，就可根据脉象辨清疾病表里、寒热、虚实、气血等基本病位、病性。

2．浮、中、按、沉四部　赵绍琴认为诊脉定位以浮、中、按、沉四部来划分，这样能更好地定表与里、功能与实质。浮以定表，中定偏里，按以定里，沉定极里；也可以说浮脉主表、沉脉主里，中与按皆主半表半里。温病的卫、气、营、血四个阶段也可以用浮、中、按、沉来划分。同时，浮、中可测定功能方面的疾病，按、沉可测定实质性的病变。这正如舌苔和舌质的变化：舌苔变化虽多，归根结底反映了功能方面的问题；舌质的变化多端，但万变不离其宗，都说明本质问题。故一般而言，浮、中见其表象，按、沉得其本质。

3．寸关尺及内外侧　关于寸关尺主位一般认为"左手心肝肾，右手肺脾命门"。赵绍琴认为：寸候上焦之疾，以心肺为代表；关候中焦之疾，以脾胃为代表；尺候下焦之疾，以肾、命门、大小肠、膀胱为代表；而内以候脏，外以候腑。所谓内侧，是指脉搏近尺骨的部分，反之即为外侧。

具体而言，如赵教授之父治一中消案例：善食渴饮，半年来日渐增重，两手脉息洪滑，按之弦实有力，舌红且干，大便秘结，汗出夜间尤甚。此属中消，病在阳明，急当泻热攻腑，茹素减食。处方：生石膏一两，知母五钱，天花粉三钱，醋大黄三钱，玄明粉三钱（冲），玄参一两，生地黄一两，寒水石五钱，飞滑石五钱，紫雪丹三钱（冲）。逐一分析，洪脉是阳热亢盛，气分及阴液受伤，虚火上炎的一种脉象。滑脉为阴中之阳，主痰、积滞等有形之邪侵犯人体，理当下之则去。弦脉多主痛、主郁、主水气。而凡是实火郁热，有余之疾，都能出现实脉，须用泻法治疗。综合来看，洪滑为内热炽盛，兼有阴伤，按之弦实有力说明内有实火郁滞，故用白虎、甘露、紫雪泻其热，承气通其滞。如此评脉辨证，则能有的放矢，万举万当。

又如赵教授治一糖尿病患者：田某，女，22 岁，1988 年初诊。发现糖尿病半年余。血糖 15.6 mmol/L，尿糖（＋＋＋）。现症口渴引饮，多食易饥，食毕即饥，饥而再食，一日夜可食主食 3000 g 以上。心胸烦热，大便干结，数日一行，小便黄赤，舌红，苔黄干燥，脉象弦滑数，按之振指有力。

中医辨证：胃火炽盛灼津。

治法：急予釜底抽薪之法。

处方：生石膏 30 g，知母 10 g，麦冬 15 g，生地黄 15 g，大黄 3 g，芒硝 6 g，枳实 6 g，厚朴 6 g。7 剂。

二诊。药后口渴稍减，仍饥而欲食，大便干结，心烦灼热。病重药轻，再以原方重投。处方：生石膏 100 g，知母 20 g，大黄 10 g，芒硝 10 g，枳实 10 g，厚朴 10 g，生地黄 20 g，麦冬 20 g。7 剂……五诊。舌红口干，脉细数，改用养血育阴方法。处方：生地、熟地各 15 g，天冬、麦冬各 10 g，知母 10 g，天花粉 10 g，五味子 10 g，竹叶、竹茹各 6 g，枇杷叶 10 g，石斛 10 g，女贞子 10 g。7 剂。六诊。前法加减续服月余，血糖降至 6.7 mmol/L，尿糖（± ～ ＋），诸症悉平。初诊患者脉象弦滑数按之有力，为实火郁滞之象，故以白虎、承气涤荡其实火。至五诊患者脉象转为细数，阴虚血少、虚热上炎之象始露，故改用育阴养血法善后。

同时，糖尿病亦多见虚证，也可从脉辨治。如其治彭某，女，53 岁，1993 年初诊。发现糖尿病 3 年余，血糖 12.7 mmol/L，尿糖（＋＋～＋＋＋）。一身疲乏无力，口渴不甚明显，小便数多而色清白。少气懒言，面白形肥，舌白体胖质嫩且润，脉象濡软，按之缓大而虚。辨证：中阳不足，用益气补中法。处方：黄芪 30 g，沙参 15 g，麦冬 15 g，五味子10 g，生地、熟地各 15 g，杜仲 10 g，川续断 10 g，补骨脂 10 g，金樱子 10 g，芡实米 10 g。7 剂……加减治疗半年，血糖降至 6.01 mmol/L，尿糖转阴，各种自觉症状基本消失。

分析其脉象，濡脉主气分不足，脾胃阳虚，或是湿蕴不化，气分不畅；虚脉主阳虚气弱，中阳不足；缓脉一般表示患者偏于不足，但素体偏弱、湿邪阻滞、气机失于畅利者之脉亦可出现缓象，需予鉴别。此患者脉象濡软按之缓大而虚，尽是中阳不足之象，故以黄芪益气补中为君，携诸药养阴补肝固肾而起效。

参考文献

[1] 赵文魁,赵绍琴.文魁脉学与临证医案 [M].北京：学苑出版社,2010: 187.

 颜德馨血瘀证诊断法

> 颜氏血瘀诊断法，四诊合参兼理化。
>
> 面有瘀斑色黧黑，舌有瘀点色暗黑。
>
> 舌下静脉青紫张，甲皱循环亦可观。
>
> 偏瘫身痛与肢麻，经血块多妇人查。
>
> 血黏流变纤维原，细胞压积皆可看。

颜德馨认为瘀血贯穿于糖尿病的始末，其是糖尿病的病理产物。糖尿病产生瘀血的病机主要是阴虚津亏、燥热内灼。由于津血同源，津亏而致血少，燥热使血黏稠，煎熬成瘀。另外，阴津亏耗伤及元气，气为血帅，气虚无力鼓动血行，或多食肥甘，气机郁滞而成痰瘀，或久病入络，均可形成血瘀。血瘀又是新的致病因素，如瘀血阻于脑络可致中风；阻于心脉可致冠心病；阻于眼目可致视网膜病变；阻于肢体则可致神经炎；阻于下肢脚趾则可致脉管炎；阻于肾络则可致糖尿病肾病。

颜德馨强调对血瘀证的诊断当以四诊为主，实验室检查为辅，并结合病史，从症状、体征、病史、实验室四个方面进行综合分析和诊断，此即"颜氏血瘀证诊断法"。从临床上看，糖尿病患者的瘀血体征有面有瘀斑、面色黧黑，舌暗有瘀点、舌下静脉青紫或怒张，妇人月经血块多，以及并发症所表现的上下肢痛、心前区痛、肢体麻木、半身不遂等。此外，甲皱微循环检查可见微循环的管袢数、袢型、袢输出支和袢顶宽窄及血流状态等方面均有明显改变，且中晚期的改变大于早期，有并发症者更明显。血液流变学检查可见糖尿病患者的血小板聚集率升高，血浆比黏度、全血比黏度、血细胞比容、血浆纤维蛋白原等指标与正常相比，均有明显升高。因此，颜德馨主张糖尿病可从瘀论治。

临床如见咽干口渴，消谷善饥，形体日瘦，大便秘结，小便频数，舌红或暗红、有瘀斑瘀点，苔黄或黄腻，脉滑数等瘀热蕴结表现，投以清热解毒、活血祛瘀之温清饮加减；见烦渴多饮，尿频而多、色浑浊如脂膏，面色晦暗，胸闷胸痛，盗汗失眠，舌暗红而有紫气，苔黄而少津，脉弦滑或弦数等阴虚血瘀表现，投以滋阴生津、活血养血之人参白虎汤合桃红四物汤加减；见气短乏力，易于饥饿，渴饮不多，小便清长，面色憔悴，胸闷憋气，腰膝酸软，舌淡红、有瘀斑瘀点，苔薄白，脉细弱等气虚血瘀表现，投以益气健脾、活血化瘀之补阳还五汤加减。颜德馨对于糖尿病并发症治疗亦重视活血化瘀，如糖尿病酮症以燥热、血瘀、浊邪互结为病机，方用温清饮合四妙丸；糖尿病肾病以气阴两虚夹瘀证为多，方用防己黄芪汤、六味地黄丸、四物汤化裁；周围神经病变病机多为气虚血瘀，方用黄芪桂枝五物汤；视网膜病变多属肝肾阴虚夹瘀证，方用杞菊地黄丸合芍药甘草汤，眼底出血不止者加止血药；脉管炎、疮疽燥热夹瘀证者，方用五味消毒饮加丹皮、赤芍，久不收口加黄芪。

参考文献

[1] 韩天雄, 颜琼枝. 国医大师颜德馨教授辨治糖尿病经验 [J]. 浙江中医药大学

学报 , 2012, 36(10): 1067–1068.

 黄煌辨体质论治

> 药人方人释体质，舌脉喉腹腿诊之。
>
> 若夫金匮尊荣人，面黄舌淡形体丰。
>
> 肌肉松弛身麻痛，多汗疲乏素少动。
>
> 动后诸症皆不安，即以芪桂五物汤。

黄煌提出了"药人""方人"的概念，即直接以某方或某药冠名于体质，诊断即治疗，大大提高了临证用方的准确性，增强了用药处方的安全性。如"药人"中"麻黄体质""桂枝体质""黄芪体质""柴胡体质""半夏体质""大黄体质"等;"方人"中"桂枝茯苓丸体质""三黄泻心汤体质""大柴胡汤体质""四逆散体质""温经汤体质""炙甘草汤体质""黄芪桂枝五物汤体质""防风通圣丸体质""柴归汤体质"等,将临床诊疗思路由"辨证论治""对病治疗"等转向辨体质论治。

黄煌在长期临床实践中形成了一套经方诊断方法:结合各类体质患者的体型体貌特征，重视整体望诊对用药的指导作用，继承并发扬了朱萃农教授的喉诊，实事求是地看待传统"脉诊"和"舌诊"在临床中的价值，继承张仲景并选择性地吸收日本腹诊精华，还结合门诊实际情况独创了腿诊诊法。这些极具特色的经方诊断方法对具体方证、药物的应用具有重要指导意义。现以糖尿病及其并发症中常见的黄芪桂枝五物汤体质为例进行说明。

《金匮要略》谓:"夫尊荣人，骨弱肌肤盛，重因疲劳汗出，卧不时动摇，加被微风，遂得之。但以脉自微涩，在寸口、关上小紧，宜针引阳气，令脉和紧去则愈。血痹，阴阳俱微，寸口关上微，尺中小紧，外证身体不仁，如风痹状，黄芪桂枝五物汤主之。"从条文来分析，此方所治疗的对象是一种特定的体质状态——"尊荣人"，黄煌观察此类体质的特征：面色黄暗或暗红，舌质偏淡而暗；体胖形丰、肌肉松弛，皮肤缺乏弹性；易出现肢麻身痛、疲乏气短、头晕眼花、多汗纳佳等症状；平素少动，而每于运动后诸症加重，甚至出现胸闷胸痛，运动负荷心电图常提示有心肌缺血。见此"尊荣人"体质，即可对应以黄芪桂枝五物汤治之。

如治王某，女，79 岁。初诊日期：2011 年 4 月 19 日。患者有糖尿病病史 14 年、高血压病病史 10 年，服用降糖药物及降压药物（具体用药不详）治疗，但血糖和收缩压控制不理想。近 10 年来常觉头昏、全身乏力，行走尤甚，腰酸背痛而胀，恶风、怕冷，双膝以下尤甚，左手时有麻木感，双脚踇趾时跳痛，皮肤增厚变黄，小腿抽筋，小便泡沫多但量不多，大便溏，舌体胖大、色暗、有瘀点，脉弦硬。20 年前有甲状腺腺瘤手术史，之后出现甲状腺功能减退。体貌：体胖，肤色黄暗少泽，面目浮肿，面颊部色斑呈暗褐色，腹部膨大，腹壁松软，双下肢浮肿按之没指。实验室检查：血肌酐在正常范围，空腹血糖 8.79 mmol/L。超声心动图示：左室舒张功能减退，二尖瓣反流。

处方：生黄芪 60 g，桂枝 15 g，赤芍 15 g，葛根 60 g，川芎 15 g，怀牛膝 30 g，丹参 20 g，石斛 20 g，制附片 15 g，白术 15 g，茯苓 15 g，干姜 10 g。15 剂，隔日服 1 剂，水煎，早晚分服。

2011 年 5 月 21 日二诊。头昏乏力明显好转；小腿抽筋改善，双膝以下怕风畏冷及左手麻木感减轻，腰酸痛、下肢浮肿减轻；小便泡沫减少，大便成形；舌体胖大、色暗、有瘀点，脉弦硬。血压 160/100 mmHg。处方：生黄芪 60 g，桂枝 20 g，赤芍 20 g，葛根 60 g，怀牛膝 30 g，川石斛 20 g，丹参 20 g，川芎 10 g，干姜 5 g。15 剂，隔日 1 剂。

2011 年 7 月 9 日三诊。诉服药第 1 天出现腹泻，未停药，后腹泻自止；出现走窜性身体疼痛，减小服药剂量后好转；无头昏，手麻明显减轻，小腿抽筋偶作；腰酸痛消失，但腰骶部感酸胀；小便泡沫少，下肢轻度浮肿；舌体偏胖、色暗淡、有瘀点，苔薄白。血压稳定，维持在 140/85 mmHg 左右；空腹血糖 7.1 mmol/L。处方：生黄芪 60 g，桂枝 20 g，赤芍 20 g，葛根 60 g，怀牛膝 30 g，川石斛 20 g，丹参 20 g，川芎 15 g，干姜 10 g，大枣 20 g。7 剂，隔日 1 剂。

患者系老年女性，面色黄暗、体胖形丰、肌肤松软，症见头昏、肢麻、身痛、疲乏，舌胖而暗淡，属黄芪桂枝五物汤体质，故在一诊时选之，并加入葛根、川芎（称为葛芎黄芪桂枝五物汤）；考虑患者合并心功能不全及甲状腺功能减退症，症见浮肿及怕冷，故合用真武汤；因患者伴有小腿抽筋等下肢不适感，又加用经验方四味健步汤（怀牛膝、石斛、赤芍、丹参）。二诊时，患者诸症大减，考虑目前血压偏高，故去真武汤，用葛芎黄芪桂枝五物汤合四味健步汤，着重改善心脑血管功能。患者于初服药时出现腹泻、体痛，考虑与药性偏凉有关，故于三诊方中增加干姜、川芎用量，加入大枣护养脾胃，另告知患者该药物对血糖无不良影响。本病治疗目标不仅仅是降血糖，更重要的是保护神经、血管等组织，减缓并修复糖尿病并发的神经、血管等多系统损害，这是中医药治疗的优势所在。

此外，黄芪桂枝五物汤体质与桂枝茯苓丸体质颇为相似，需相鉴别，其鉴别要点有二：一是病位，前者病位偏上，在胸部以上的上半身，而后者病位偏下，在腹部、盆腔及以下的下半身；二是体质的虚实，前者适于具有黄芪体质倾向的虚性体质，而后者适用于瘀血状态的实性体质。黄芪体质的特点。①体型偏胖，精神疲惫，其人多面色黄白或黄红隐隐，或黄暗，都缺乏光泽，面部及下肢易浮肿，咽喉多不红，舌质淡胖，舌苔润。肌肉松软，腹壁软弱无力，犹如棉花枕头，按之不痛不胀，无抵抗感。②平时易于出汗，畏风，遇风冷易于过敏，或鼻塞，或咳喘，或感冒。易下肢肿，手足易麻木。③在疾病状态中多表现为肺脾气虚，或表气不固，或气虚血瘀，或气虚湿阻，或中虚等。多见于患有心脑血管疾病、糖尿病、骨关节退行性病变、免疫系统疾病、血液病、呼吸系统疾病、消化系统疾病的中老年人。

参考文献

[1] 薛蓓云 , 李小荣 . 黄煌经方内科医案 (三)——糖尿病治验 2 则 [J]. 上海中医药杂志 , 2012, 46(3): 34-35.

☞ 仝小林"糖络"诊治法

> 络红细小有分支，证属郁来谓之滞。
>
> 宜用辛香通络品，旋覆归桃降桂枝。
>
> 络色青紫形粗张，证属热来瘀闭称。
>
> 当以活血兼清热，军蛭地龙赤芍合。
>
> 虚损之证络塌陷，亦可见其瘀成团。
>
> 宣通补络有情虫，取象比类藤入络。

糖尿病血管并发症是糖尿病的主要并发症，包括大血管并发症和微血管并发症。其中大血管并发症主要表现为心血管、脑血管、下肢大血管及糖尿病足的病变；微血管病变主要表现为视网膜、肾脏、神经组织及皮肤的病变，这是糖尿病的特异性损害。血管并发症是糖尿病致死、致残的主要原因，直接影响糖尿病的预后。且在糖尿病早期，因血糖或血脂、血压的升高，虽未出现血管并发症，但对血管的损害早已开始。故而仝小林在治疗糖尿病时，十分重视对血管的治疗。其中大血管在体内呈直行分布，主要作用是运行血液，与中医学"脉"的功能相似，可归为"脉"的范畴；微血管则纵横交错，功能相对复杂，不仅仅是血液循环的通路，更重要的是其物质交换功能，微血管的分布特点、生理功能与"络脉"更为相似。因此，"络脉病"的诊治在糖尿病诊疗的全程中占有重要地位。仝小林善于从舌下络脉观察人体络脉情况并施以相应治疗，现概述如下。

1. 舌下络脉诊查要点　正常情况下，舌下络脉隐现舌下，呈浅蓝色而活润，直而无分支，无瘀点，宽度一般不超过 3 mm，长度不超过舌尖与舌下肉阜连线的 3/5。舌下脉络的观察，包括两个方面：其一为脉络之形，其二为脉络之色。若脉络充盈，或迂曲，甚则成片，常见于实证，为痰或瘀血内阻的表现；若脉络塌陷，细短，则为虚证，多提示气血阴阳不足。舌下脉络颜色变化可反映病之寒热与轻重。舌下络脉色红，提示病情轻或为寒证；若脉色发紫，提示病情较重或热重；若出现瘀点或瘀斑，则病情甚。舌色、舌下络脉瘀滞程度与患者年龄有密切关系，随着年龄的增长，会出现络脉的阻塞，在舌则表现为瘀点或瘀斑。同时，眼底检查作为糖尿病血管病变检查的一部分，可直观地显现眼络的生理病理变化，故舌下络脉诊法在判断病期中还应与眼底互参。

2. **舌下络脉在糖尿病不同发展阶段的表现与治疗** 郁、热、虚、损是糖尿病的四个发展阶段，随着病程进展，络脉的病变也经历了络滞、络瘀、络闭、络损，由轻至重的四个阶段，各阶段络脉的病变均可清晰地反映于舌下络脉，通过舌下络脉的表现可判断全身络脉的病变程度。郁证阶段：舌下络脉红，或出现细小络脉，主干微粗或迂曲，或有分支，络脉病变多属"滞"。此阶段宜加辛香通络药物如旋覆花、降香、桂枝、当归、桃仁等辛香之品。

热证阶段：舌下络脉青紫或紫绛，或见紫黑小泡，小络脉绛红，脉形粗张或瘀曲如卧蚕，或两侧分支浮现、团积成片，络脉病变多发展至"瘀"，甚则为"闭"。此时宜用清热活血之品，如生大黄、赤芍、地龙、水蛭等。

虚、损阶段：脉络塌陷，或依稀可见，脉形细而短，或见络脉有细分支，或周围见细小络脉，或舌下络脉迂曲变形、呈条索或团块状，或呈网络状满布于舌下，色黑，常见瘀点或瘀斑。至此，络病亦发展至终末期，进入"闭""损"阶段。此时宜宣通补络，即在益气、温阳、滋阴、养血的基础上，酌加血肉有情之品如龟甲、鹿角胶、阿胶等以补益络道；并取象比类，选用藤类如鸡血藤、夜交藤等引药入络，虫类如水蛭、全蝎、僵蚕、蜈蚣等搜剔通络。

络脉遍布周身，不同部位络脉均可受病，故络病有部位之分，查络亦非仅从舌下诊之。如眼络受损则视物昏蒙，甚则失明；肾络受损则精微失摄，开阖失司；脾胃之络受损则纳呆，腹胀，便秘或溏，甚则可见噎膈；宗筋之络受损则阳痿；肌肤之络受损则可见少汗或多汗，皮肤苍白而凉或肌肤甲错，肢体疼痛。

如治吕某，男，56岁，2008年3月18日初诊，血糖升高11年。1997年患者因"口渴、多饮、乏力"于当地医院查空腹血糖13.6 mmol/L，尿糖（＋＋＋＋），诊断为2型糖尿病。口服二甲双胍、格列吡嗪等药物，血糖控制不理想。自2000年开始消瘦，至今体重已下降10 kg。2008年1月18日，查四肢血管超声、肌电图及眼底，结果示：糖尿病周围神经病变，双眼视网膜病变3期，双侧黄斑囊性水肿，视网膜散在微血管瘤和斑点状出血遮蔽。目前使用优泌乐25早6 U，晚5 U，二甲双胍0.5 g每天一次（午）。现症见：四肢麻木甚，对疼痛刺激反应迟缓，双下肢浮肿，按之凹陷不起，畏寒、发凉。双眼视物模糊，下肢及面部皮肤色素沉着，周身肌肤甲错，皮肤磕痕明显。大便干、色黑，2日一行，排便艰难。2008年3月14日查空腹血糖13.8 mmol/L，餐后2小时血糖12.3 mmol/L左右。舌淡红，舌下络脉增粗迂曲，脉弦细。既往史：椎基底动脉供血不足10年。

西医诊断：2型糖尿病，糖尿病周围神经病变，糖尿病视网膜病变。

中医辨证：寒凝血痹，络脉瘀阻。

治法：散寒养血通络。

处方：黄芪桂枝五物汤合乌头汤加减。黄芪90 g，川桂枝30 g，白芍30 g，鸡血藤45 g，三七粉3 g（分冲），血竭粉3 g（分冲），生大黄9 g（单包），制川乌、制草乌各15 g（先煎8小时）。

2008年4月21日二诊。服药34剂，诸症减轻，尤其四肢麻木改善显著，约减轻40%，双眼视物较前明显清晰，下肢浮肿约减轻50%，畏寒发凉缓解，面色亦较前清朗。现大便仍干，周身瘙痒明显。4月16日查随机血糖：10.91 mmol/L，血肌酐 52 μmol/L，血尿素氮 7.06 mmol/L。近期空腹血糖 9.0～10.0 mmol/L。舌胖大有齿痕，苔腻，舌底瘀。脉弦硬数。上方加白鲜皮 30 g、生薏苡仁 60 g、苦参 15 g、生姜 3 大片。

2008 年 5 月 26 日三诊。服上方 35 剂，四肢麻木进一步减轻，双眼视物模糊明显好转，下肢浮肿消退明显，按之仅轻微凹陷，皮肤仍瘙痒，难以忍耐，大便干燥呈球状，排便困难。小腹部时觉冷，下肢仍畏寒发凉。5 月 24 日查空腹血糖 8.2 mmol/L。首方加肉苁蓉 60 g、锁阳 30 g，制川乌、制草乌各改为 30 g。并加用外洗方：白鲜皮 30 g，地肤子 30 g，苦参 30 g，黄柏 30 g。

2008 年 7 月 2 日四诊。服药 35 剂，小腹冷减轻，四肢麻木减轻，视物模糊继续改善，下肢浮肿消失，周身瘙痒缓解，已能忍受，大便仍干。6 月 16 日，尿微量白蛋白 54.3 mg/L，糖化血红蛋白 7.5%，空腹血糖 8.2 mmol/L，餐后 2 小时血糖 8.9 mmol/L。首方去血竭、三七，加水蛭粉 15 g、当归 30 g、生姜 5 大片，制川乌、制草乌各改为 30 g，生大黄增至 15 g。外洗方不变。

2008 年 8 月 4 日五诊。服药 30 剂，诸症继续好转，现手足仅轻微麻木，面色较初诊时明显清朗，皮肤磕痕明显减少（与初诊照片对比），周身瘙痒基本缓解，大便已不干。8 月 2 日查糖化血红蛋白 7.0%，空腹血糖 7.4 mmol/L，餐后 2 小时血糖 8.2 mmol/L，尿微量白蛋白 25.2 mg/L。

此患者舌下络脉增粗迂曲，说明络脉瘀阻程度已至"瘀、闭"。加之视物模糊，视网膜散在微血管瘤和斑点状出血遮蔽，肢体麻木，肌肤甲错，大便色黑，说明眼络、肌肤之络、胃肠之络均有所累。故而此病重在调络。其中桂枝辛香通络，鸡血藤引药入络，三七止血补络，血竭化瘀通络，生大黄导络中之瘀随粪便而出。但此仅为治络瘀之标，还需求络瘀之本。患者畏寒肢冷、舌淡红、脉弦细，说明本为血虚寒凝，而致络瘀。故用黄芪补气，白芍养血，川乌、草乌散寒解凝治其本。其中重用黄芪，意在补经络之气，气旺则血行，使通络之药通行之力遍及周身，此亦补阳还五汤重用黄芪之义。且其培补中焦，一防大黄苦寒攻下伤脾，二防川乌、草乌辛温通散，壮火食气。其二诊因周身瘙痒、舌胖苔腻、边有齿痕，提示湿邪内生，故加白鲜皮、薏苡仁、苦参。但于三诊时患者出现小腹觉冷，且畏寒肢冷不解，虑前药寒凉伤阳，故将其改为外洗，并加肉苁蓉、锁阳既温其阳，又润其肠。至四诊时虽视物清而肢麻减，但尿中发现白蛋白，说明肾络亦伤，故去量小力微之三七、血竭，加用大剂水蛭疏通肾络。综观整个治疗过程，其着眼点分在标本两端，标为络脉瘀阻，本为血虚寒凝，执此两端，则效自现。

参考文献

[1] 仝小林. 糖络杂病论 [M].2 版. 北京：科学出版社，2014: 48-157.

第三节　处方用药及其他疗法

☞ 施今墨临证喜用药对

> 增液润养三焦阴，生脉益气并敛津。
> 黄芪升阳实腠理，山药健脾固肾精。
> 常虑温燥伤人阴，苍配玄参散脾津。

施今墨治疗糖尿病的基本方是由增液汤、生脉散与黄芪配山药、苍术配玄参两组药对所组成。增液汤中麦冬、生地、玄参三药合用，养肺、胃、肾之阴液，清上、中、下三焦之燥热。生脉散中党参、麦冬、五味子三药相伍，益气生津敛精。黄芪配山药健脾益气生津，补肾涩精止遗；苍术配玄参滋阴降火，健脾敛精。另外，苍术、蚕沙等辛温之品，取其气香温运，有行滞开壅、调畅气机、运脾生津之功。世医虑其伤阴耗液，故多不用。施今墨曰："东垣先生生津甘露饮子内有藿香、豆蔻、荜澄茄等辛燥之品，佐以取之，亦无辛燥之嫌，更何况前世医家治疗消渴病，每于甘寒、苦寒药味之中，佐以辛燥芳香之品。"

如治顾某，男，56岁，患者病已经年，口干思饮，食不知饱，小便如膏，精神不振，身倦乏力，舌质红不润，脉豁大，三部皆然。辨证立法：燥热为害，三消全备，缘以平素恣欲，喜食膏腴。郁热上蒸，则口干欲饮；胃热则消谷善饥；病及下焦，则小便如膏，脉豁大。

中医辨证：气阴两亏，元气已伤。治宜益气为主，佐以养阴生津。

处方：西党参15g，生黄芪30g，绿豆衣12g，生地、熟地各10g，怀山药60g，五味子10g，天冬10g，天花粉18g，鲜石斛10g，麦门冬10g。

二诊。服药7剂，诸症均减，小便已清，食量渐趋正常，仍易疲倦，大便时干燥，仍宗前法，减石斛，加火麻仁12g、油当归12g、肉苁蓉18g、晚蚕沙10g。再服药6剂，诸症均减，血糖、尿糖均已恢复正常，精神健旺，但多劳则疲乏无力。改丸药金匮肾气丸，每日早晚各服10g；大补阴丸，每日中午服10g。方中黄芪配山药，生黄芪的补中益气、升阳、紧腠理，配山药健脾补肾固精以防止饮食精微漏泄，总以脾肾为重点，从先后天二脏入手，扶正培本。在糖尿病治疗中强调把健脾助运和滋肾养阴放到同等重要的地位，其影响深远。

施今墨治疗糖尿病，并不局限于滋阴清热、益气养阴、三消兼治的基本方法，而是辨证论治，随证加减，灵活变通。若糖尿病属虚热习用白芍、五味子、生地、熟地、麦冬、玄参、乌梅等，取其酸甘化阴，生津补液，兼能除热。若脉洪数有力，则为实热，当以三黄石膏汤折其火势。若邪实正虚，在大量应用石膏、知母的同时，常佐西洋参，既能养阴益气生津，又能增强其他药物之功效，此乃治病顾本，仿白虎加人参汤之意。若二阳结热蕴毒盛者，常用绿豆衣伍薏苡仁，取其健脾益胃、清热解毒之功，临床用之，可除肠胃蕴结之热毒，无伤阴之弊，且有止渴之功。若渴饮无度，乃伤阴所致，常用增液汤、生脉散加石斛等治之。若气虚为主，宜重用黄芪、山药、党参补气健脾为主。若气阴两伤，则益气健脾和滋阴养液药同用。若肾阴亏损，饮一溲二，宜用汁多腻补之品，如黄精、玉竹、山萸肉、枸杞子、肉苁蓉、菟丝子、续断、熟地等。若证见尿意频繁，小便清长，朝夕不断，有时尿作淡青色，有时上浮一层如猪膏，口不欲饮食，大便时溏，四肢厥冷，气短懒言，舌淡不红，六脉沉迟者，确属阳虚阴寒之证，治当壮火、补虚、固脱、填髓，药用上肉桂、鹿茸粉、黑附块、桑螵蛸、山萸肉、大山参、巴戟天、补骨脂、覆盆子、金樱子、野白术、怀山药、芡实米等。若阴虚血燥，当养血滋阴降火。若阴虚血热瘀阻，宜用丹皮、丹参、生地清热活血为主，辅以滋阴清热之品。另外，施今墨在治疗糖尿病时，常用猪、鸡、鸭胰脏煮汤代水煎药，此乃以脏补脏的脏器疗法，以血肉有情之品补人体之脏器不足也。

参考文献

[1] 吕景山 . 施今墨对药 [M].4 版 . 北京 : 人民军医出版社 , 1996: 150-152.

[2] 李育才，初淑华，王耀辉，等 . 施今墨先生治疗糖尿病的经验 [J]. 辽宁中医杂志 , 1986, 4(7): 5-7.

[3] 李德珍 . 施今墨治疗糖尿病探析 [J]. 中医杂志 , 2001, 42 (5): 261-262.

☞ 桑景武无热证者用真武汤

糖尿病非俱阴虚，津不上腾属阳虚。

无热证者用真武，重用附子及苓术。

桑景武在长期的临床实践中注意到，很多消渴患者久服养阴清燥之品罔效，或反复缠绵。细审其证，多为阳衰诸症。其口渴、小便清长，乃肾阳虚衰，气化失职，气不化津，津不上达，有降无升所致；仲景《金匮要略》记载："男子消渴，小便反多，以饮一斗，小便一斗，肾气丸主之。"以药测证，显系肾阳虚衰，不能蒸腾津液，气虚不能化气摄水，唯温肾健脾以化饮，方消致渴之源。

阳气者，身之瑰宝也。阳生则草木以荣，阳衰则草木凋萎。对于年过不惑、多病体衰之人尤须注意调养，阴津精血再生较易，其阳气耗损却难恢复。故助阳则阳生阴长，精血自沛；伐阳则阴盛阳殁，气乃消亡。若见口渴即投清滋之品，以阴抑阳，常致上热下寒，寒热交错，加重阳衰阴凝。消渴病大多有气虚之证，如四肢乏力，懈怠，不耐疲劳，少气懒言，面色㿠白，头晕耳鸣，心悸气短，舌淡苔滑腻、有齿痕，脉沉细无力等症。故无论内伤、外感必是"气虚乃病"。所以治疗上总要审寒热之真伪，辨虚实之异性，以护养正气为要。

桑景武认为救治肾阳虚衰莫过仲景真武汤，取其温肾阳以化气，利水湿以止渴。清代柯琴认为真武汤有"壮元阳以消阴霾，逐疏垢以清水源"之功，方用大辛大热之附子，温肾助阳化气；茯苓、白术健脾渗湿；白芍敛阴和阳；生姜味辛性温，既可协附子温肾化气，又能助苓术健脾和中，共奏温和化气之功。可谓不生津而津自回，不滋阴而阴自充，但若用量过小则杯水车薪，无济于事。附子用量多在 20 g 以上，有时用到 50 g 方可奏效。茯苓、白术亦多在 50 ～ 100 g。桑景武认为经方无需有大的增减，若对于阳虚而阴竭者，需配人参，气阴双补，乃克有济。故凡消渴无明显热证、舌不红者皆以真武汤治之。

如治王某，男性，36 岁，曾因口渴多饮在某医院查空腹血糖 10.08 mmol/L，尿糖（＋＋＋）。诊断为"糖尿病"。患者口服各种降糖药，并求中医治疗，病情时好时坏，于 1983 年 10 月求诊治。患者面色㿠白，精神不振，头晕目眩，口渴欲饮，饮而不解，夜间尤甚，尿频，腰膝冷痛，阳痿，气短懒言，脉沉细无力，舌质淡苔白腻。查空腹血糖 15.40 mmol/L，尿糖（＋＋＋）。

中医辨证：气虚肾亏。

治法：益气温阳。

处方：真武汤。附子 20 g，干姜 20 g，茯苓 50 g，白芍 50 g，白术 30 g。

守方服 10 剂，诸症渐消，空腹血糖 4.48 mmol/L，尿糖正常，脉沉缓，舌淡苔白。嘱其服用金匮肾气丸 2 个月以巩固疗效。

　　患者口渴欲饮、夜间尤甚，乃肾气不足、命门火衰、气不化津、津不上潮所致，故用温肾益气壮阳之法。如不加洞察，沿用常法，妄用寒凉则谬之千里。清代叶桂《叶选医衡》指出："按消渴之证，虽由火热，然亦有属虚寒者……倘不明阴阳虚实，概用寒凉之剂，未免增其病耳，故辨及之。"诚如《医门法律》所言："凡治消渴病，用寒凉太过，乃至水胜火湮，犹不知反，渐成肿满不救，医之罪也。"

　　又治宗某，女性，47 岁，患糖尿病 13 年，于 1983 年 3 月初诊。患者面色萎黄，全身乏力，善饥多食，口渴多饮，尿频口甜，四肢逆冷，脉沉无力，舌苔白腻，舌质淡。查空腹血糖 17.70 mmol/L，尿糖（＋＋＋）。

　　中医辨证：脾肾阳虚。

　　处方：予以真武汤加减，急救其阳。茯苓 50 g，白芍 100 g，白术 50 g，附子 30 g，干姜 20 g，桂枝 50 g，麻黄 20 g。

　　服上药 2 剂口渴大减，四肢得温，诸症改善。效不更方，连服 4 剂，空腹血糖 4.48 mmol/L，尿糖正常。后以金匮肾气丸口服 1 个月。随防 3 年未见病情反复。

　　患者久病体衰，肾气亏馁，气不化津，津凝液敛，而表现为一派津液不布之证。方用大辛大热之附子温肾助阳，化气布津；茯苓、白术健脾运湿；白芍敛阴和阳；干姜味辛入气分，可协附子温肾化气。恰如一分瘀血不去则一分新血不生，一分饮邪不尽则一分津液不布。故消渴非皆燥热，每见饮证亦致消渴。仲景在太阳篇用真武汤治疗太阳病误汗，转入少阴，乃为救误而设；少阴篇则用于治疗肾阳衰微，水气不化。阳衰而不用四逆汤，缘于阳虚夹水；水盛而重用温阳，本于肾中阳微，故用真武汤温阳利水而收功。

参考文献

[1] 刘立昌,桑树贤.桑景武运用真式汤治疗消渴病的经验 [J].吉林中医药,1991, 3 (3): 11-12.

祝谌予药对"降糖方"

> 降糖方治气阴虚,重用芪地滋气阴。
>
> 玄参少少佐苍术,润脾运脾散脾津。
>
> 津亏血滞葛丹配,生津通脉利血行。

祝谌予通过对大量糖尿病患者系统观察、治疗发现,糖尿病基本分为气阴两虚型、阴虚火旺型、阴阳两虚型、气虚血瘀型、燥热入血型五个类型,其中气阴两虚型最为常见。然临床所见单一类型少、交错复合的类型多,故辨证分型并不是绝对的,特别是糖尿病病至中晚期,病程越长,病情越复杂难辨,常可出现虚实夹杂、寒热互见、阴阳俱损、气血同病之情况。只有把握病机,随证变通,不拘泥于分型,才能免于失治、误治。

祝谌予治疗糖尿病的验方"降糖方"为临床治疗最为常见的气阴两虚型糖尿病的基本方剂,降糖方组成:生黄芪 30 g、生地 30 g,苍术 6 g、玄参 30 g,葛根 15 g、丹参 30 g。每日 1 剂,水煎服,分早晚两次服用。经药理研究,此六药均有降低血糖之功效。三组药对中黄芪配生地、苍术配玄参,益气养阴治其本,使气阴得复,气帅血行,阴津充足,气血流通;又丹参配葛根活血化瘀以治标,去瘀生新和益气生津相辅相成。标本同治,以达气阴双补、活血化瘀之功。待取得疗效,诸症减缓或消失后尚需配水丸数料,诸药共研细末水泛为丸,如梧桐子大小,每服 10 g,每日 3 次,以资巩固。

如治 55 岁女性孙某,患糖尿病 1 年。现症:口干思饮,心慌心烦,烦热汗出,善食易饥,尿频量多,乏力膝软,大便干燥,3 ～ 5 日一行。

肢体麻木，既往有颈椎病史 3 年。舌红乏津，脉弦滑。

中医辨证：气阴两伤，脾肾不足，燥热内炽，阴虚热盛。

治法：益气养阴，培补脾肾，清热润燥。

处方：降糖对药方加减。生黄芪 30 g，生地 30 g，苍术 15 g，玄参 30 g，丹参 30 g，葛根 15 g，黄芩 10 g，黄连 6 g，玉竹 15 g，天花粉 20 g，枸杞子 10 g，川续断 15 g，桑寄生 20 g，鸡血藤 30 g，北沙参 15 g，麦冬 10 g，五味子 10 g。每日 1 剂。

经治 4 个月余，血糖平稳，无明显不适症状，舌淡红，脉沉弦，改配水丸，处方：生黄芪 90 g，生地、熟地各 50 g，苍术 60 g，玄参 90 g，丹参 90 g，葛根 60 g，沙参 60 g，麦冬 30 g，五味子 30 g，生山楂 60 g，桑寄生 60 g，鸡血藤 90 g。嘱坚持长期服用以巩固疗效。

"降糖方"的随证加减如下。①尿糖不降者加天花粉 30 g，也可加乌梅 10 g；尿糖严重者可再加黄芪 30 g、生地 30 g。②血糖不降者加人参或党参 10 g、知母 10 g、生石膏 30 ～ 60 g、炙甘草 3 g、粳米 9 g。③血糖较高而中消易饥者加玉竹 10 ～ 15 g、熟地 30 g。④尿中有酮体者加黄芩 10 g、黄连 5 g、茯苓 15 g、白术 10 g。⑤皮肤瘙痒加白蒺藜 10 g、地肤子 10 ～ 15 g、白鲜皮 15 g、知母 10 g、黄柏 10 g。⑥下身瘙痒加黄柏 10 g、知母 10 g、苦参 15 ～ 20 g。⑦失眠者加首乌 10 g、女贞子 10 g、白蒺藜 10 g。⑧心悸加石菖蒲 10 g、炒远志 10 g、生龙骨 30 g、生牡蛎 30 g。⑨大便溏泄者加薏苡仁 20 g、芡实米 10 g。⑩燥热明显且伴有腰痛者加肉桂 3 g 引火归元。⑪腰痛、下肢疲软无力者加桑寄生 20 ～ 30 g、狗脊 15 ～ 30 g。⑫有血瘀征象，及长期使用胰岛素治疗且合并有血管病变，如冠心病、脉管炎，可加葛根 15 g，丹参 15 g，以及广木香、当归、益母草、赤芍、川芎等调气活血之品。⑬上消症状口渴明显者加绿豆衣 10 g、薏苡仁 15 g。⑭表现为津少口干、口渴多饮、舌红少苔等症者加玄参 30 g、麦冬 15 g。⑮糖尿病表现为下消，症见多尿、小便浑浊、如膏如脂，或兼见下身瘙痒者必加知母 10 g、黄柏

10 g、肉桂 1 ~ 1.5 g。⑯糖尿病运用胰岛素治疗不当所致的阴阳俱虚之症及类风湿关节炎，表现为阴阳失调、功能紊乱、肾督亏虚之证加地黄 10 ~ 60 g、仙灵脾 10 ~ 30 g。

参考文献

[1] 梁晓春 . 祝谌予教授治疗糖尿病的经验及贡献 [J]. 中国临床医生 , 2008, 36(5): 68-70.

 朱良春喜用鬼箭羽活血降糖

卫矛苦寒似箭羽，通经活络力破瘀。

性寒入血善坚阴，尤清阴分燥热除。

糖病阴虚燥热瘀，活血降糖消渴愈。

鬼箭羽以干有直羽如持箭矛自卫之状，故又名卫矛。其味苦性寒，一向以破瘀行血、活络通经之功验于临床。清代杨时泰在《本草述钩元》中谓本品"大抵其功精专于血分"，朱良春认为卫矛味苦善于坚阴，性寒入血，又擅清解阴分之燥热，对糖尿病之阴虚燥热者，每于辨治方中加用本品 30 g，能止渴清火，降低血糖、尿糖。因其具活血化瘀之功，对糖尿病并发心脑血管和肾脏、眼底及神经系统等病变者，有改善血液循环、增强机体代谢功能等作用，既能治疗，又可预防，为糖尿病之上选药品。现代药理分析也证实其所含之草酰乙酸钠能刺激胰岛细胞，调整异常的代谢过程，加强胰岛素分泌，从而降低血糖。中气虚弱者，可配合大剂人参、黄芪、白术；气阴两虚者，可配合生地、黄精、天冬、麦冬。

参考文献

[1] 朱良春 . 朱良春医集 [M]. 长沙 : 中南大学出版社 , 2006: 313-314.

☞ 朱良春善用食疗

古有救荒之本草，亦有饮膳之正要。

药食同源本无异，荞蚌苦瓜兔猪腰。

或用枸杞鲜山药，共作食疗糖病消。

朱良春治疗糖尿病时，常以食疗配合汤药，增强疗效，缩短疗程。其自创食谱如下。

食谱一：早餐，稀饭或面条 2 两，炒腰花作菜；午餐，荞麦面 2～3 两（吃法随意可变），蚌肉、苦瓜适量作菜；晚餐同午餐。食谱二：早餐，稀饭或面条 2 两，炒腰花作菜；中晚餐，兔肉杞子汤（净兔肉 250 g，枸杞子 15 g，羊腰或猪腰 200 g，共炖烂为 1 日量）当饭，禁食大米饭，如食量不够，可食少量玉米、面包，有鲜山药种植之地可食少量鲜山药。荞麦主产于内蒙古，性味甘凉，入脾、胃、大肠经。《随息居饮食谱》云荞麦"罗面煮食，开胃宽肠，益气力，御风寒，炼滓秽，磨积滞"。荞麦富含十多种氨基酸，以及维生素 B_1、维生素 B_2、维生素 E 和叶绿素，还含铬、矾等微量元素，长期食用有降脂、降糖的作用；苦瓜性味甘苦寒凉，入肠胃经，有清热解毒、除烦止渴的作用，其含蛋白质、钙、磷及少量维生素等成分，动物实验显示其有降血糖之功；蚌肉性味甘咸寒，入心、肺、膀胱经，有清热滋阴、止渴利尿的作用，《本草纲目》载其"止渴除热"；兔肉性味辛平无毒，入脾胃经，有补中益气、止渴健脾、滋阴助阳之功。《增补本草备要》云："兔肉治消渴。"如此种种，取平日之食配合汤药，经济实惠，简便易行，安全可靠，且颇能提高疗效。

参考文献

[1] 邱志济，朱建平，马璇卿 . 朱良春治疗糖尿病用药经验和特色选析 [J]. 辽宁中医杂志，2003, 30(3): 163-164.

☞ 李玉奇自拟"槐花汤"

> 清热养阴槐花汤，天花葛根胡连黄。
>
> 白术山药苦知柏，生津降糖是妙方。

李玉奇认为糖尿病早期病位主要在肺、胃，中晚期常累及脾、肾。病因病机关键为阳热亢盛、阴耗液损，具体可分为：或因嗜食醇酒厚味，而致脾胃失司，燥热蕴积，耗烁水谷；或因精神紧张，五志过极，火热内生，灼阴伤肺；或因烦劳太过，房事不节，先天不足，病后失调而致肾阴亏耗，气化失司，主水不能。故治疗时以清热养阴立法，自拟经验方"槐花汤"：槐花 40 g，天花粉 20 g，葛根 15 g，胡黄连 20 g，苦参 20 g，黄柏 15 g，知母 25 g，白术 20 g，山药 20 g。兼见烦渴多饮、口干舌燥明显者，加蛤粉、滑石各 25 g；兼见尿频、尿浊如膏、腰酸乏力、梦遗、舌红少津、脉细数者，加菟丝子 25 g、五味子 10 g、龙骨 50 g、枸杞子 25 g，兼见尿频、尿浊如膏、面色黧黑、腹泻、肢体不温、阳痿滑精、舌质淡、脉沉细无力者，加桂心 5 g、覆盆子 15 g、鹿角霜 50 g、桑螵蛸 50 g；兼见背生痈疽者，加泽兰叶 25 g、升麻 10 g、黄芪 25 g、赤芍 15 g。

如治张某，男，47 岁，1987 年 9 月 10 日初诊。患者自诉 1 年前无明显诱因出现口干舌燥，烦躁多饮，日饮水量约 4000 ml，多食易饥，饮食量倍增，尿频而量多，日尿量约 3500 ml。经某医院诊为糖尿病。口服多种中西药物，病情时轻时重。近 2 个月来自觉症状加重，遂来就诊。现症见：烦渴多饮，易饥多尿，身体消瘦，周身乏力，大便干燥，面色无华，舌红绛，苔少而黄，脉数有力。空腹血糖 11.7 mmol/L，尿糖（+++）。否认家族性遗传病史。

西医诊断：2 型糖尿病。

中医诊断：消渴，证属肺胃热盛，阴液耗伤。

治法：清胃泻火养阴。

处方：自拟槐花汤加减。槐花 40 g，黄连 10 g，滑石 20 g，天花粉 20 g，葛根 15 g，胡黄连 20 g，苦参 20 g，黄柏 15 g，知母 25 g，白术 25 g，山药 20 g，甘草 15 g。

二诊：服药 6 剂后，患者食欲亢进、烦渴等症明显减轻，嘱继服原方 6 剂。

三诊：患者服药后，多食、多饮、多尿症状大减，周身困乏亦明显好转。方药：上方去滑石、黄连，加石斛 15 g。

四诊：连服 20 余剂后，多食善饥、口渴喜饮、尿频等症基本消失，患者自觉体力倍增，唯感口干，舌红苔白，少津，尿糖定性（±）。继以健脾养阴和胃之剂巩固疗效。

此患者平素嗜食肥甘厚味，致使蕴积生热。肺热炽盛，耗伤津液，故见口干舌燥，口渴多饮；燥热伤肺，水不化津，直趋于下，故尿频量多；胃热炽盛，腐化水谷之力倍增，故见多食易饥；阳明热盛，耗伤津血，致肌肤失养，故消瘦乏力；胃津不足，大肠失津液之濡润，故大便干燥。结合舌脉，证属肺胃热盛、阴液耗伤，治宜清胃泻火养阴。方用李玉奇临床经验方槐花汤加减，方中槐花苦寒清热以凉血，速清蕴积之燥热以存阴液，佐以滑石、胡黄连、苦参以加强清热凉血之功；天花粉与葛根相伍止烦渴，清肺胃之热，兼可养肺胃之阴；知母辛苦寒凉，下润肾燥而滋阴，上清肺金而泻火；黄柏苦寒清热存津；白术、山药健脾益胃，补肺益精，同时其甘温之性可制衡诸药苦寒之弊；再加甘草调和诸药。三诊时患者肺胃之热大减而阴液未复，故去滑石、黄连清热之药，加石斛以养阴。四诊时患者肺胃之热已除，阴液渐复，故以健脾养阴和胃之品巩固疗效。此方可使中焦血热得清而断消谷烁津之薪，上焦肺金得肃而津液畅行可布，下焦肾中虚火得除而水液下行有度。

参考文献

[1] 王垂杰. 名老中医李玉奇治疗糖尿病的经验 [J]. 辽宁中医杂志, 1989(02): 1-2.

[2] 沈元良. 名老中医话糖尿病 [M]. 北京: 金盾出版社, 2013: 67-69.

汪履秋自拟"二地降糖饮"

二地降糖三地藏，地锦地骨生地黄。

膏知沙麦泽泻蚕，苦参青黛善降糖。

汪履秋认为糖尿病以多饮、多食、多尿及身体逐渐消瘦为主症，与中医学消渴病类似。其病位主要在肺、胃、肾，此外中焦脾虚在发病中也占有重要地位。其病因多由恣啖肥甘、五志过极、劳欲过度所致。嗜食肥甘酒醴，积热于内，燥热内蕴；情志失调，五志过极，气郁化火；劳欲体虚，肾精亏损，水亏火旺，亦可致燥热内生。燥热内盛，则阴津更加亏损；阴津不足，则燥热更甚。两者互为因果。故阴虚燥热是本病的主要病机，且以阴虚为本、燥热为标，治疗必须以养阴增液、润燥清热为大法。另因嗜食肥甘，致使中焦脾虚，则气血津液化生乏源。肺在上焦，喜润降，阴津不足，肺津无以输布，则胃失濡润，肾失滋源，致阴虚津伤更甚。肺、胃、肾皆生燥热，故治疗应以养肺肾之阴、清胃中之火为主。

汪履秋认为糖尿病的辨证治疗虽然重要，但单纯凭辨证有时收效并不十分理想，特别是针对降低血糖、尿糖的治疗。若结合辨病治疗，选用一些有降糖作用的药物，往往能明显提高疗效。其根据古今文献记载，结合临床经验，自拟降糖验方——"二地降糖饮"：石膏（先煎）、泽泻各30 g，地锦草、地骨皮、生地黄、苦参各15 g，南沙参12 g，麦门冬、知母、僵蚕各10 g，青黛（包煎）5 g。该方主治非胰岛素依赖型糖尿病。症见口渴欲饮，消谷善饥，小便频多，疲乏无力，形体消瘦，舌质偏红，苔薄黄，脉细数。方中地锦草清热解毒，活血通脉；地骨皮味甘寒，能清热生津，善治消渴饮水不止，《神农本草经》谓其能"主五内邪气，热中消渴"；苦参性味苦寒，朱丹溪言其能"峻补阴气"，《名医别录》载其"止渴"。据报道，青黛、泽泻、僵蚕等药物均有一定的降糖作用。

加减运用。上消口渴欲饮明显者，加芦根、天花粉、石斛等清肺润燥；

中消消谷善饥明显者，加黄连、玉竹等清胃泻火；下消尿频量多者，加熟地黄、山茱萸、怀山药等滋补肾阴。气阴两虚、神疲气短、纳差便溏者，加白术、薏苡仁、山药、扁豆；阴损及阳者，每见小便浑浊、腰膝酸软、形寒怕冷、舌淡白、脉沉细等症，加熟附子、肉桂、补骨脂、淫羊藿等；若见舌下静脉怒张，舌有瘀点、瘀斑，肢体麻木疼痛，妇女月经不调等血瘀征象者，则伍以桃仁、红花、鬼箭羽、赤芍、丹参等。

如治吴某，女，44 岁。患者病起年余，口渴欲饮，饮不解渴，日饮水量达 3000 ml 以上，消谷善饥，每日主食量近 1 kg，小溲频多，形体日渐消瘦，舌苔黄燥，脉象弦数。查空腹血糖为 15.4 mmol/L，尿糖（+++）～（++++）。

西医诊断：糖尿病。

中医诊断：消渴病，证属肺肾阴伤，胃火内炽。

治法：清胃润肺，养阴增液。

处方：石膏 30 g（先煎），知母 10 g，黄连 3 g，天花粉 20 g，芦根 20 g，生地黄 15 g，地骨皮 15 g，麦冬 10 g，僵蚕 10 g，泽泻 15 g，玄参 10 g。

药进 30 剂，诸症有减，日饮水量降为 1000 ml，进主食量控制在 300～350 g，小便量亦明显减少，疲乏无力，舌苔花剥，血糖降为 10.82 mmol/L，尿糖（+）～（+）。治疗上转为养肺益肾为主，原方去石膏、黄连、天花粉，加玉竹、枸杞子、怀山药各 10 g。

再进 50 余剂，三消症状基本消退，尿糖转阴，空腹血糖控制在 7.21 mmol/L 左右，原方再进，以兹巩固。1 年后随访，患者停药已半年余，病情稳定，未见反复。

患者恣食肥甘，致使脾胃虚弱，气血津液生化乏源，脾气不能散精上输于肺，肺津无以输布，则口渴多饮；脾虚不能为胃行其津液，燥热内盛，消杀水谷，则消谷善饥；脾虚不能输布水谷精微，水谷精微下流膀胱，则小便频多；水谷精微不足以濡养肌肉，故形体日趋消瘦。根据其病机，治宜滋养肺肾以养阴增液，清胃泻火以润燥清热。方选白虎加人参汤加减，加汪履秋自拟降糖验方，白虎加人参汤寒凉不伤胃，清热又生津。方中生石膏清泻肺胃，生津止渴，虽性大寒，但味辛甘而无苦燥伤阴之虞；知母虽苦寒，但质滋润，并能清热生津。两药相配实为中消火盛之佳品。药理研究也表明石膏与知母均有降血糖作用，若两药同用，则降糖作用更加明显。患者肺燥明显，故加天花粉、芦根清热生津；黄连苦寒清热燥湿，但应中病即止，防止苦寒太过，伤阳败胃；麦冬性寒味甘微苦，除养阴润肺外，尚可泻肺中之伏火，清胃中之热邪，对消渴肺燥兼胃热者尤宜；再加生地、玄参成增液汤，使滋阴清热之力更强；地骨皮味甘寒，能清热生津，善治消渴饮水不止；配以泽泻、僵蚕，除可泻热之外，现代药理还证明其有降糖作用。患者服药30剂后燥热之象有所缓解，故去石膏、黄连苦寒清热之品，加玉竹、枸杞子、怀山药养肺益肾。汪履秋曾对20例病例做过统计，"二地降糖饮"能改善临床症状，降低血糖、尿糖浓度，有效率为90%，降低血糖的幅度平均为36%。

参考文献

[1] 汪悦 . 汪履秋治疗糖尿病的经验 [J]. 新中医 ,1991(06)：4-6.

[2] 本刊编辑部 . 汪履秋糖尿病治验 [J]. 中国社区医师 ,2010,26(19)：20.

颜德馨自拟"消渴清"

> 脾胰同源消渴清，运脾润脾苍术知。
>
> 清热活血蒲黄连，重用乌不宿地锦。
>
> 再配升麻升脾气，木瓜山药使糖平。

颜德馨自拟"消渴清"，药用苍术、知母、黄连、蒲黄等运脾化湿、清热润燥、活血化瘀，治疗消渴病效果明显。方中苍术健脾运脾，激发胰岛功能，以之为君。知母养阴清热，生津润燥，以之为臣，并可缓解苍术之燥性，刚柔相济，促使药性平和，汇固本清源为一体，能解决糖尿病阴虚内热常见症状。蒲黄善入血分，以清香之气，兼行气分，故能导瘀结、降血脂，有效预防糖尿病并发症；地锦草清热凉血，化瘀通络，兼有降糖的作用。二药合用为佐。黄连清热燥湿，泻火解毒，用其为使。诸药合用，苦甘化阴，共奏养阴生津、健脾活血之功，对于胃热炽盛、瘀热内结之消渴证尤为合拍。此方充分体现了颜德馨"脾胰同源"的学术思想，打破了一般中医视糖尿病为"虚证"、以补肾为主的治疗路线，而强调"脾统四脏"之说。

颜德馨治疗消渴喜选用药对。如地锦草、鸟不宿，升麻、苍术，木瓜、怀山药等。地锦草、鸟不宿原为化瘀通络之草药，《嘉祐本草》云地锦草"主流通血脉，亦可用治气"，《本草纲目拾遗》谓鸟不宿"追风定痛，有透骨之妙"。药理实验研究提示两药均有降血糖作用。颜德馨移作治消渴之用，临床用量常达 30 ～ 60 g，亦可将新鲜地锦草泡茶长期饮用。他在临床上喜用升麻，因升麻体轻上升，味辛升散，最能疏引脾胃之气上升；又擅用其治下消，取升清降浊、提壶揭盖之意。升麻质轻而味薄，引脾气上腾，配以气香而性燥、统治三焦湿浊、质重而味厚的苍术，导胃气下降，二味相配，使清气得以升发，浊气得以下泄，脾胃气机升降之枢纽复归如常。木瓜性温，味酸，可和胃化湿、理脾敛肝、化食止渴，用于消渴之治，有独特的功效。怀山药为健脾敛阴之品，熬粥长期食用，乃消渴病食疗之良方。

如治 50 岁男性患者，患者近两年自觉神疲乏力，工作效率低，记忆力下降，1 年前体检时发现糖尿病。平时服用二甲双胍控制血糖，平时空腹血糖 6.8 mmol/L，餐后 2 小时血糖 9.2 ～ 9.5 mmol/L。体重减轻，近来脱发明显，口干口苦时作。有丙肝病史 3 年，肝功能尚正常。初诊：初始丙肝，继之发现糖尿病，近年来消瘦，易出汗，口干引饮，体重减轻，脉沉细无力，舌淡苔薄。

中医辨证：脾肾同病，脾失健运。

治法：补肾清热，益气补脾。

处方：苍术、白术各15 g，升麻9 g，生蒲黄9 g，知母30 g，地锦草30 g，黄芪30 g，柴胡9 g，川黄连3 g，丹参15 g，怀牛膝9 g，山药9 g，熟大黄9 g。14剂。

服药后自汗、口干减轻。又服上方14剂后复查空腹血糖6.1 mmol/L，餐后2小时血糖8.9 mmol/L。方用苍术、白术运脾健脾，黄芪、升麻、柴胡升阳气而止渴，知母清热，熟大黄、黄连、知母解二阳之结，蒲黄、丹参化瘀，地锦草为治疗消渴之经验用药。药后诸症减轻，实验室指标亦获明显改善。

参考文献

[1] 韩天雄，颜琼枝．国医大师颜德馨教授辨治糖尿病经验[J]．浙江中医药大学学报，2012, 36(10): 1067-1068.

☞ 颜德馨膏方治老年患者

老年糖尿病日久，徐徐缓图膏方求。

重视脾胃喜为补，老人多瘀补中寓。

动静结合通补兼，固本清源万病瘥。

中药有汤、散、丸、膏等剂型。汤者，荡也；散者，散也；丸者，缓也；而膏剂善于补气养血，填精助阳，调养脏腑。利用药物的偏胜来纠正人体阴阳气血的不平衡，以求"阴平阳秘，精神乃治"，是中医养生和治病的主体思想，也是制定膏方的主要原则。颜德馨指出老年人脏气渐衰，代谢乏力，阴阳失衡而呈现虚实夹杂的病理状态，对此若一味投补，补其有余，实其所实，往往会适得其反，所以膏方用药，既要考虑"形不足者，温之以气；精不足者，补之以味"，还应根据患者症状，针对邪实的病理状态，适当加以祛邪之品，或祛痰化浊，或理气解郁，或活血化瘀，补中寓泻，泻中寓补，以求固本清源、气血流畅，而致阴阳平衡。故针对老人病理特点，颜德馨着重指出以下 3 个方面。

1. **强调老人多瘀，补中寓治**　气血是构成和维持人体生命活动的基本物质，气血充沛和流畅是人体健康长寿的必要条件。老年人随着年龄的增长，受人体内外各种因素的影响，或气虚无力，血涩成瘀；或情志抑郁，气滞致瘀；或阳气衰弱，寒凝血瘀；或阴虚火旺，炼血成瘀。年老者气血由盛转衰，运行由通畅转为涩滞，形成瘀血内潜的状态。若一旦患病，瘀血即与其他致病因素结合，互相影响，导致疾病虚实错杂，缠绵难愈。颜德馨指出，常见的老年病如高血压病、高脂血症、冠心病、脑卒中后遗症、老年性痴呆、前列腺增生等，其病因和症状虽然不一，但病理机制却无不与瘀血有关。这些老年患者在临床上多表现为面色黧黑不华、唇暗舌紫、舌下脉络迂曲延长、肌肤甲错、头晕头痛、胸闷胸痛、肢体不遂、智力减退、小便淋漓等，这些均为瘀血作祟所致。

2. **重视脾胃功能，以喜为补**　清代名医叶天士曾谓："胃腑以通为补。"老年人脾胃功能较弱，口服膏方后，胃舒脾喜，能运能化，方可言补。若不分虚实，盲目用膏方滥补，滋腻碍胃，则往往适得其反。故制定膏方，常佐以健脾运胃之品，或取檀香拌炒谷芽、麦芽，以醒脾开胃；或用枳壳、桔梗，一升一降，以升清降浊；或佐以苍术一味，其气辛香，为运脾要药，加入众多滋腻补品中，则能消除补药黏腻之性，以助脾运吸收之功。对慢性泄泻的老年患者，膏方中少用滋腻滑肠之品；糖尿病患者不用蜂蜜、白糖类收膏，而改用蛋白糖收膏；便秘患者少用鹿茸、附子、肉桂、红参等温热之品，以防补阳太过，伤及阴液。此外，颜德馨习惯在膏方进补前，服用开路药，或祛除外邪，或消除宿滞，或运脾健胃，处处顾护脾胃的运化功能。

3. **配方动静结合，通补相兼**　膏方内多含补益气血阴阳的药物，其性黏腻难化，若纯补峻补，每每会妨气碍血，留邪内闭，于健康无益，故配方用药必须动静结合，此为关键。民间常以驴皮胶加南货制膏进补，造成腹胀便溏等不良反应，因其不符合"动静结合，通补相兼"的组方原则。补品为"静药"，必须配以辛香走窜之"动药"，动静结合，才能补而不滞。颜德馨临床开膏方常针对老年人常见的心脑血管病等，辨证选用"动药"，例如取附子温寒解凝，振奋心阳；石菖蒲、生蒲黄芳香开窍，活血化瘀，以通心痹；葛根、川芎解痉通络，以平血压；水蛭、通天草活血开窍，轻清上逸，引药入于脑络；苍术、地锦草运脾化浊，以降血糖；大黄、决明子通腑排毒，降低血脂；红花、丹参活血化瘀，净化血液等。与补药相配，相使相成而起到固本清源之效。

如治冯左，男，65岁。肝家气火本旺，高血压病有多年，血糖、血黏度、血脂均偏高，面部潮红，心烦易怒，头晕胸痞，胃痛泛酸，腑行不畅，小溲浑浊，夜分少寐，脉弦数，舌苔黄腻。

中医辨证：肝旺土弱，痰瘀交搏，肾水不足以涵木，相火上扰心神。

治法：亟为平肝抑木，化浊健脾，滋肾安神药饵外还应啖素养性，弗等闲视之。

处方：西洋参90g（另煎冲），粉丹皮90g，云茯苓90g，生山栀90g，川芎90g，紫贝齿90g，柴胡60g，紫丹参150g，生石决明150g，桑叶、桑白皮各90g，赤芍、白芍各90g，决明子300g，薄荷45g，杏仁、桃仁各90g，蛤粉90g同拌大生地300g，黄芩90g，红花90g，炒知母、炒黄柏各90g，白蒺藜150g，净山萸肉90g，莲子心90g，苍术、白术各90g，泽泻90g，石韦150g，地锦草400g，双钩藤90g，生蒲黄90g，黄芪300g，白菊花90g，小川黄连45g，紫草90g，明天麻90g，肥玉竹150g，海藻90g，半夏90g，生牡蛎300g，陈皮60g。上味共煎浓汁，文火熬糊，再入鳖甲胶60g，龟甲胶60g，蛋白糖（糖尿病专用）500g，熔化收膏。每晨以沸水冲服一匙。

肝主疏泄，斡旋周身阴阳气血。人之精神活动、水谷运化、三焦气化、水液代谢皆宜宣通条达。肝失常度，则阴阳失调，气血乖违，于是气滞、血瘀、痰生、火起、风动，诸疾丛生，故曰"肝为万病之贼"（《续名医类案》)。本患者患有高血压病、糖尿病、高脂血症、胃病等多种慢性病，肝家气火有余，上扰心神，中克脾土，下耗肾水，故而亟宜平肝抑木为治。取知柏地黄丸滋水补肾并平相火之过亢，针对痰瘀交搏之病机，辅以丹栀逍遥散合桃红四物汤气血双调，二陈汤化浊健中，俾气血平和，脏腑协调，达到邪去正安之目的。取膏方治疗老年病，既可扶正以强身，又能祛邪以治病，确有固本清源之效。

参考文献

[1] 颜乾麟, 邢斌, 许佳年, 等. 颜德馨教授应用膏方治疗老年病的经验 [J]. 上海中医药杂志, 2003, 37(10): 9-10.

☞ **印会河糖尿病三治法**

> 火热过盛气化亢，能量耗散气阴伤。
>
> 绿豆煎汤纳诸药，清热抑亢助降糖。
>
> 热秘润下忌苦燥，阴虚滋补腻须防。
>
> 后期若兼阳虚证，权变亦可温肾阳。

印会河认为糖尿病的关键病理机制如下。

一是阳热亢盛，气化太过。无论肺胃热甚之实火，还是肺肾阴虚之虚火，都表现为阳热的亢盛，阳亢之体就会导致气化太过，故而患者常出现消瘦、消食、多尿、多汗等。可以说阳亢、气化太过是对消渴病病机的高度概括。印氏从观察中得出：糖尿病患者饮食入胃后，腐熟、消化的过程较迅速，故患者多食易饥；水液蒸腾较过，故汗多；膀胱气化太过，故多尿；水液耗散过多，故口渴多饮，并循环往复。

二是气阴两虚，正气虚损。由于阳热亢盛、气化太过未能经过积极恰当的治疗，日久则会耗伤气阴。汗和尿都是阳气作用于阴液而得，而多汗、多尿会耗散阳气，耗伤阴血。且糖尿病患者常多伴有肉眼不得其见的"能量耗散"，这在中医来讲即是耗气伤阴，很多患者的消瘦、乏力等证明了这一点。气阴两亏多表现为气短，乏力，形神疲惫，口渴，咽干，五心烦热，或身燥少寐，舌红少苔，脉数等。

三是久病入络，瘀血内阻。气为血帅，气虚推动无力则血行不畅，血流缓慢涩滞而成瘀血，即所谓的气虚血瘀。阴虚火旺，煎熬津液，津亏液少则血液黏稠，流通不畅，也形成瘀血，即所谓的阴虚血滞。所以印氏认为，以气阴两伤为病理过程的糖尿病日久必会造成瘀血内停。瘀血阻于脑络则中风偏枯；阻于四肢末梢则麻木刺痛，甚至脱疽；阻于目络则视瞻昏渺或失明。

印氏相应治法如下。

一是泻热降火，减少气化。以阳热亢盛、气化太过为病机，以热象为表现，如口渴思冷饮、消谷善饥、多汗、多尿、便秘等症，印氏常酌情选用黄连、黄芩、黄柏、生石膏、知母、黛蛤散等，取其清热坚阴，生津护阴，性能清热而不燥。或选用牡丹皮、赤芍、紫草等清热，尤其是清血分之热，凉血而不凝血。对于一部分伴有便秘的患者，用大黄合增液汤泻下通腑以清热保津，或酌情用炒决明子、火麻仁、郁李仁、桃仁、天门冬、生何首乌等药清热生津、润肠通便。另外，对于气化太过者无论有无上述表现，印氏常以绿豆120克煎汤代水，煎取诸药，以其能清热，减少气化。印氏认为，对这类患者的治疗，选药应避免过用苦燥之品，因为苦燥之品使病愈燥，热愈深，消愈重。

二是益气养阴，扶正培本。一些糖尿病患者不多饮、不多食、不多尿，而主要表现为气短乏力、易出汗、心烦、脉虚细、舌红少苔，这属于气阴两虚。印氏常以黄芪汤加味调治患者，主要药物有：黄芪、生地黄、玄参、麦门冬、山药、苍术、天门冬、天花粉、沙参、葛根、玉竹等。方中黄芪补气生津，生地黄、玄参、麦门冬、山药、天门冬、天花粉、沙参、葛根、玉竹皆为养阴之品，因津乃气阴所化生，益气与养阴药相配则津液得以生成并散布周身。另外，黄芪、山药、苍术皆为健中调脾之品，抓住"中焦"，灵活化裁，上可以兼顾肺，下可以照顾肾，使肺、脾、肾阴充足,对糖尿病的治疗大有益处。而且上述药物经实验研究证实,对治疗糖尿病,改善血糖水平确有疗效。治疗选药时,益气但避免选用温燥之品,养阴生津但不过用滋腻之品是印氏的原则。

三是活血化瘀,疏通经络。对于糖尿病患者有"瘀"象,如肢麻、足痛、唇舌色暗,或有瘀点、瘀斑等,或患者兼有脑血管疾病、冠心病、糖尿病肾病、糖尿病周围神经病变、糖尿病视网膜病变等,印氏常以丹参、赤芍、川芎、鸡血藤、桃仁、红花、土鳖虫,甚至水蛭等配合主方应用,使瘀血得化,经络疏通,气血和畅。

至于糖尿病后期出现阳虚见症,印氏认为属于病久阴损及阳,是常中之变,虽有补肾助阳之法但非为消渴病治疗之常法。

印氏经验方有二。

二冬汤加味:绿豆 120 g,生石膏 30 g(先煎),天花粉、山药、生黄芪、太子参、生地黄、黛蛤散(包)各 15 g,麦门冬、黄芩、沙参各 12 g,天门冬、知母、黄柏、牡丹皮、苍术、玄参各 10 g。本方具有养阴清热、益气生津之功效。主治糖尿病阴虚燥热型,症见内热咽干,五心烦热,口干欲饮,消谷善饥,疲乏无力,时而汗出,身痒尿多,舌质红,苔少,脉细数者。加减:大便燥结者,加大黄 6 g,玄明粉 3 g(分冲),以泻热存阴。

黄芪汤加味:黄芪、生地黄、玄参、麦门冬、山药、苍术、天门冬、天花粉、沙参、葛根、玉竹等。本方具有益气养阴、扶正培本之功效。主治糖尿病气阴两虚型。主要表现为气短乏力,易出汗,心烦,舌红少苔,脉虚细者。

如治一男性患者,49 岁,1991 年 4 月 1 日初诊。患者自诉多尿 10 余天。现症见:多尿,多汗,口不渴,无饥饿感,有时头晕,大便较干,1～2天一次,舌质红,舌苔黄腻而干,脉虚细。有高血压病史 1 年多。血压150/90 mmHg,空腹血糖 8.3 mmol/L,尿糖(+)。

西医诊断:糖尿病。

中医诊断:消渴,证属气阴两虚。

治法：益气养阴，清热生津。

处方：生石膏45 g（先煎），生黄芪、怀山药各30 g，生地黄、玄参、地骨皮、牡丹皮、黄柏、沙参各15 g，天门冬、麦门冬、苍术、知母各12 g，五味子10 g，绿豆100 g（煎汤代水）。7剂，每日1剂，水煎，分2次服。

二诊（4月8日）：服上药后，尿量与汗均较前减少，惟午后轻微头晕，舌红，苔少，脉虚细。上方已效，再服7剂。

三诊（11月11日）：上方间断服用半年多后，尿频、口干均减轻，尿糖（-），舌红苔少，脉虚细。仍以益气养阴法，继续观察。原方加青黛（包）6 g、海蛤粉（包）15 g、天花粉30 g。7剂，每日1剂。

四诊（12月8日）：上方服用1个月后，尿多、汗多基本消失，空腹血糖及尿糖均恢复正常，舌红苔少，脉细数。辨证仍属气阴两虚。治宜益气养阴，继续巩固。药用：生石膏60 g（先煎），生黄芪、怀山药、天花粉各30 g，生地黄、玄参、地骨皮、牡丹皮、沙参各15 g，麦门冬、黄柏、知母各12 g，五味子10 g，山茱萸9 g。10剂，共研细末，以糊为丸，每丸10 g，每次2丸，每日3次，巩固疗效。

糖尿病相当于中医学的"消渴"，由于阴虚火亢，阳盛而气化太过，饮食入胃，消化极速，故出现"消"的见症。印氏主张治以泻热（泻火）与养阴为主。方中生黄芪、苍术、山药益气健脾，和中焦脾胃之气，调节上下焦和脾胃的关系；生地黄、麦门冬、玄参养阴增液，以消除阴虚火亢之患；天花粉、沙参补阴生津；知母、黄柏、生石膏、黛蛤散清肺胃之热；牡丹皮、地骨皮凉血清热；绿豆清热以减少气化。印氏强调，近代研究认为，石斛有升高血糖的作用，不宜用于治疗本病。泻热药多于大便干结时用之，最常用的是大黄，有时可合增液汤（玄参、生地黄、麦门冬）同用，余如芦荟、炒决明子、火麻仁、郁李仁等也有润下的作用，其他的苦寒药物，一般不宜过多使用，因苦能燥湿，病越燥而热越甚，"消"越深。这是印氏治疗消渴用药的一大法则。

参考文献

[1] 徐远 . 印会河治疗糖尿病经验 [J]. 世界中医药 ,2007(01)：27-28.

[2] 徐远 . 印会河对糖尿病的认识及治疗要点 [J]. 山东中医杂志 ,2000(01)：40-41.

☞ 任继学善用血肉有情之品

> 糖病日久阴阳竭，培补脏腑固元先。
> 草木无情恐不及，血肉有情方相应。
> 缲丝猪胰温而润，同气相求补虚损。

糖尿病乃积年沉疴，缠绵难愈，至慢性期则整体阴阳虚竭失衡。任继学倡调理阴阳，填培脏腑，顾护本元为要。寻常之药药力每恐不逮，而任继学善用血肉有情之品，同类相求，直补脏腑气血，作用迅捷持久。如缲丝，《本草纲目》言"煮汤治消渴"。明代龚廷贤《万病回春》言："缲丝汤治三焦渴如神。如无缲丝汤，却以原蚕茧壳丝煎汤皆可代之，无时饮之，大效。盖此物属火，有阴之用，大能泻膀胱中伏火，引阴水上潮于口而不渴也。"任教授称缲丝甘温和缓，温而不燥，补而不腻，以血肉有情之身，善补精气至虚至损；以虫药善行之体，畅荣脏腑寓补于通，培元固本，益气生津，于平淡中见神奇，实为治消渴之至善妙药。任继学所创温化滋胰汤，即以缲丝为君药，用量可至 50 g，常以之煎汤代水而再入他药。

李时珍称猪胰为"肾脂，生两肾中间，似脂非脂，似肉非肉，乃人物之命门，三焦发原处也"。任继学认为《医学衷中参西录》以生猪胰子为君药创制滋膵饮治消渴，意即峻补命门。盖猪胰甘温滋润，为血肉有情之品，体属阴精，涵养真阳，用之以脏补脏，峻补肾命，使阴阳水火协调冲和则消渴自止。其自创之复元散即以猪胰为君。临床常将猎胰水烫后焙干研末服。

如治赵某，男，40 岁，于 2002 年 8 月 3 日初诊。因多饮、多尿、乏力 3 年就诊。患者 3 年前多饮、多尿、乏力，在某医院诊为 2 型糖尿病，口服多种降糖药，效果不佳。诊见：口渴喜热饮，小便清长，腰酸乏力，四肢欠温，舌淡红，苔白润，脉沉虚。空腹血糖 11.2 mmol/L，尿糖（＋＋）。其父患消渴病。

西医诊断：2 型糖尿病。

中医诊断：消渴病（肾阳虚衰）。

治法：温补肾阳，化气生津。

处方：①生黄芪 20 g，炮附子 5 g，肉桂 10 g，砂熟地 20 g，山萸肉 20 g，茯苓 15 g，丹皮 15 g，缫丝 50 g（煎汤代水），知母 15 g，山药 15 g，五味子 10 g，枸杞子 20 g。水煎服。

②另服复元散：猪胰脏、羊胰脏各 1 具，海狗肾 2 具，生地 100 g，玄参 50 g，知母 120 g，海马 50 g，黄精 50 g，干姜 40 g，鸡内金 80 g，西红花 50 g，血竭 30 g，海参 50 g，金石斛 50 g，洗净胎盘 1 具，山参 40 g，天冬 50 g。共为细末，每服 5 g，日 3 次，饭前 30 分钟用白开水送下。

连服 8 剂后尿糖（一），8 个月后空腹血糖降至 7.5 mmol/L，诸症好转，继续巩固治疗。

复元散中血肉有情之品颇多：猪羊胰脏、海狗肾、海马、海参、胎盘。适量、适度、适时地用之可滋补强壮、填精益血，改善人体虚劳状态，增强机体功能。诚如清代叶天士云："夫精血皆有形，以草木无情之物为补益，声气必不相应……血肉有情，栽培身内之精血，多用自有益。"

参考文献

[1] 任喜洁, 宫晓燕, 刘艳华. 任继学教授治消渴用药经验拾零 [J]. 中国中医药现代远程教育, 2004, 2(1): 22–24.

☞ 任继学善用鬼箭羽推陈致新

推陈致新鬼箭羽，配于补剂除壅腻。

活泼畅荣通气血，欲求新血需旧却。

糖尿病病久，本元虚损，气虚则血瘀，瘀虚交互为患，产生恶性循环。瘀滞既成，陈腐难去，新血难生。《药性论》言鬼箭羽"破陈血"。《读医随笔》载"滑伯仁谓：每加行血药于补剂中，其效倍捷"。任继学谓鬼箭羽活血通络，推陈致新，每用于补益药中，使补益药物活泼畅荣而不壅腻，其治糖尿病常用量为 15 g。

如治王某，男，53 岁，于 2002 年 5 月 12 日初诊。患者两年前多食多尿，在某医院诊为 2 型糖尿病，口服消渴丸，血糖控制不佳。当时诊见：多食易饥，尿频，心烦易怒，喜太息，双目干涩，口干苦喜冷饮，失眠多梦，大便秘结，舌红少津，脉沉弦涩。空腹血糖 9.6 mmol/L，尿糖（＋）。

西医诊断：2 型糖尿病。

中医诊断：消渴病，证属肝胃阴虚夹瘀。

治法：养阴疏肝，益胃生津，活血降糖。

处方：鬼箭羽 15 g，酒生地 20 g，知母 15 g，柴胡 10 g，炒玄参 15 g，丹参 15 g，天花粉 15 g，葛根 15 g，乌梅 2 个，肉桂 5 g，石斛 15 g，缫丝 50 g（煎汤代水）。随证更方。

8 剂后尿糖（－），2002 年 6 月后空腹血糖降至 7.0 mmol/L，诸症好转，继续巩固治疗。

消渴病以救津为主，方中生地配知母，甘苦寒而滋阴清热、止渴润燥、补益肝肾；天花粉、乌梅解渴生津除烦热；石斛、葛根、玄参益胃生津；佐以柴胡疏肝、丹参活血；肉桂引火归元。鬼箭羽始载于《神农本草经》，寒凉苦泄，破血通经，现代药理研究表明其具有降血糖、调血脂及延缓动脉粥样硬化等作用，临床用于治疗糖尿病、高脂血症、动脉硬化效果显著。

参考文献

[1] 任喜洁, 宫晓燕, 刘艳华. 任继学教授治消渴用药经验拾零 [J]. 中国中医药现代远程教育, 2004, 2(1): 22-24.

☞ 李孔定重用地骨皮、僵蚕

审证求因五要精, 执简驭繁四分型。

降糖治消重地骨, 兼用僵蚕通络瘀。

1. 发微究隐, 审证求因立论精　李孔定认为, 糖尿病是多种病因聚合导致的, 易伴发其他病症。一般而言, 阴虚内燥、气虚血瘀为其病理特点, 故其始则为"消渴"实证, 其变则属"虚损"范畴。该病的病因与饮食不节、情志失调、劳伤过度等诸多因素有关。嗜食肥甘则脾胃蕴热, 情志失调则肝火内炽, 劳伤过度则肾阴虚损。以上诸因均可形成上灼肺津、中耗胃液、下劫肾阴之变, 最终形成阴虚内燥、气虚血瘀的基本病理改变。胃热肺燥则多食渴饮; 肾虚不摄则多尿、尿甜、消瘦; 气虚血瘀既久, 三焦失其决渎, 脾气失其运化, 内湿因之而生。此时, 则见口渴不显、食欲不佳、小便短少、大便稀溏或燥结诸症。故认识本病应掌握五个要点: 一是明确本病是多种病因聚合导致的综合病症; 二是本病初期多以阴津亏损为本, 肺胃燥热为标, 两者互为因果, 互相影响; 三是"热甚则食气", 故初起即见气虚之证, 并由气虚不运而生湿; 四是本病中后期由于阴损气耗, 多气阴两伤及阴阳俱虚的病理改变; 五是本病多兼瘀滞之症, 气虚不运, 致血行不畅而留瘀, 而津液亏损亦可失润而成瘀, 两者即所谓"因虚致瘀", 燥热灼血亦可成瘀, 此所谓"因实致瘀"。本病至血瘀阶段, 常为气受血阻不能输布水津, 或加重消渴, 或津滞为湿。故后期易出现多种因脉络瘀阻所致病症。

2. 执简驭繁, 辨证施治分四型　糖尿病病因复杂, 患者往往多食、多饮、多尿、消渴、乏力、瘙痒、肢体麻木等多种症状同时存在, 又多兼瘀挟湿之证, 若纯清热滋阴, 则阳气易受戕伐; 纯温补益气, 则阴津易耗散。根据上述特点，李孔定将本病分为四型论治，根据不同情况随证加入活血燥湿之药。

（1）中焦湿热、气阴耗伤，用清热燥湿、益气养阴法。症见消谷善饥，口渴喜饮，小便短赤，大便秘结，舌红、苔黄厚或薄腻，脉滑数。治以清热燥湿、益气养阴，使湿热分消，气阴得滋。处方：地骨皮 50 g，僵蚕、丹参、玉竹、天花粉、怀山药、苍术、黄柏、知母各 30 g，红参 10 g。

（2）热甚津伤、气虚血瘀，用清热泻火、益气生津法。症见身热心烦，大饥大渴，小便频数，气息促急，舌红、苔薄黄燥，脉滑大而数。治以清热泻火、益气生津法，使火热去而气津不耗。处方：地骨皮、石膏各 50 g，红参、僵蚕各 10 g，丹参、玉竹、天花粉、怀山药、知母、玄参各 30 g。

（3）气阴两虚、燥热血瘀，用益气养阴、清热化瘀法。症见食少尿多，渴欲饮水，气息短促，语声低微，倦怠乏力，五心烦热，舌暗红无苔，脉沉细数。此型多见于糖尿病中后期，治以益气养阴、清热化瘀，使虚热去，气阴复，瘀滞行。处方：红参 10 g，山萸肉 15 g，玉竹、黄精、枸杞子、丹参、天花粉、僵蚕各 30 g，地骨皮 50 g。

（4）阴阳气虚、兼瘀挟湿，用扶正固本、活血利水法。本型多见于后期患者，其临床表现多见食少、乏味，小便频多、量少，口渴欲饮、饮量不多，倦怠乏力，气短懒言，形寒怕冷，面白无华，五心烦热，自汗盗汗，四肢不温、酸楚麻木，面浮肢肿，便溏或燥结，舌淡胖、苔薄白或花剥，脉沉细或细数无力。治以扶正固本、活血利水，使阳复本固、气阴得滋，瘀散水去。处方：红参 10 g，淫羊藿、泽泻各 15 g，五味子 6 g，胡芦巴、地骨皮、丹参、益母草、玉竹、怀山药、枸杞子、天花粉各 30 g。

以上四型，均以地骨皮、红参、玉竹、天花粉、怀山药、丹参等为基本方进行分减。方中地骨皮甘寒清润，以育真阴而不伤元阳见长。《圣济总录》记载地骨皮饮可治消渴日夜饮水不止。《神农本草经》谓其"主五内邪热，热中消渴"。《本草新编》言其"凉血、凉骨……益肾、生髓"，因此通治三消，非他药可及。现代药理研究证实，地骨皮有显著的降低血糖作用，故为本方之君。而"热甚则食气"，故辅以人参、怀山药补中益气，玉竹、天花粉清热生津，则阴阳有既济之妙。且玉竹对"胃火炽盛，燥渴消谷，多食易饥者，尤有捷效"（《本草正义》）；天花粉"退五脏郁热……从补药而治虚渴，从凉药而治火渴，从气药而治郁渴，从血药而治烦渴，乃治渴之要药也"（《本草汇言》）。由于本病多兼瘀滞之证，经脉瘀滞则津不上承而渴。故用丹参、僵蚕化瘀通络为佐使。在此基础上，再依据不同证型配入燥湿清热、清热泻火、益气养阴、活血化瘀之品，故获良效。

如治李某，女，48岁，1991年11月13日初诊。患者8个月前始感头晕，乏力，口渴，善食易饥，曾住院治疗2个月未见好转。近1个月来病情加重，口渴而饮水量多，小便多而浑浊，大便秘结。舌暗红、苔薄黄少津，脉滑数。查空腹血糖14.3 mmol/L，血压21.3/14.7 kPa。

西医诊断：糖尿病。

中医诊断：消渴，证属中焦湿热，气阴两伤。

治法：清热燥湿，益气养阴。

处方：地骨皮、丹参、玉竹、天花粉、苍术、怀山药、知母、玄参各30 g，黄柏、僵蚕各15 g，红参10 g。水煎服，2日1剂，连服10剂，嘱远房帏，慎饮食，畅情志，适劳逸。

12月2日二诊：药后诸症明显好转，复查空腹血5.3 mmol/L，嘱常服原方，以巩固病效。

本病例系以上四种分型中的中焦湿热、气阴耗伤型。该型尚处于糖尿病初期，阴津亏损为本，故见舌上少津；肺胃湿热为标，则有舌苔薄黄、脉滑数。标本兼见，互为因果。故以地骨皮、玉竹、天花粉、知母、玄参、黄柏等清热益阴，标本并治。壮火食气，初起即见气虚之证，推动无力，则生湿瘀。故用红参、山药益气生津，苍术健脾燥湿，丹参、僵蚕化瘀通络。

诸药重剂，力遏病势，药病相称，故获良效。

除药物治疗外，李孔定尤其重视患者的饮食控制，主张减滋味，忌肥甘，食以清淡，不可过饱，并推崇隋代巢元方提出的导引和散步是治疗消渴的"良药"，主张患者选择散步、健身跑、练太极拳等中等强度的耐力型体育活动，以及保持安静乐观的情绪。

参考文献

[1] 景洪贵，张耀. 李孔定学术经验举要 [J]. 四川中医，1994（2）：1-3.

[2] 张耀，景洪贵. 李孔定诊治糖尿病经验介绍 [J]. 新中医，1994（10）：1-2.

☞ 刘启庭据检验指标处方用药

<blockquote>
中西结合看指标，胰素血糖分低高。

胰高健运化浊瘀，胰低阴阳脾肾补。

高糖责之于伏火，餐前偏清餐后补。

尿糖肾虚失开阖，滋补益肾以固涩。
</blockquote>

刘启庭认为，胰岛素、血糖水平的高低，可反映不同的病机，中药治疗糖尿病可根据患者胰岛素、血糖水平等检验指标而决定处方用药。

1. 高胰岛素血症　部分糖尿病患者由于存在胰岛素抵抗等因素，导致胰岛素分泌增加，出现高胰岛素血症，临床上多表现为形体肥胖、乏力神疲、渴不甚饮、腹不甚饥等脾虚征象。因脾主健运，升清降浊，若脾虚健运失司，清不得升留而为浊，血糖无以调节而积蓄，故见血糖升高，形体虚胖；脾虚不能输布水谷精微，致水谷精微下流膀胱，故小便频多味甘，尿糖增高。同时，高胰岛素血症患者易伴有不同程度的高脂血症、高血压、动脉硬化等心脑血管疾病。中医学认为胖人多虚多痰，而高血脂亦是一种无形之痰，乃痰浊入血之表现，且心脑血管疾病所表现的头痛、胸痛、肢麻、偏瘫等，亦是瘀血内阻的征象。因此，高胰岛素血症患者的病机关键为脾虚失运，痰浊瘀阻。故以健运中宫、化瘀降浊立法，方用"芪术蛭黄汤"（经验方）：黄芪 30 g，山药 30 g，丹参 30 g，苍术 12 g，白术 15 g，太子参 15 g，茯苓 15 g，大黄 15 g，葛根 20 g，水蛭 20 g。

以脾气虚为主，见神疲乏力、纳食不佳、大便稀溏者，重用黄芪、山药，去太子参易人参以增健脾益气之功，加鸡内金消食开胃；兼有脾阴虚，见胃脘嘈杂、易饥烧心者，加天花粉、莲子、玉竹、黄精等甘淡养阴之品；兼有脾阳虚，见畏寒肢冷、食欲不振、大便稀溏、完谷不化者，加干姜、桂枝温阳健脾助运；兼有湿浊不化，见苔厚脘痞、呕恶时作者，加砂仁、薏苡仁、佩兰、生姜等化浊止呕。

2. **低胰岛素血症** 1 型及部分 2 型糖尿病患者的胰岛功能低下，胰岛素分泌绝对不足，而表现为低胰岛素血症。其发生机制多与自身免疫及遗传有关。而肾为先天之本，补肾治疗通过其整体效应，能改善自身免疫，促进组织细胞对葡萄糖的利用。中医学虽无胰腺之称，但脾之散精作用与胰腺分泌胰岛素以增强糖的利用作用相吻合，故补脾益气以助健运，亦为治疗之关键。所以，刘启庭主张脾肾同治，阴阳双调。临证之时，刘启庭喜用猪胰填补真阴，同时擅用蚕茧温补元阳，以血肉有情之品直补脏腑。方用"参蚕增胰汤"（经验方）：人参（或西洋参）12 g，黄芪 30 g，山药 30 g，黑豆 30 g，春蚕 30 g，丹参 30 g，枸杞子 15 g，山茱萸 15 g，菟丝子 15 g，益母草 20 g，猪胰 1 具。用法：先以水煮黑豆与猪胰，待豆烂胰熟后取汁与其他药物同煎，每日 3 次，温服，黑豆与猪胰可适加葱、姜、盐等调制成菜肴食用。

上消症见口干多饮者，加天花粉、麦冬、玄参等养阴生津润燥；中消症见多食善饥者，加黄连、知母、玉竹、沙参等清热滋阴益胃；下消症见多尿而频，尿浊如膏者，加沙苑子、肉桂、附子、五味子、覆盆子等温补肾气，敛津固涩。

3. **餐前高血糖** 糖尿病以血糖升高为主要病理改变，但由于发病机制不尽相同，部分患者以餐前高血糖为主要表现。刘启庭根据"血中伏火""燥热为病"理论，从阴虚热淫、燥热内盛着手，立法滋阴润燥、清热凉血，以除"伏火"。拟方"芪地二黄汤"（经验方）：黄芪 30 g，生地黄 30 g，地骨皮 30 g，山药 30 g，天花粉 15 g，知母 15 g，玄参 15 g，山茱萸 15 g，枸杞子 15 g，牡丹皮 12 g，大黄 12 g，黄连 10 g。

对心阴不足、心火上炎，见心烦失眠、口糜者，加五味子、酸枣仁、百合、莲子心等养阴除烦、清心泻火；对肝阴不足、肝阳上亢，见两目干涩、视物不清、头晕目眩者，加白芍、桑椹、何首乌、龟甲、鳖甲等养肝滋阴潜阳；对脾阴不足、体瘦颧红、身时烘热者，加玉竹、地骨皮、莲子等滋阴清热；对津亏肺燥、口干多饮者，加沙参、麦冬、天冬以润肺生津；对阴虚胃热、消谷善饥者，加生地黄、石膏养阴清胃。

4.餐后高血糖　以餐后血糖升高为主要特点者，刘启庭从脾虚不能运化、精微不布而论治，且糖分留于血中，亦为"伏火"内蕴，因此，立法益气健脾、毓阴清热。拟方"芪术降糖方"（经验方）：黄芪 30 g，山药 30 g，生地黄 30 g，黄精 30 g，丹参 30 g，地骨皮 30 g，苍术 15 g，白术 15 g，茯苓 15 g，山茱萸 15 g，大黄 15 g，黄连 15 g，玄参 20 g。

5.尿糖改变　由于肾糖阈的增高或减低，使得尿糖水平与血糖水平不相吻合，因此患者出现尿糖过高或无尿糖的现象。这种情况既是肾脏损伤的一个反映，也不利于病情的观察。若肾气虚，肾失开阖，固摄无权，则精微下泄，出现尿浊如膏，尿糖过高。故治当滋阴补肾，益气固涩。刘启庭常以六味地黄汤加味治疗：黄芪 30 g，丹参 30 g，山药 30 g，生地黄 20 g，山茱萸 15 g，枸杞子 15 g，茯苓 15 g，沙苑子 15 g，覆盆子 15 g，益智仁 15 g，泽泻 10 g，丹皮 12 g，五味子 12 g。

肾糖阈过高者，表现为血糖升高而尿糖无变化，当责之于肾，为阳虚不能化气，失其分清泌浊之功能，气化失司，开阖不利，留而为浊所致。故治当益肾温阳复开阖，兼以活血利水泻湿浊，药用金匮肾气丸加黄芪、沙苑子、玉米须、车前子、水蛭、大黄、丹参等。

如治某患者，男，67 岁。口干多饮 2 个月余，伴神倦腿酸，体重渐降，纳食欠佳，食后脘腹痞满，便溏，小便频多，入夜尤甚。查空腹血糖 12.9 mmol/L，血清胰岛素 0.32 U/L。察其体胖面㿠白，动则气短，唇舌瘀暗、苔白厚腻，脉沉细。

西医诊断：2 型糖尿病。

中医诊断：消渴病，证属中宫不健、阴阳两亏、湿瘀内阻。

治法：健脾益气，阴阳双补，化湿祛瘀。

处方：黄芪、丹参、山药各 30 g，苍术、白术、山茱萸、沙苑子各 15 g，僵蚕 15 个，玄参 20 g，黄连、水蛭各 10 g。每日 1 剂，水煎服。

连服 10 剂，饮水减，体力增，苔退便实，瘀除满消。诸症皆除，查血糖降为 6.8 mmol/L。后以本方加减间断服药 1 年余，血糖控制良好，至今病情稳定。

参考文献

[1] 高阳，李琪.精于辨证 善于用药——刘启庭治疗糖尿病经验谈 [J].上海中医药杂志,1997,5(5)：14-15.

[2] 李琪，高阳.刘启庭老中医以检测指标指导糖尿病用药经验 [J].新中医,1998,30(5)：7-8.

[3] 李琪，高阳.刘启庭治疗老年糖尿病用药特色简介 [J].陕西中医.1998,18(2)：69-70.

[4] 高阳，李琪.刘启庭治疗糖尿病用药经验 [J].河北中医,1997,19(2)：21-22.

[5] 李琪，高阳.刘启庭中西合参治疗糖尿病 [J].辽宁中医杂志,1997,24(8)：365-366.

 何绍奇自拟"四桑苦瓜煎"

何氏四桑苦瓜煎，用其霜凉皆取桑。

阴虚燥热合苦瓜，气虚有寒猪胰尝。

何绍奇自拟"四桑苦瓜煎"（桑叶、桑椹、桑白皮、桑寄生或桑枝、苦瓜）为基本方加减治疗糖尿病。方中桑叶甘寒微苦，古方如桑杏汤、清燥救肺汤都用它来治疗燥热伤肺。现代药理研究认为其所含蜕皮甾酮能促进葡萄糖转化为糖原而降血糖。桑椹甘寒，滋肝肾，补阴血，润肠道。《本草经疏》云："甘寒益血而除热，其为补血益阴之药。"《新修本草》云其"单食主消渴"，说明唐代即开始使用桑椹治疗消渴。桑白皮性寒凉，有清泻肺火之功，《名医别录》言其能疗"热渴"，宋人方书中常用以之治疗消渴。如《太平圣惠方》载"治消渴，小便不利……又方，桑根白皮（三两锉），上以水三大盏，煎至二盏。去滓。温温频服一小盏。"桑寄生苦而甘平，除了可祛风湿、补肝肾、降血压、抗病毒外，还有活血化瘀的作用。另可用桑枝代替桑寄生，桑枝微苦而平，可祛风湿、利关节、行水气。苦瓜不仅可降糖，也能降压、降脂，苦而不燥，凉而不凝，可用鲜者榨汁，1 次 12 根，1 日 2 次服用，怕苦者以之入煎剂中。唯苦瓜苦凉，用于阴虚燥热者较佳，而气虚便溏者用苦瓜易腹泻，故气虚者改为每日或隔日以猪胰子 1 具煨汤服，或猪胰子研粉吞服。

如治 60 岁男性闫某，患糖尿病多年，口渴，面色灰滞，舌质红，舌体胖大，大便干，夜尿多。查空腹血糖 10.0 mmol/L，甘油三酯 3.7 mmol/L，胆固醇 6.9 mmol/L，自述血压高（具体不详）。自发现糖尿病后，体重减轻十余斤，但形体仍较胖。

中医辨证：气阴两虚，挟热及痰浊瘀滞。

治法：治宜从本，兼顾其标。

处方：黄芪 30 g，山药 15 g，生地 30 g，玄参 15 g，丹参 30 g，桑白皮 30 g，益母草 30 g，葛根 30 g，黄连 6 g，苍术、白术各 12 g，泽泻 30 g，干荷叶 30 g，苦瓜 1 根。

患者坚持服用此方 55 剂后复诊，期间未用降糖、降脂、降压西药，空腹血糖 5.9 mmol/L，餐后血糖 6.4 mmol/L，血压 160/90 mmHg，血脂未查。诊脉匀滑，已无明显临床症状，面有光泽。易方用六味地黄丸加荷叶、桑椹、桑白皮、桑叶、桑寄生、黄精、枸杞子、丹参巩固疗效。

何绍奇还认为，未用过胰岛素或其他降糖西药者，用中药后血糖降得快，服药1周后血糖即直线下降；而使用胰岛素和降糖西药者，中药的降糖作用就相对较慢，这可能与药物依赖性有关。因此，一般要在服中药一段时间后逐渐减少西药用量再逐渐停用，不可骤停。如治某女性糖尿病患者，空腹血糖8.9 mmol/L，餐后血糖11.0 mmol/L，症见：饥饿、无力、眠浅，长期服格列齐特等降糖药，血糖不降，服处方（黄芪45 g，黄精15 g，桑寄生30 g，苍术、白术各10 g，山药30 g，葛根30 g，桑椹10 g，桑白皮、桑叶各10 g，丹参15 g，熟地15 g，枸杞子10 g，山楂10 g，苦瓜1根）30余剂，精神、体力皆好转，饥饿消失，但血糖下降缓慢。何绍奇认为患者已服降糖药2年，已形成药物依赖性，建议她在服中药同时逐渐停服降糖西药。而另一例25岁男性患者宋某，空腹血糖14.9 mmol/L，餐后血糖20.9 mmol/L，尿糖（＋＋＋＋），未接受西医治疗。来诊时口不渴，无饥饿感，唯以乏力、脱发为主要表现，治以益气为主。用黄芪、党参、山药、苍术、白术、黄精配以活血养阴药当归、丹参、玄参、桑椹、黑芝麻、桑枝、桑白皮、桑叶、桑寄生等，1周内空腹血糖即下降至12.1 mmol/L，2周后降至8.6 mmol/L，4周后降至5.5 mmol/L，且不再乏力，精神亦好。这两个案例提示，是否有西药用药史，可能对中药的疗效有影响。除何教授外，祝谌予教授也曾明确提及这一问题。结合此2例医案，或可说明不同药物之间既能相辅相成，亦可相互抑制，故临证时当谨慎。

参考文献

[1] 沈桂祥.何绍奇谈糖尿病的中医治疗——纪念著名中青年中医学家何绍奇先生逝世一周年 [J].中医药通报，2006 (6): 25-26.

☞ 吴以岭创"津力达口服液"

> 脾气散津津力达，益气养阴温脾阳。
>
> 化湿泻热运中焦，行气活血糖病消。

吴以岭认为糖尿病的中医病理机制关键在于脾转输功能失常而引起的水谷津液输布和利用上的不平衡及代谢紊乱状态，且脾之病变并非一端，应审因而治。治脾之道，大要有五个方面：一曰益脾气，脾气旺而阴自升，药用黄芪、山药、白术、人参等；二曰养脾阴，脾为太阴，太阴者三阴之长，脾阴足自能灌溉诸脏，药用玉竹、黄精、石斛、葛根等；三曰化脾湿，湿不困脾则运化自健，药用苍术、茯苓、泽泻、佩兰等；四曰泻脾热，脾有伏火，则蒸胃熏肺，药用黄连、石膏、青黛等；五曰温脾阳，用于渴饮无度，脾土内溃，或过用寒凉，克伐中阳者，药用桂枝、干姜，甚者用附子等。治脾诸法，或可与益肾相兼，或与清胃同施，或令药独任，直培中宫，贵在使脾运得健，水谷精微的转输与利用恢复正常。

　　吴以岭基于从脾论治研制出糖尿病中药新药"津力达口服液"，方由人参、黄精、苍术、苦参、麦冬、生地、茯苓、佩兰、黄连、知母、仙灵脾、丹参、葛根、荔枝核、地骨皮等组成，具有益气养阴、健脾运津的作用。其中人参、麦冬为君药，益脾气而养脾阴，臣以黄精、生地、知母、葛根增养阴之力而生津，苍术、茯苓、佩兰化脾湿而散津，苦参、黄连、地骨皮泻脾热而防津耗，佐以仙灵脾温脾阳，使脾运化有力、脾气得生，荔枝核畅脾气，丹参活血化瘀而畅脉络。诸药共用，起到通脉络、运脾津、津自生、力自达之功。津力达口服液经动物实验与临床观察均被证实有明显降低血糖、尿糖的作用，其总有效率达 95.18%（来自 1120 例糖尿病临床研究），对脂代谢紊乱也显示有良好的调节作用。它从多靶点、多角度、多层次改善糖尿病的多种异常指标，消除口渴多饮、善饥、尿多、形体消瘦，尤其是机体乏力的糖尿病症状，并能改善糖尿病各种并发症或延缓并发症的出现，对糖尿病患者进行整体调节。

　　如吴教授学生治范某，女，39 岁，患糖尿病 10 年。1991 年发现糖尿病至今，曾服用中西药物治疗，病情控制不理想，于 1994 年 9 月来院求诊。症见口渴多饮，多食善饥，尿频量多，形体消瘦，倦怠乏力，精神不佳，舌质紫暗、边有齿痕，苔黄腻，脉沉滑。查空腹血糖

12.62 mmol/L，餐后 2 小时血糖 19.41 mmol/L，尿糖定量 50 g/24 h，尿糖（＋＋＋＋），服用津力达口服液每次 20 ml，每天 3 次，1 个疗程（3 个月）后，症状基本消失，空腹血糖降至 6.04 mmol/L，餐后 2 小时血糖 8.90 mmol/L，尿糖定量 0 g/24 h，尿糖定性（－）。

津力达口服液中诸药合用，以益脾气、养脾阴为主，并配以清脾热、化脾湿、温脾阳、活血、行气诸药，治脾诸法并行不悖，使脾气旺而运化健，脾阴足而精自生，湿热清、血脉和，恢复脾脏转输水谷津液之功能，以达标本兼治之目的。

参考文献

[1] 吴以岭 . 消渴病从脾论治探讨 [J]. 中医杂志 , 2002, 43(6): 410-411.

[2] 陈金亮 , 周广军 , 李建军 . 从脾论治糖尿病 1200 例疗效观察 [J]. 中医函授通讯 , 1997, 16(5): 13-14.

第3章　糖尿病合并代谢综合征

代谢综合征是一类以肥胖、高血糖、血脂异常和高血压病等集簇存在为标志的临床综合征。其临床重要性在于与之相关的高危心血管疾病和糖尿病等。中心性肥胖和胰岛素抵抗是被公认的重要致病因素。目前代谢综合征及其各个组分的发病机制复杂，尚没有被充分认识。可能机制有糖代谢异常和胰岛素生物效应、作用途径及信号转导异常，以及下丘脑－垂体－肾上腺轴调控异常、神经体液调节异常、炎症反应或氧化应激等。

第一节　糖尿病合并高血压病

糖尿病合并高血压病，在临床上十分常见。糖尿病与高血压病具有共同的胰岛素抵抗的发病机制。临床流行病学研究资料显示：糖尿病合并高血压病对心血管的危害明显增大，二者并存导致心血管损害的净效应是普通人群的 4～8 倍。同时，高血压也是糖尿病特征性微血管病变的主要危险因素，降低血压可使糖尿病微血管并发症发生的风险率降低37%，降低血糖可使糖尿病微血管并发症发生的风险率降低 25%。这提示高血压与糖尿病特征性微血管病变的相关性可能大于高血糖，而糖尿病与心血管疾病的关系大于高血压病。积极对糖尿病和高血压病进行干预，对预防糖尿病大血管病变和微血管并发症、预防心血管事件发生、降低致死致残率、提高患者生存质量、延长患者寿命等均具有十分重要的意义。

 黄煌大柴胡汤证诊治法

> 大柴胡汤证体质，形胖体格偏壮实。
>
> 抑郁紧张眠障碍，纳差恶心并呕秘。
>
> 按之心下满痛胀，腹症以测胆胰疾。

黄煌常用大柴胡汤证诊治。大柴胡汤证适用的体质为：体型偏胖或中等，但体格壮实；按之上腹部硬或胀痛，大多伴有胆胰疾病，食欲差，并有恶心呕吐、便秘，情绪抑郁、紧张，睡眠障碍等。按之心下满痛，是大柴胡汤证的重要客观指征。医师在按压上腹部以及右肋下时，常可有比较明显的抵抗感和患者的压痛感，胆胰疾病多见此腹症。

如治程某，女，75岁。初诊日期：2007年10月23日。患者有高血压病史多年。现症见：行走不稳，头晕，畏热，腰痛，食欲不振，嗳气，大便不畅，面色暗红，下肢浮肿，自述服用人参后浑身燥热不舒，舌暗，形体中等，体格较壮实。患者有冠心病、糖尿病、胆石症、多发性甲状腺结节史多年，现服用苯磺酸氨氯地平（络活喜）、左甲状腺素钠（优甲乐）等多种药物。父母均死于脑出血。处方：柴胡10 g，黄芩6 g，制半夏6 g，枳壳12 g，赤芍12 g，制大黄5 g，肉桂6 g，桂枝6 g，茯苓12 g，桃仁10 g，丹皮10 g，干姜5 g，红枣20 g。7剂。

患者7天后复诊，诉大便通畅，下肢浮肿消失。此后患者坚持服用本方3个月余，自觉药后舒适，眩晕几无，腹部较舒适，大便通畅，脸红好转，甲状腺结节已不明显。

大柴胡汤作用广泛，具有解痉、止痛、通便、降脂、降压、消炎、利胆等多种功效。本方适用于高血压伴有胆囊炎、胆石症、高脂血症、便秘者。服药以后，可能会出现腹泻，一般以每天2～3次为宜。如长期服用，则需调整大黄的用量，保持大便畅通即可。本方可在短期内改善症状，长期服用可改善体质。另外，临床常加桃仁、茯苓、丹皮、桂枝，即合桂枝茯苓丸，用以治疗高血压伴有高黏血症者，该类患者多面色暗红，左少腹有压痛或腰酸腰痛，下肢浮肿或皮肤干燥容易脱屑、小腿易抽筋等。对于同样患有高血压病或高脂血症者，依据其体质的不同，分别施以不同的方药，不仅是体质辨证的魅力所在，也正是中医同病异治理论的体现。

参考文献

[1] 崔德强 . 黄煌体质辨证治疗高血压病验案举隅 [J]. 上海中医药杂志 , 2010, 44(4): 25-26.

☞ 仝小林"态靶结合"，善用天麻钩藤饮

> 传统辨证宏观"态"，现代研究微观"靶"。
>
> 高压常为肝火逆，水钠潴留病机理。
>
> 态靶结合钩藤饮，利水芫蔚泽茯苓。
>
> 初期阳亢多寒凉，后期多虚顾气阴。

仝小林临证治病强调"态靶结合"。他认为传统中医治疗着眼点主要在于宏观之"态"的调整，而往往忽略了微观之"靶"的治疗。仝小林参考现代研究资料，针对病理学研究及中药药理研究，并结合临床实践，摸索出针对疾病微观病理变化行之有效的"靶"药。在调"态"的基础上应用"靶"药，以提高治疗的准确性及有效性。

天麻钩藤饮出自胡光慈《中医内科杂病证治新义》，原书用治高血压病头痛、眩晕、失眠。因本方一则配伍精当，切合肝阳、肝火上逆之病机；二则于现代研究中此方药物确有降压之效。故本方用于治疗高血压每多应验。仝小林常采方中数药而加减组方，既合现代研究降压之"靶"，又合传统辨证病机之"态"。如此"态靶结合"可标本兼顾，增

强此方之效用。

如治高某，女，49岁，2008年6月30日初诊。该患者发现血压升高13年，血糖升高12年。患者12年前因视物模糊查出眼底出血，发现血糖升高，空腹血糖13.3 mmol/L。开始服用阿卡波糖、格列喹酮等降糖药，6年前改用胰岛素，现精蛋白生物合成人胰岛素（诺和灵30 R）早20 U、晚20 U。血糖控制一般，血压控制差，一般（160～200）/（110～120）mmHg。现症见：头晕，头痛，耳鸣，双下肢水肿，按之凹陷不起。右胁下疼痛、麻木，易疲乏，夜尿2～3次，大便正常，舌暗，苔厚，舌底瘀，脉弦细数，当日血压170/110 mmHg，空腹血糖7.8 mmol/L，餐后2小时血糖9.5 mmol/L。现服氨氯地平5 mg每天3次，缬沙坦80 mg每天1次，尼群地平10 mg每天1次。身高156 cm，体重50 kg，BMI = 20.5 kg/m²。

西医诊断：糖尿病，高血压病。

中医辨证：肝阳上亢，血瘀水停。

治法：平肝熄风，活血利水。

处方：天麻钩藤饮加减。天麻15 g，钩藤30 g（后下），怀牛膝30 g，地龙30 g，茺蔚子30 g，泽兰30 g，泽泻30 g，茯苓120 g，生黄芪30 g，生大黄3 g，水蛭粉9 g（冲服），三七9 g，黄芩30 g。

该患者血压高、头痛、头晕，正合天麻钩藤饮之证治，耳鸣、疲乏、夜尿、脉弦细数，亦为肝肾亏于下、肝阳亢于上之象。故取天麻、钩藤平肝阳，怀牛膝补肝肾，且三药均有降压之效。而患者胁痛麻木、舌暗底瘀、下肢水肿皆为血瘀水停之象，故用大剂茯苓、泽泻、茺蔚子以利水，佐以大黄、水蛭、三七活血通络。且《金匮要略》言："血不利则为水。"而水停血亦停，故以牛膝、地龙、泽兰兼顾活血利水。如此既合传统辨证之"态"，又合现代医学关于"水钠潴留、细胞外液容量增加、排钠障碍是高血压的重要发病机制"这一"靶"。而血水之行，终靠气之推动，故用黄芪益气以活血、补气而利水，且现代研究大剂量黄芪亦有降压之效。最后取天麻钩藤饮中之黄芩,既有清肝制阳之效,又有降压降糖之功,亦是依"态靶结合"而组方选药。如是则中西参合,古今汇通,态靶结合,效自可得。

2008 年 8 月 11 日二诊。水肿减轻 70%,耳鸣减轻,乏力甚,二便调,饮食正常,舌暗,苔白,舌底滞,脉弦硬、细数虚,当日血压:150/90 mmHg。上方去三七、黄芩、怀牛膝,加丹参 30 g、党参 15 g、生姜 3 片。

2008 年 8 月 25 日三诊。尿频,夜尿 2 ~ 3 次,口干多饮,纳可,眠差,多梦,大便调,舌红苔黄厚,脉疾数,空腹血糖 4.5 mmol/L,餐后 2 小时血糖 8.0 mmol/L。血压稳定于 140/80 mmHg。

处方:交泰丸合滋肾通关丸加减。黄连 30 g,肉桂 6 g,黄柏 30 g,知母 30 g,生地 30 g,山萸肉 30 g,地龙 30 g,怀牛膝 30 g,炒枣仁 30 g,五味子 9 g,炙鳖甲 30 g(先煎),炙龟甲 30 g(先煎)。

应注意的是,高血压病虽以实证居多,但在其病变过程中有着由实转虚的规律性,久病气血虚弱,虚证或本虚标实亦不少见。其初发多属阳亢型,继之伤阴耗液,多表现为阴虚阳亢型,阴损及阳,终则转为阴阳两虚。加之糖尿病患者每多阴伤,故临床中治疗此证不可一概用泻实之法。虚则补之,实则泻之,一般初期阳热亢盛多用寒凉药以泻肝经实火,后期阴液亏损则多用甘温或甘寒药物以益气滋阴,这从二、三诊的用药变化即可看出。重视疾病演变规律、结合"态靶"选方用药,不仅是糖尿病与高血压,更是很多疾病的辨治枢要。

参考文献

[1] 仝小林 . 糖络杂病论 [M].2 版 . 北京:科学出版社 ,2014: 251–252.

第二节　糖尿病合并脂代谢紊乱

糖尿病合并脂代谢紊乱主要是指在高血糖的同时,伴有血浆甘油三酯（TG）水平增高和高密度脂蛋白胆固醇（HDL-C）水平降低，或伴有低密度脂蛋白胆固醇（LDL-C）水平增高，或伴有胰岛素抵抗的一种状态。胰岛素抵抗和胰岛素缺乏是导致脂代谢紊乱的中心环节。在胰岛素抵抗和胰岛素缺乏时，脂蛋白酯酶合成的量及活性都降低，加之糖化使低密度脂蛋白受体功能减退，导致富含 TG 颗粒的极低密度脂蛋白（VLDL）水解速度减慢，清除时间延长，血 TG 和 VLDL 水平升高。肝脏代谢脂质的能力受损，脂肪组织的分解代谢增强，大量的游离脂肪酸进入肝脏，原料增多，使肝脏合成并释放大量 VLDL 及胆固醇酯。肝脏中间密度脂蛋白合成高密度脂蛋白减少，而肝酯酶活性增强，降解和清除高密度脂蛋白加快，使血浆高密度脂蛋白的水平下降。血脂异常已成为糖尿病的独立危险因素，在糖尿病的早期即存在着较明显的脂代谢紊乱。由于糖尿病与脂代谢紊乱密不可分，故糖尿病也有"糖脂病"之称。

何绍奇重燥湿健脾、化痰消脂

消脂多从痰浊虑，燥湿健脾是妙法。

苍白枳泽何首乌，虎杖丹芎荷山楂。

糖尿病合并脂肪肝、高脂血症或肥胖者，何绍奇多从痰浊考虑，燥湿健脾是有效方法。常用药如干荷叶、苍术、白术、枳壳、泽泻、山楂、何首乌、决明子、丹参、川芎、虎杖等。亦可单用明矾，每日 1 次，吞服米粒大一枚（约 1.5 g），连用 1 个月。

如治 34 岁白某，有糖尿病家族史。血糖偏高，甘油三酯、胆固醇亦高，脂肪肝，体重 95 kg，察其舌淡有齿痕，脉滑大，乏力，有时心烦易怒。即用上方（荷叶、苍术、白术、枳壳、泽泻、山楂、首乌、决明子、丹参、川芎、虎杖）加黄芪、太子参益气，柴胡、姜黄、郁金疏肝。两个月后，血糖已恢复正常水平，体重平稳下降约 10 kg。

若并发高血压者，多为阴虚肝旺，常结合使用滋清潜降法，药如夏枯草、磁石、代赭石、决明子、野菊花、黄芩、桑寄生、石决明、珍珠母、益母草、川牛膝。另用益母草 60 g，桑寄生、桑叶各 30 g，煎汤早晚浸足 20 分钟。气虚、阳虚的高血压病患者不在此列。

参考文献

[1] 何绍奇 . 关于糖尿病的若干问题答读者问 [N]. 中国中医药报 , 2003-2-10.

☞ 仝小林喜用红曲消脂

> 受气取汁化赤血，白米郁蒸变红曲。
>
> 善入血分能消食，温燥助热易伤阴。
>
> 苦寒黄连与之配，寒温相宜糖脂清。

仝小林喜用红曲消浊降脂，认为其降脂力强而稳定，较传统之山楂、荷叶等效果明显。《本草纲目》载红曲"甘，温，无毒……消食活血，健脾燥胃……时珍曰：人之水谷入于胃，受中焦湿热熏蒸，游溢精气，日化为红，散布脏腑经络，是为营血，此造化自然之微妙也。造红曲者，以白米饭受湿热郁蒸变而为红，即成真色，久亦不渝，此乃人窥造化之巧者也。故红曲有治脾胃营血之功，得同气相求之理。"《本草备要》言红曲"宣，破血，燥，消食"。可知红曲甘温宣燥，入血消食，且因其酿造过程与"中焦受气取汁，变化而赤，是谓血"的生理变化十分相似，故古人认为其善入血而消食。现代药理亦证明，红曲含洛伐他汀，可降低胆固醇合成酶的活性从而抑制内源性胆固醇的合成，同时通过增高载脂蛋白受体的活性对低密度脂蛋白胆固醇也有降低作用。但糖尿病患者多燥热阴伤，而红曲温燥更易助热伤阴，故用之需慎，然与苦寒降糖之黄连相配，则寒温相宜，糖脂兼调。

如治赵某，女，57 岁，2007 年 4 月 16 日初诊。血糖升高 18 年。

1989 年患者因出现甲状腺功能亢进症，检查时发现血糖升高，空腹血糖 8.7 mmol/L，诊断为 2 型糖尿病，开始口服药物格列齐特、瑞格列奈等，近 1 年开始用精蛋白生物合成人胰岛素注射液（诺和灵 30 R），日用量 26 U，阿卡波糖早晚各 50 mg、中午 100 mg，现血糖控制范围：空腹血糖 7.0 ～ 9.0 mmol/L，餐后 2 小时血糖 10.0 ～ 11.0 mmol/L。就诊时见：怕凉，头晕间作，胸闷，气短，胃痛，腹胀，四肢冷，手足麻木，腰痛时作，饮食正常，睡眠正常，二便调。4 月 15 日，空腹血糖 12.4 mmol/L，餐后 2 小时血糖 11.2 mmol/L，4 月 10 日查血生化：甘油三酯 5 mmol/L，胆固醇 8.4 mmol/L，高密度脂蛋白 1.5 mmol/L，低密度脂蛋白 5.3 mmol/L，

极低密度脂蛋白 2.3 mmol/L。肾功能：尿白蛋白排泄率（UAER）53.4 μg/min，糖蛋白（TH-α）14.3 mg/24 h，血清 β_2 微球蛋白（β_2-MG）0.16 mg/L。眼底检查：视网膜病变。

西医诊断：糖尿病肾病。

中医辨证：肾络瘀阻，气虚水停证。

治法：益气通络，化湿祛瘀。

处方：桑枝 30 g，桑叶 30 g，黄芪 30 g，茯苓 30 g，川桂枝 30 g，制川乌、制草乌各 9 g（先煎），黄连 30 g，干姜 6 g，益母草 30 g，泽兰 15 g，泽泻 15 g，神曲 15 g，红曲 9 g。

2007 年 5 月 17 日二诊。患者服上方 14 剂后，自诉手足凉消失，左侧手足麻木减轻 80% 左右，头昏脑涨明显减轻，两目干涩。空腹血糖 8.3 mmol/L，糖化血红蛋白 9.4%，甘油三酯 2.8 mmol/L，胆固醇 6.8 mmol/L，极低密度脂蛋白 1.3 mmol/L，尿白蛋白排泄率 42.15 μg/min。

此例患者虽非专因血脂异常而来就诊，仝小林处方亦非专事降脂，但从此方却可窥其降脂心法一二：方中黄芪、桂枝取黄芪桂枝五物汤之义益气通经，并加川乌、草乌助其温，桑枝助其通；黄连、干姜辛开苦降而降糖，合桑枝、桑叶亦有何教授治糖方"四桑苦瓜煎"之义。以上

之药皆为对证、对病之治。在此基础上，因血脂升高总由饮食入胃，未化精微，而成湿浊，盘踞血分而成，故需兼以消食化湿之法治之。因而用神曲于气分消食，红曲入血分消食，茯苓、泽泻于水中利湿，益母草、泽兰入血分活血利湿。诸药相合，既兼顾病证之治，又调指标之标本，如此方收病证减而糖脂降之功。

参考文献

[1] 仝小林 . 糖络杂病论 [M].2 版 . 北京 : 科学出版社 ,2014: 117-118.

第4章　糖尿病肾病

糖尿病肾病是糖尿病微血管并发症之一，又称糖尿病性肾小球硬化症，为糖尿病特有的肾脏并发症。现代医学认为本病的发生与慢性高血糖所致的糖代谢异常、肾脏血流动力学改变、脂代谢紊乱、血管活性因子、生长因子和细胞因子、氧化应激、遗传等因素有关，其基本病理改变为肾小球系膜基质增生、肾小球毛细血管基底膜增厚与肾小球硬化。目前，糖尿病肾病已成为导致终末期肾病的首要致病因素，也是糖尿病患者的主要死因。

☞ 祝谌予先后天同调、气血水并治

> 肾病先天调后天，气血水病皆相兼。
>
> 重用黄芪以治气，调血益母茅柏榆。
>
> 水病香砂六君煎，菖佩茹韦草车前。

祝谌予认为本病的病机较为复杂，早期多为气阴两虚，瘀血阻络，日久则脾肾不足，虚阳上亢；夹有瘀血，水湿潴留，泛溢肌肤。若进一步发展可成为肾阳衰败，浊毒内停，耗伤气血，水饮不化，上凌心肺之证。故须先后天同调、气血水并治。本病早期治疗均以降糖对药方为主，兼有蛋白尿者重用生黄芪 50 g，再加山药、益母草、白茅根、白花蛇舌草等；镜下血尿者常加生荷叶、生侧柏叶、生地榆；尿少水肿者加车前草、墨旱莲、萆薢、石韦等；血压高者加牛膝、桑寄生、夏枯草、黄芩；对血尿素氮、血肌酐增高，胃中湿浊上逆而见恶心、呕吐、不能进食，口中尿臭味，苔厚腻者，常用香砂六君子汤加石菖蒲、佩兰、竹茹、旋覆花等健脾和胃，芳香化浊，降逆止呕；对水肿明显者常用防己黄芪汤合六味地黄汤或桂附地黄汤；对贫血严重、面色苍白、全身无力者常用参芪四物汤加制首乌、女贞子、枸杞子、桑椹、白术、仙鹤草等药益气养血，补肾生精。

如治 51 岁女性庞某，患糖尿病 15 年，高血压 5 年，蛋白尿伴双下肢水肿 3 年。现症：面色苍白，全身浮肿，尤以双下肢为甚。乏力神疲，半身不遂，需人扶持，右手握力差，口干思饮，食欲极差，畏寒肢冷，尿频便溏。舌淡暗，舌下络脉瘀张，脉细弱。现服用格列喹酮（糖适平）、硝苯地平（心痛定）、卡托普利（开博通）、呋塞米（速尿）等多种西药。尿糖（＋＋＋＋），尿蛋白（＋＋＋～＋＋＋＋）。

中医辨证：阴阳两虚，瘀血阻络，脾肾不足，水湿泛滥。

治法：益气养阴，活血化瘀，通阳利水。

处方：降糖对药方加味。生黄芪 50 g，生地 30 g，苍术、白术各 10 g，丹参 30 g，葛根 15 g，生山药 10 g，川续断 15 g，枸杞子 10 g，桂枝 10 g，茯苓 20 g，益母草 30 g。每日 1 剂，水煎服。

以上方加减连续服用 8 个月，疗效显著，纳佳，体力精神恢复，可在室内活动，近查空腹血糖 4.5 mmol/L，血尿素氮 26.8 mmol/L，血肌酐 186 μmol/L，尿蛋白（±）。除全身水肿之外，余症均不明显，考虑脾肾阳虚、水湿不化为主，易以桂附地黄汤合防己黄芪汤培补脾肾、温化水湿。处方：防己 10 g，生黄芪 50 g，白术 10 g，桂枝 10 g，制附片 10 g，生地、熟地各 15 g，山萸肉 10 g，山药 10 g，丹皮 10 g，茯苓 20 g，泽泻 15 g，车前草 30 g，墨旱莲 15 g，草薢 15 g，石韦 15 g。每日 1 剂，水煎服。服药 1 个月后全身水肿明显消退。仍以初诊方加减治疗，病情基本稳定。

本案由于病久失治，发生高血压病、急性左心衰、脑梗死、低蛋白血症、氮质血症等多种合并病，虽经多种西药救治，均未能满意控制。祝谌予根据久病及肾、气血虚衰、阴阳双虚、水湿泛溢之病机特点，始终以培补脾肾、活血利水、补益气血为主治疗，而达血糖、血压稳定，尿蛋白下降，低蛋白血症纠正之疗效。

参考文献

[1] 朱世增.近代名老中医经验集·祝谌予论糖尿病 [M].上海：上海中医药大学出版社 , 2009: 158-159.

赵绍琴急则治标、补泻兼施

尿毒症合糖尿病，常为正虚兼邪实。

正虚不可妄滋补，只因邪实湿热阻。

湿阻气分热郁血，凉血分消利湿邪。

黄芪益气固其本，槐榆茜丹透其热。

荆防疏表散邪实，芦茅槟军利二阴。

赵绍琴认为糖尿病肾病发展至尿毒症期时，针对糖尿病与尿毒症的病机治法是存在矛盾的。糖尿病治疗多以甘温益气、甘寒滋补为法。尿毒症则并非单纯虚证，若多用温补，则于病不利。相对而言，糖尿病是一个长期慢性的过程，而尿毒症一旦出现，其恶性循环下会急剧地损害人体正气，致虚者更虚，邪实更盛。赵绍琴采用急则治标、补泻兼施、分途调理为大法，以益气补虚治其本，降浊祛秽兼治标邪。他认为于此需严格辨证，不得混淆，否则互为影响，此起彼伏。为了解赵绍琴补泻兼施之法，需先了解其对慢性肾功能衰竭甚至尿毒症的认识。简言之可从以下六方面分析。

1. 从神疲乏力症状分析　精神萎靡不振和疲乏无力是尿毒症的神经系统表现。一般医者多认为久病属虚，更何况尿毒症是肾脏功能的严重衰竭，于是一味温壮滋补以冀取效。赵绍琴观察发现，若滥用温补，患者反而会出现神疲乏力加重，甚可见心烦急躁、梦多溲赤、牙龈出血、舌绛瘦红，脉弦细滑数。他认为其根源多在于忽视了中医的脉、舌、色、症的四诊合参。应当透过错综复杂的表面现象抓住疾病的本质。他于临床中观察发现，此类患者虽神疲乏力，周身沉重，但切脉浮，中取濡软，沉按则弦细滑数。弦者为郁，细为阴伤，数为热象，滑主痰湿阻滞，合而言之，乃湿阻气分、血分郁热之征。有些患者之脉浮，中取虚弱乏力，但沉取滑数。单从虚弱乏力分析，似属气分不足，但滑数之脉为痰湿蕴郁于里的反映，如此看来，此虚弱之脉是热闭之象，当为湿阻气分所致。观其舌质偏红，苔滑润腻，此属阳气虚弱，湿阻气机，热郁于内，若专投温补，则反助阳增其郁热，滋腻徒加湿阻。所以细心地分析脉象，进一步认识热郁湿阻的病机，才能准确地掌握病机根本所在。

2．从皮肤奇痒表现分析　阴伤脱水，皮肤失去光泽、干燥、脱屑。尿素从汗腺排出后，凝成白色结晶，称为尿素霜，它刺激皮肤引起尿毒症性皮炎，患者自觉奇痒难忍而搔抓，皮肤破后多继发感染。此类患者舌苔多滑润腻，舌质红绛，或舌边尖起刺。舌苔多主气机功能方面疾病，舌质则主疾病的本质。苔滑腻，湿阻气分无疑；质红绛，血分有热可定。加之脉滑数，按之弦急，滑为痰，数则主热，按之弦急为肝郁且热之象。又常见心烦急躁，妇人月事色深，量多提前，全是郁热扰心、热迫血分而妄行之象。合而言之，乃热郁血分，湿阻气分，治疗必须二者兼顾。

3．从贫血分析　贫血是尿毒症患者必有的症状。其表现为血红蛋白下降，头晕目眩。一般认为贫血要补，一是食补，用高脂肪、高蛋白之类；二是药补，骤进温补滋腻之品，人参、附子、黄芪、鹿茸之类，惟补是求。但结果往往是尿素氮、肌酐急剧上升，血红蛋白反而下降。赵绍琴认为尿毒症期肾功能衰竭严重，每进蛋白、脂肪类高能量之品，徒增其郁热，同时加重了肾脏的排泄负担，结果只能每况愈下。若控制饮食，以素食为主，多散步，忌食辛辣刺激及脂肪、蛋白类食品，结果反可使血红蛋白上升，尿素氮下降。以此反推，尿毒症似虚实郁可知矣。

4. 从水肿症状分析　由于肾脏排水能力下降，故多常见水肿，而且经年累月，难以平伏。如何辨治水肿？是投真武汤温阳利水，还是五苓散淡渗利湿？赵绍琴认为越利水则水肿越甚，越滋补则变证蜂起。细察患者，面色以淡黄多见，或暗浊无华，黄乃土色，湿为土气，湿阻于内，阳气不升，气血不荣于面，故面色黄浊。舌体胖大有齿痕，舌面光滑，有阳虚气弱的一面；但舌质偏红，尖部起刺，唇红赤且干，是为心、肝二经内有蕴热；而舌苔垢厚，尚有痰湿阻滞。按脉多濡软沉取弦数，濡为湿脉，水饮痰浊阻滞使然，弦数为心肝郁热。如此为湿阻气分，心肝郁热，气阴两伤，非单纯虚实论之。可投宣肺疏卫、凉血泻热之剂，疗效颇著。宣肺疏卫，化其湿滞，通调水道，所谓启上闸也，凉其血分蕴热，泻其心肝郁火，双管齐下，故取效甚捷。

5. 从呕吐症状分析　胃肠道表现是尿毒症中最早和最突出的症状，初期以厌食、腹部不适为主，继而出现恶心、呕吐、舌炎、口有气味及口腔溃疡等。其原因是潴留的毒性物质对神经系统的作用，同时其分解产物刺激胃肠黏膜，造成胃肠道功能紊乱以及广泛黏膜炎症和溃疡。其呕吐味酸且苦，吐势急迫，从中医辨证乃热郁于胃，胃失和降，上逆而为吐。同时兼见心烦口干，小溲亦热，夜寐梦多，舌红脉数，是为内有蕴热之佐证。其病机为热郁于内，迫及胃肠，上逆为吐。临床以苦寒折热、升降芳化并举，常可取效。

6. 从尿素氮、肌酐分析　尿素氮和肌酐是反映肾功能损害程度的重要指标。赵绍琴临床观察到许多患者服用温补益气、滋阴填下之药后，反而出现肌酐、尿素氮的上升，病情恶化。从现代研究来看，他认为原因有二。一是药味本身含有大量的氨基酸，如阿胶、鹿角胶等胶类都是如此。因肾功能早已衰竭，无力将氮质排出体外，再服用胶类中药或温补药等于增加氮质的摄入量，而使血中非蛋白氮升高。二是药物本身有抑制机体排出氮质的作用，如附子、肉桂、红参等。而赵绍琴采用活血化瘀以折其郁热，清热祛湿以降其滞涩之法，常可使肌酐、尿素氮很快下降。

综上所述，慢性肾功能衰竭尿毒症期多属湿阻气分、热郁血分之证，而糖尿病多见气阴不足之证，益气滋阴则增湿助热，清热祛湿活血则损阳伤阴。故而应细察四诊，慎审证因，分清矛盾主次，急则治标，补泻兼施，方可取效。

如治梁某，女，62 岁，1993 年 8 月 1 日初诊。糖尿病 10 余年，每日使用胰岛素，血糖得以控制。1 年前发现尿中蛋白阳性，持续不降。诊断为糖尿病肾病。半年前查出肌酐、尿素氮明显增高。近 1 个月来逐渐出现颜面及下肢浮肿，乏力殊甚，皮肤瘙痒，恶心欲吐，脘腹胀满，不欲饮食。近查血肌酐 440 μmol/L，血尿素氮 19.3 mmol/L，二氧化碳结合力 19 mmol/L，舌胖苔白而腻，脉象濡软、按之有力，面色苍白浮肿、下肢水肿、按之凹陷不起，小便短少色白，大便不畅，夜寐梦多，心烦急躁。

中医辨证：中阳不足，又兼血分郁热。

治法：益气行水，凉血化瘀，两兼顾之。

处方：生黄芪 30 g，荆芥 6 g，苏叶 10 g，防风 6 g，白芷 6 g，生地榆 10 g，炒槐花 10 g，丹参 10 g，茜草 10 g，白茅根、芦根各 10 g，冬瓜皮 30 g，茯苓皮 30 g，大腹皮 15 g，槟榔 10 g，大黄 2 g。7 剂。

二诊。药后小便增多，大便畅行，面肿已消，下肢肿消大半，呕恶减轻，瘙痒尚存。舌白苔腻，脉仍濡软沉滑，继用前法进退。处方：生黄芪 30 g，荆芥 6 g，苏叶 30 g，防风 6 g，白芷 6 g，生地榆 10 g，炒槐花 10 g，丹参 10 g，茜草 10 g，地肤子 10 g，白鲜皮 10 g，重楼 10 g，冬瓜皮 10 g，大腹皮 10 g，大黄 2 g。7 剂。

三诊。下肢浮肿全消，皮肤瘙痒大减，微觉呕恶，脘腹稍胀，舌白苔润，脉象濡滑，再以疏调三焦方法治疗。处方：生黄芪 30 g，荆芥 6 g，苏叶 10 g，生地榆 10 g，炒槐花 10 g，丹参 10 g，茜草 10 g，青皮、陈皮各 10 g，木香 6 g，焦三仙各 10 g，水红花子 10 g，大腹皮 10 g，槟榔 10 g，大黄3g。7剂……五诊。药后眠安梦减，大便日二三行，小便如常。唯觉疲乏，余症全安。近查血肌酐282μmol/L，血尿素氮9.8 mmol/L，尿蛋白（±）。舌白苔润，脉象濡软，继用前法进退。方药：荆芥6g，防风6g，苏叶10g，白芷6g，生地榆10g，槐花10g，丹参10g，茜草10g，白茅根、芦根各10g，焦三仙各10g，大腹皮10g，槟榔10g，大黄3g，7剂。后以上方加减，续服3个月，并配合控制饮食、每日运动，肌酐、尿素氮恢复正常水平，尿蛋白保持在（±～＋）。

此例患者乏力、瘙痒、呕恶、浮肿皆现，肌酐、尿素氮明显升高，甚为典型。虽有中阳不足之象，但查脉按之有力，苔白而腻，确有实邪阻滞之征。故以黄芪升健中阳，又以荆芥、防风、苏叶、白芷宣肺疏卫，通调水道，地榆、槐花、丹参、茜草凉血化瘀，芦根、白茅根、冬瓜皮、茯苓皮行水利湿，并腹皮、槟榔、大黄通腑泻浊。如此补泻兼施，间以地肤子、白鲜皮、重楼止痒，青皮、陈皮、木香、焦三仙健胃消胀，随证治之，故能竟获全功。

参考文献

[1] 赵绍琴.赵绍琴临床经验辑要[M].北京：中国医药科技出版社，2001：80-449.

 周仲瑛本虚标热论

> 本虚多为气阴虚，病及肝肾常不足。
> 标有四热重相叠，燥湿痰瘀热相结。

周仲瑛认为糖尿病肾病的病因比较复杂，禀赋不足、饮食失节、情志失调、劳欲过度等可导致糖尿病的原因均可引发糖尿病肾病。糖尿病肾病的病位主要在肾，涉及肝、胃、脾、肺及心，久病入络，其主要病机在于肝肾不足、气阴两伤，瘀、热、湿、痰、燥既为其主要的病理因素，又是其病情迁延难愈的关键。其病理性质为本虚标实，在本主要为气阴两虚、肝肾不足;在标主要为燥热、湿热、瘀热、痰热"四热"互结。辨治要点如下。

肝肾不足的症状特点:头晕耳鸣,五心烦热,腰膝酸痛,目涩,视物模糊,怕冷,下肢浮肿,小便短少,大便偏干,舌苔薄黄,舌质暗红、时有裂纹,脉细数。治法:滋补肝肾。常用方剂:六味地黄汤、一贯煎加减。补益肝肾,适用于病程日久,肝肾亏虚之视物模糊、五心烦热等症。

气阴两虚的症状特点:疲劳乏力,头晕头昏,易汗,口干多饮,小便淡黄而少,大便干结,舌苔薄、质红,脉细数无力。治法:益气养阴。常用方剂如下。①气虚:生脉散加减。该方功在益气生津、敛阴止汗,适用于口干多饮、多汗等症。②阴虚在肾:六味地黄汤加减。本方滋阴补肾,可治疗肾阴不足所引起的腰膝酸痛、头晕耳鸣等症。③阴虚在肝:一贯煎加减。本方主治肝阴不足、气郁生热,适用于五心烦热、视物模糊等症。

燥热的症状特点如下。①燥热在肺:口干多饮,咽燥,自汗,气短,神疲乏力,舌苔黄、质红,脉洪数。②燥热在胃:口臭,消谷善饥,多饮,多尿,尿色黄,大便干燥,舌苔黄燥、质红,脉洪大。治法:滋阴清热,生津润燥。常用方剂如下。①燥热在肺:清燥救肺汤加减。该方功在清燥润肺,生津止渴,适用于燥热伤肺、口干咽燥、烦渴多饮等症。②燥热在胃:玉女煎加减。本方清热润胃,养阴生津,适用于燥热伤胃、阴液亏耗、消谷善饥等症。③燥热在肺胃:白虎加人参汤加减。本方清热泻火,益气生津,适用于肺胃燥热之烦渴多饮、消谷善饥等症。

湿热的症状特点如下。①湿热内蕴于上焦、中焦:口苦黏腻,口渴而不欲多饮,似饥而食不多,脘腹满闷,尿频急,舌苔黄腐腻或黄厚腻、质红,脉濡缓或濡数。②湿热壅阻于下焦:尿频急,小便灼热、色黄、浑浊,舌苔黄腐腻,脉滑数。治法:清热化湿,芳香悦脾。常用方剂:王氏连朴饮、二妙丸加减。二方均清热化湿,适用于口渴而不多饮、似饥而不欲多食、舌红苔腻等湿热中阻之证。前方重在清三焦火热之邪,后方则偏于清下焦湿热之邪。

瘀热的症状特点：病程日久，偶有胸中刺痛、心悸，肢体麻木、疼痛，寐差，或腰膝酸痛、眩晕耳鸣，甚至半身不遂，舌苔黄，舌质紫暗，舌下脉络瘀阻，脉细涩或结代。治法：清热通络，凉血化瘀。常用方剂：桃核承气汤、犀角地黄汤加减。二方均凉血活血化瘀，适用于病程日久、络热血瘀之证。

痰热的症状特点：面部烘热、手足心热或时觉身热，胸闷，脘腹胀，纳食不香，眩晕，疲劳乏力，易汗，舌苔薄黄腻、质红，脉滑数。治法：清热化痰。常用方剂：清金化痰汤加减。此方能泻脏腑之热，偏于肺热。

糖尿病肾病病程迁延日久，病势缠绵，病情复杂，其临床表现常为多种病理因素夹杂而致，在具体某个病例中只是以某种病理因素为主，临床上常根据患者具体情况，揣度复合病机的主次，衡量湿、热、痰、瘀、燥的主次处方用药。清热时苦寒不宜太过，以免败胃或燥化；祛瘀应选具有凉血与活血双重作用的药物；化痰理气不宜辛香燥烈，以免助火耗气伤阴。

如治一名 58 岁男性患者，1993 年 8 月出现尿频尿急、小便不畅，诊为前列腺增生、尿潴留，同时发现有糖尿病，起初服用格列本脲、二甲双胍等控制血糖，2005 年 5 月开始用胰岛素，血糖控制尚可，空腹血糖 7.5 mmol/L，餐后 2 小时血糖 12.5 mmol/L。曾发现尿蛋白阳性、尿素氮偏高，查食管、胃、直肠有慢性炎症。目前形体渐瘦，腿软乏力，口干唇燥，咳嗽痰多，小便不畅，尿黄有沫，大便偏溏，日行 3 次。舌苔黄腐腻，舌质暗紫、中有裂纹，脉弦。B 超示：双肾、输尿管无明显异常。

西医诊断：糖尿病（糖尿病肾病）。

中医诊断：消渴（消肾），证属肾虚阴伤，湿热内郁，久病络瘀。

治法：滋肾养阴，化湿清热，活血通络。

处方：生地黄 12 g，山药 15 g，丹皮 9 g，茯苓 10 g，山萸肉 10 g，泽泻 12 g，南沙参 10 g，北沙参 10 g，天花粉 10 g，知母 6 g，炒苍术

6 g，黄柏 10 g，玉米须 15 g，鬼箭羽 20 g，炙水蛭 3 g，玄参 10 g，泽兰 12 g，地骨皮 15 g，桑白皮 15 g，桑叶 10 g，炙僵蚕 10 g。

二诊。二便通畅，但大便不成形，咳嗽隐痛，咳白色块状痰、量多，口干，咽痛，胃脘嘈杂，腿软无力，背痛。舌苔黄薄腻，舌质暗紫，脉细弦。检查空腹血糖 6.7 mmol/L，餐后 2 小时血糖 8.6 mmol/L，血尿素氮 8.1 mmol/L。处方：上方加蒲公英 15 g、麦冬 10 g、桔梗 5 g。

三诊。二便通畅，咳嗽痰多，胃脘嘈杂基本缓解，腰酸，腿软乏力，舌苔薄黄腻，舌质暗红，脉小细滑。餐后 2 小时血糖 7.1 mmol/L，血尿素氮 6.5 mmol/L。服药 4 周，湿热、燥热消减，气阴虚损渐复，血糖基本控制，守方再进。处方：8 月 22 日方去泽泻，改玄参 15 g，加丹参 12 g、鸡血藤 15 g。

本案以六味地黄汤为主方滋阴固肾，合南沙参、北沙参、天花粉、麦冬、知母滋阴润肺，以治燥热；炒苍术、黄柏、泽兰、玉米须等清中化湿醒脾，以治湿热；鬼箭羽、玄参、炙水蛭、鸡血藤、丹参凉血活血，化瘀通络，以治瘀热（水蛭仅 3 g，旨在活血，不在破血)；蒲公英、桔梗、桑白皮、地骨皮清肺化热，以治肺中痰热。综观治疗全过程，用药仅 1 个月余，气阴双补，湿热、燥热、瘀热、痰热"四热"同治，咳嗽痰多、尿黄有沫、大便偏溏、腿软乏力、苔黄腐腻等症状及血糖、尿素氮等指标明显好转，因此，克服了西药格列本脲等单纯降糖而轻视并发症治疗的弊端，标本兼治，体现了中医辨证论治的优势。

"四热"中湿热与痰热常易混淆，临证需细辨。湿热为病或发热、身热不扬，或黄疸，或脘痞呕恶，或头身困重，或口黏不渴，虽临床表现各异，但辨证重在察舌，常以苔腻的厚薄程度判定湿之多少，通过苔腻的部位在舌的前、中、后定三焦所属。其中以色白为湿重，色黄为热重，色灰或黑为湿热俱盛。再参以问诊，口腻、口淡属湿，口干属热；湿多于热则口甜，热多于湿则多口苦。痰热患者常有咯吐黏痰，为湿热患者所没有；痰热上窜则头晕、眼花，内扰心神则神情异常、心烦易惊、呆钝、

名老中医糖尿病辨治枢要

独语、哭笑无常等。痰热致病的多样性、怪异性，与湿热为病脘痞、腹胀、身重、呕恶、纳呆、脉濡数以脾胃为中心者不同。如《类证治裁》言："饮惟停蓄肠胃，而痰则随气升降，遍身皆到。庞氏云：天下无逆流之水，因乎风也。人身无倒上之痰，因乎气也。在肺则咳，在胃则呕，在心则悸，在头则眩，在背则冷，在胸则痞，在胁则胀，在肠则泻，在经络则肿，在四肢则痹，变幻百端，昔人所谓怪症多属痰，暴病多属火也。"另，痰可有形而湿无形，故痰热为病可以有外形见症，如瘿瘤、包块等，而湿热疾病一般没有。

参考文献

[1] 苏克雷，朱垚，郭立中. 国医大师周仲瑛治疗糖尿病肾病经验 [J]. 中华中医药杂志，2012, 27(11): 2854-2856.

☞ 周仲瑛复法合用、杂合以治

> 糖肾复合病机杂，杂合以治用复法。
> 升降结合补泻兼，寒热并用求阴阳。
> 表里相合调气血，得其所宜顾多脏。

周仲瑛按照复合立法，即数法联合的思路组方用药，用以治疗多病多证杂见的病情。应用复法的体会：升降结合、补泻兼施、寒热并用、阴阳互求、表里相合、气血互调、多脏兼顾。正如《素问·异法方宜论》所说："杂合以治，各得其所宜，故治所以异，而病皆愈者，得病之情，知治之大体也。"

如治一名80岁男性患者，糖尿病病史34年，胰岛素注射、阿卡波糖（拜糖平）口服治疗10余年，并发糖尿病肾病、周围神经病变、冠心病。2年来，双下肢浮肿、麻木，面浮，手臂肿，视物模糊，口干不显，大便尚调，用利尿药后小便量尚可，舌质偏红，苔黄，脉小弦滑，面黄有浮感。血生化：

124

血糖 8.7 mmol/L，白蛋白 22.8 g/L，尿素氮 14 mmol/L。尿常规：蛋白（＋＋＋），隐血（＋＋＋）。红细胞计数：95.2 /μL。

中医辨证：脾肾两虚，气阴双亏，久病络瘀，气不化水。

处方：熟地 10 g，山萸肉 10 g，怀山药 10 g，泽泻 15 g，茯苓 12 g，制附片 5 g，炙桂枝 6 g，仙灵脾 10 g，车前子 10 g（包），怀牛膝 10 g，猪苓 12 g，玉米须 20 g，冬瓜皮 15 g，生黄芪 15 g，焦白术 10 g，炙桑白皮 12 g，泽兰 15 g，鬼箭羽 15 g。77 剂，每日 1 剂，水煎，早晚各 1 次，温服。

方中地黄、山茱萸、山药与桂枝、附子、仙灵脾相配，即阴阳互求之法，阴中求阳、阳中求阴，使得阴阳互生而化气生津。熟地、仙灵脾治肾，黄芪、白术、茯苓治脾，山萸肉、牛膝兼补肝肾等，此即多脏兼顾。黄芪、白术益气，熟地、牛膝、泽兰、鬼箭羽养血活血，此即气血互调。滋阴助阳、益气养血，配合活血利湿，即是攻补兼施。病机杂合，故治法亦需杂糅以治，但需得其所宜，不可杂乱堆砌，否则反致灾乱。

二诊。最近上身浮肿消退，下身仍肿但有减轻，精神稍好，皮肤瘙痒，下肢麻，怕冷，小便量少，大便正常，舌质暗红，苔薄黄腻，脉细。首方加鸡血藤 15 g、天仙藤 15 g、炙僵蚕 10 g、刺五加 10 g、地肤子 15 g。77 剂。

三诊。上身颜面浮肿基本消退，下肢浮肿亦有明显改善，怕冷，尿少、尿频，夜尿 3 ～ 4 次，腿足麻木，大便不实，舌质暗、多裂，苔薄黄，脉小弦滑。首方加稆豆衣 10 g、汉防己 12 g、鸡血藤 15 g、天仙藤 15 g、炙僵蚕 10 g、刺五加 10 g、地肤子 15 g。112 剂。

四诊。双下肢浮肿减轻，自觉无明显不舒，两足麻，大便正常，舌质暗，苔薄黄腻，脉小弦滑。血生化：总蛋白 53.3 g/L，白蛋白 31.6 g/L，尿素氮 14.3 mmol/L，血糖 7.67 mmol/L。首方改生黄芪 25 g，炙桑白皮 15 g，加地锦草 15 g、墨旱莲 12 g、天仙藤 15 g、稆豆衣 10 g、汉防己 12 g、鸡血藤 15 g、炙僵蚕 10 g、刺五加 10 g。84 剂。

1年后复诊,下肢浮肿已完全消退,近查生化:白蛋白25 g/L,尿素氮、肌酐正常。原方加减继服。

患者糖尿病病史30余年,病程较长。消渴日久,脾肾俱虚,气阴两伤。气虚则水湿难化,故见四肢、面目浮肿;气虚血少,络瘀不畅,故下肢麻木;阴虚及阳,火不暖土,故见怕冷、大便不实等。病机归纳为脾肾两虚,气阴不足,久病络瘀,气不化水。方用桂附地黄丸加减化裁,配伍仙灵脾温补肾阳,补火暖土,温运中焦;鬼箭羽化瘀通络;生黄芪、焦白术、车前子、玉米须、冬瓜皮、猪苓、茯苓、怀牛膝益气健脾,燥湿利水。鬼箭羽通瘀破血,生黄芪益气化瘀,鬼箭羽配生黄芪益气活血使血行津布则燥热得解,瘀化气畅则阴液自生。二、三、四诊均根据患者情况,进一步加用活血利水之品。故五诊时患者浮肿完全消退,疗效明显。本案有阴阳互求、多脏兼顾、气血互调、补泻兼施等数法,复法合用、杂合以治,以治疗多病多证杂见。

另,周仲瑛指出,虽然现代研究表明,天仙藤含有马兜铃酸,可引起亚急性或快速进展性肾功能损害,但不能因噎废食。中药的使用应以中医理论为指导,而不应拘泥于药物单一成分的现代药理毒理作用。在临床应用过程中,常在辨证准确的基础上通过药物之间的适当配伍,达到减毒增效的目的。天仙藤、鸡血藤配伍,取其行气活血、疏通经络、利水消肿之功。天仙藤味苦、性温,具有行气活血、利水消肿之功;鸡血藤微甘、性温,具有活血舒筋通络、养血调经之效。凡气血不调之浮肿,诸如肾病、特发性水肿、卒中后遗症、高血压病、心脏病患者气血不调所致的浮肿以及手足麻木不仁,两药相合屡获效验。因肾病本身易出现肾功能异常,甚至肾功能衰竭,故应定期检查肾功能,若出现肾功能异常时应及时停药或审慎用药。

参考文献

[1] 方樑. 周仲瑛教授六味地黄类方治疗下消经验 [J]. 南京中医药大学学报, 2013, 29(1): 78-80.

☞ 叶景华平补缓泻、活血健脾治糖尿病肾病

平补优于峻补，缓泻优于峻泻。

须辨寒热虚实，活血不忘健脾。

叶景华认为，糖尿病肾病发病及其病理机制的内在原因是脾肾亏虚，同时兼有迁延日久所致的瘀血阻滞。糖尿病本身就是脾气不足，水谷运化失权，导致"精流浊留"，水谷不化精而为邪。糖性黏滞，适则为精，盛则属湿浊之邪，失治或治不得法，伤阴耗气，加之湿浊之邪久积体内，流注脉道，成痰成瘀。"肾为阴中之阴"，同气相求，则痰瘀更易阻于肾。肾主水液代谢，湿浊内阻水道，水湿交织日久，浊邪不得正常排泄，蕴而成毒，形成"湿浊瘀毒"交织的状态。糖尿病肾病与脾肾关系密切，脾失健运，肾亏湿阻，病机上属虚实夹杂，病本于脾虚，脾虚伤肾，因虚致实，湿瘀阻络，化聚成积。根据"虚则补之，实则泻之，结者散之"的法则，以益气扶正、解毒泻浊、软坚散结立法，拟定中晚期糖尿病肾病的基本治疗肾衰方 (药物组成：黄芪 30 g，当归 10 g，灵芝 30 g，胡芦巴 10 g，黄连 5 g，制大黄 30 g，土茯苓 30 g，皂角刺 30 g，王不留行 30 g，徐长卿 15 g 等)，长期应用于临床取得了良好的效果。叶景华还强调临床应该采用内服外敷一体化治疗：在内服方剂同时，还予以肾区微波治疗以增加肾区血供，改善局部血液循环，并以自制肾衰膏外敷神阙穴、肾衰方水煎灌肠，以达从肠道排毒的效果。

其用药经验总结如下。

1. 平补优于峻补，缓泻优于峻泻　对于糖尿病肾病若以峻补之品，徒有"闭门留寇"之害，治疗应遵循慢性病的治疗原则，以平为期，药用平和之何首乌、菟丝子、胡芦巴等。糖尿病肾病晚期，多有腑气不通、浊邪壅塞之证。通腑泻浊为其正治，但峻猛之品久泻，则恐攻伐太过，徒伤正气，故叶景华主张缓泻为要，或峻药缓用，如将泻药作保留灌肠 (大黄之泻与牡蛎之收同用)，或以制大黄入药，祛邪而不伤正。

2.活血化瘀贯穿治疗始终　叶景华认为由于瘀毒是糖尿病肾病的诱发、加重因素及病理产物，治疗上应始终贯穿活血化瘀，并根据患者不同证候而用药。热者，治以牡丹皮、赤芍、紫草、茜草、生蒲黄、泽兰、丹参等；寒者，治用川芎、桃仁、红花、当归、山楂等；气郁者，治以郁金、延胡索、降香等；气虚者，加用三七、王不留行；瘀血日久不化，选用水蛭等。

3.重用活血不忘健脾　久病致瘀，治宜活血化瘀，然病之所以缠绵难愈，叶景华认为很大程度是由于正不胜邪。糖尿病肾病长期迁延不愈，穷必及于脾肾，滋补脾肾法正契合此类病机。叶景华强调补脾重在健脾，因脾为湿土，土润才能滋生万物，补脾气以固下脱之阴津，养脾阴可化涸竭之津液。他注重用党参、黄芪、山药益气养阴；而由于脾胃相表里，故补脾需辅以升降脾胃，即用党参、黄芪、白术、甘草之类建中，又伍半夏、干姜、黄芩、黄连之属辛开苦降，共奏补脾和胃、滋养化源之功。

4.辨病分期与辨证分型相结合　据 Mo gensen 对糖尿病肾病的分期：Ⅰ、Ⅱ期是肾小球高滤过期，临床上仅有糖尿病表现，肾功能正常，尿中无蛋白；Ⅲ期仅在尿微量白蛋白检测中发现异常，所以容易被临床医师所忽略；进入Ⅳ期时，即临床糖尿病肾病期，仅控制血糖已难以恢复受损的肾脏，最终进入Ⅴ期（终末期肾衰竭期）。叶景华将糖尿病肾病分为初期、中期、晚期，证型如下。

糖尿病肾病初期：多有咽干口渴，食欲旺盛，耐力减退，舌红，脉数。该期相当于 M 氏Ⅰ、Ⅱ期，临床常见肝肾阴虚、气阴两虚，前者治以滋养肝肾、益气活血为主，药用知母、黄柏、生地黄、葛根、山茱萸、牡丹皮、赤芍等，后者治宜益气养阴，药用黄芪、玄参、生地黄、太子参、麦门冬、何首乌等。头晕甚者加菊花、钩藤、决明子；湿者则加土茯苓、苍术、川萆薢；瘀者则加丹参、赤芍。

糖尿病肾病中期：多有神疲乏力，面色萎黄，纳少腹胀，头晕目眩，舌红少津，脉沉细等。该期相当于 M 氏Ⅲ、Ⅳ期。脾肾气阴两虚者，治宜补脾肾之气、养脾肾之阴，药用黄精、怀山药、山茱萸、玄参、生地黄、黄芪、党参；脾肾气阳两虚者，治宜健脾补肾、益气活血，药用黄芪、苍术、胡芦巴、补骨脂、党参、淫羊藿、丹参、当归、猪苓、茯苓。兼有肝郁气滞者，加柴胡、枳壳、枳实、赤芍、白芍；兼有肺胃燥热，口渴明显者，加生石膏、知母；兼下焦湿热，尿频、尿急、尿热、尿痛者，加土茯苓、石韦、生地榆；兼血虚者加生黄芪、当归、枸杞子、熟地黄。

糖尿病肾病晚期：表现为神疲，身肿，腰以下为甚，脘腹胀闷，心悸气促，纳减便溏，尿少肢冷，面色萎黄，舌质淡，苔白，脉沉缓无力，相当于 M 氏 V 期，证属脾肾阴阳俱虚，治宜温运助阳、化气利水泻浊，药用胡芦巴、白术、附子、干姜、制大黄、菟丝子、淫羊藿、芡实、猪苓、丹参等。

如治倪某，男性，65 岁。1999 年 5 月 21 日初诊。患 2 型糖尿病 8 年，曾服用二甲双胍、格列齐特缓释片等。由于用药、饮食不规律，近 3 年来血糖控制不理想。常感胸闷口干，不思饮食，大便干结。刻下症：精神萎靡，面色萎黄，下肢浮肿，舌淡暗、有瘀斑，苔白腻，脉沉细。查体：体温 36.9 ℃，脉搏 105 次 / 分，呼吸 19 次 / 分，血压 165/105 mmHg。实验室检查：尿蛋白 (++)，24 小时尿蛋白定量 1.97 g/24 h，血红蛋白 100 g/L，血糖 10.2 mmol/L，血尿素氮 9.9 mmol/L，血肌酐 115 μmol/L。

西医诊断：2 型糖尿病，糖尿病肾病 IV 期。

中医诊断：消渴、水肿。证属脾肾气阴两虚，瘀血阻滞。

治法：健脾益肾活血。

处方：何首乌、制黄精、生地黄、葛根各 15 g，怀山药 12 g，山茱萸、桃仁各 10 g，玄参、黄芪、丹参各 30 g，党参、赤芍各 9 g。每日 1 剂，水煎服。

西药治疗给予格列喹酮片控制血糖，氯沙坦钾片控制血压，

该患者治疗 60 天后，症状明显减轻，水肿消退，纳食好转，二便正常，血压稳定在 143/83 mmHg，血糖 6.9 mmol/L，尿蛋白 (+)，24 小时尿蛋

白定量 0.61 g/24 h，血尿素氮 6.1 mmol/L，血肌酐 97 μmol/L，患者自觉症状好转，随访 2 年病情稳定。

参考文献

[1] 张彤.叶景华主任治疗糖尿病肾病的临床经验 [J]. 中医药信息 ,2003，20(3)：29-30.

 南征"毒邪入络、膏原街喉"论

> 欲求糖肾之病所，膏原街喉毒入络。
>
> 解毒土茯榛大黄，通络穿山血竭丹。
>
> 槟榔朴果开膜原，蝴蝶紫荆荠利咽。
>
> 精芪覆盆调散膏，诸药相合效更高。

南征认为糖尿病肾病与散膏、膜原、气街、咽喉关系密切，其主要病机为毒邪入络。下文分而细论之。

1. **糖尿病肾病与散膏的关系** 南征认为脾胃与胰腺同主运化、消磨水谷，为人元气之源泉。他继承任继学教授的观点，认为散膏就是现今所说的胰腺，内通经络和血脉，为津、精之通道，外通玄府，以行气液及人体内外之水精，升降出入皆由散膏行之。散膏是脾的副脏，与脾共主运化、化生气血、升清降浊、输布精微、供养周身。人体因禀赋不足、饮食不节、情志不遂、劳逸失度、医害药毒等产生燥热瘀滞，首先损伤散膏，进而侵蚀三焦，而产生痰、湿、瘀、热，进而脏真受损而致糖尿病发病。因此，治疗糖尿病肾病应调治散膏，以治病本。

2. **糖尿病肾病与膜原的关系** 膜原是分布于机体内外的一种组织，这种组织在体内深处是分布在脏与腑互相连接之处，在体内浅处是分布在肌肉与皮肤相接之地，起着桥梁与纽带作用。《湿热病篇》云："膜原者，外通肌肉，内近胃腑，即三焦之门户，实一身之半表半里也。"若毒邪盘踞于膜原，如鸟栖巢，如兽藏穴，营卫不及，药石不达。毒伏膜原后，附着脏腑，邪毒渐深，内侵于肾，故糖尿病肾病病情复杂，变化多端，缠绵难愈。因此，治疗糖尿病肾病应开达膜原，使邪尽方能愈病。

3. **糖尿病肾病与气街的关系**　气街是经气聚集和运行的通道，《灵枢·动输》指出："四街者，气之径路也。"《灵枢·卫气》曰："胸气有街，腹气有街，头气有街，胫气有街。"说明人的全身均有经脉之气聚集循行的通路。毒邪从气街入肾络，入络则难去，久而伤肾致病。

4. **糖尿病肾病与咽喉的关系**　咽喉上通口鼻，下连肺脏，络属肾脉，与自然界相通，故不耐寒热，易受邪侵。《黄帝内经》云："肾足少阴之脉……循喉咙，挟舌本""邪客于足少阴之络，令人嗌痛"。咽喉为枢机之所在，传变之关键。邪客于咽喉，循经至肾，使肾的封藏功能失司、统摄无权，精微遗失，随尿排出而形成浊尿。其病因在毒邪，病位在肾，其络连喉，且咽喉常易受毒邪侵犯而使病情反复及加重。故治疗糖尿病肾病时应加用利咽之药，保护咽喉，此谓"下病上治"。

5. **糖尿病肾病与毒邪、络病的关系**

（1）毒邪。毒邪有内外之分，外毒为相对于人体而言，是指直接侵袭机体并造成毒害的一类物质，如细菌、病毒等，一般多具有传染性和流行性；内毒是因脏腑功能和气血运行失常，使机体的生理或病理产物不能及时排出，形成气滞、痰凝、血瘀、湿阻、水停等病理产物，蕴积体内过多，邪盛而化生毒邪。这些毒邪多在疾病过程中产生，既是病理产物，又是新的致病因素。糖尿病肾病之毒邪主要是内毒，是由散膏受损后产生的痰浊、湿热、瘀滞等病理产物在体内日久互结而成。毒邪盘踞膜原，从气街处而入，亦可经咽喉损伤肾络，肾之体用皆损而成糖尿病肾病。毒邪贯穿糖尿病肾病的始终，故治疗糖尿病肾病须用解毒法。

（2）络病。南征认为糖尿病肾病属于络病范畴。叶天士《临证指南医案》指出"百日久恙，血络必伤""经几年宿病，病必在络""初为气结在经，久则血伤入络"，提出了"久病入络"的观点。而糖尿病日久不愈，毒邪侵袭肾络，络脉瘀滞，正合络病特点。但邪之所凑，其气必虚。邪毒所以入络，是因络虚所致，至虚之处，便是容邪之所。邪阻肾络，郁久蕴毒，深滞于肾络，是糖尿病肾病病情缠绵、久治不愈的根本原因。因此，治疗上应重视通络益肾。

南征针对糖尿病肾病之病因病机，以调散膏、达膜原、利咽喉、解毒通络为核心，自拟"解毒通络益肾导邪汤"治疗糖尿病肾病。其方剂组成为：榛花10 g，大黄10 g，土茯苓60 g，黄芪50 g，黄精50 g，覆盆子10 g，金荞麦10 g，紫荆皮10 g，木蝴蝶10 g，穿山甲8 g，血竭3 g，丹参10 g，槟榔10 g，草果10 g，厚朴10 g。方中榛花解毒消肿止痛，大黄清热解毒、推陈出新，土茯苓解毒除湿、通利关节，三味合用清热除湿、解毒通络为君。黄芪益气升阳，黄精补脾益气、滋阴生血，覆盆子补肾固精，此三味合用益气滋阴、补肾固精、调散膏为臣。金荞麦、紫荆皮、木蝴蝶解毒利咽，穿山甲、血竭、丹参活血化瘀通络，草果、槟榔、厚朴为达原饮之主药，槟榔除瘴气，厚朴破戾气，草果祛除伏邪，共用可直达巢穴，使邪气溃败，速离膜原，并防芪、精滋补壅滞。诸药合用，共奏解毒通络、调补散膏、开达膜原、利咽保肾之功。需要注意的是，肾为先天之本，病若及肾，肾之元气多已大伤，故南征对苦寒药的应用极其谨慎，除非热象明显，否则剂量一般从小剂量开始，逐渐增量。同理，在应用活血化瘀通络药物时，亦从小量开始，并与大剂补益药相伍，此则既无伤正之虞，又可化补药之滞。在此基础上，再根据患者气血阴阳之盛衰、痰饮浊瘀热毒之有无多少而加减用药。

如治一男性患者，64岁，退休。2010年9月18日初诊。患者患糖尿病20年，糖尿病肾病3年，下肢浮肿7天。现用精蛋白生物合成人胰岛素注射液早23 U、晚12 U餐前30分钟皮下注射以降血糖。刻下症：口干渴，尿频，腰部酸痛，乏力，双下肢轻度浮肿，耳鸣，畏寒肢冷，大便尚可，舌暗红，苔薄白，脉沉缓。血压140/80 mmHg。空腹血糖7.3 mmol/L，餐后

2 小时血糖 13.0 mmol/L，尿蛋白（＋＋）。

西医诊断：糖尿病肾病。

中医辨证：脾肾阳虚兼瘀毒。

治法：助阳益肾，解毒通络，调散膏，达膜原。

处方：仙灵脾 20 g，肉桂 10 g，黄芪 50 g，黄精 50 g，穿山甲 8 g，血竭 3 g，土茯苓 60 g，益母草 10 g，金荞麦 10 g，木蝴蝶 10 g，草果 10 g，槟榔 10 g，厚朴 10 g，车前子 10 g（包煎），茯苓 15 g，泽泻 5 g。7 剂，每日 1 剂，100 ml，三餐后及睡前温服。并嘱患者严格遵照糖尿病肾病饮食进食进饮，适当运动，避免劳累，调情志。

二诊至八诊。下肢浮肿已消，畏寒改善，偶感乏力。空腹血糖 5.3 mmol/L，餐后 2 小时血糖 8.4 mmol/L，尿蛋白（±），将胰岛素剂量改为早 18 U、晚 9 U。上方去车前子、茯苓、泽泻，连服 49 剂。另予紫河车粉，每次 3 g，每天 2 次温水冲服。

九诊至十九诊。空腹、餐后血糖均在正常范围。尿常规正常。将胰岛素剂量改为早 13 U、晚 6 U。予上方 10 剂：4 剂水煎，100 ml，每天 2 次温服；另 6 剂研面，每次 3 g，每天 2 次冲服。随访至今，未见复发。

该患者尿频，腰部酸痛，乏力，双下肢轻度浮肿，耳鸣，畏寒肢冷，脉沉缓等，此阳虚之象，故加用仙灵脾、肉桂补肾助阳，且弃易伤阳气之榛花、大黄，而单以性平之土茯苓解毒。因患者已见浮肿，说明肾主水失司，水饮外溢，故以活血利水之益母草易丹参，并加车前子、茯苓、泽泻一以利水，二仿金匮肾气丸之意利膀胱之水助肾之气化恢复。亦因此，在二至八诊患者浮肿已消时去车前子、茯苓、泽泻防其过而伤正。其余调散膏、达膜原、利咽喉之法如上文所述，诸法合用，众药并举，使补而不滞、行而不损，终获良效。

此外，南征亦擅用辛味药治疗糖尿病肾病。他常以以下五方面用辛论治。①辛以疏肝。南征认为糖尿病肾病病位虽在肾络，但其发生发展亦与肝密切相关。肝之疏泄功能对精微的输布、气血的调达至关重要。

若其疏泄失司，精微输布失常、气血壅滞，则易停痰生浊、血滞生瘀，进而化毒。而辛走气，有能行、能散之功，可调畅气机、解郁助运而促进肝之疏泄。故南征常于方中少加川芎、木香、香附以条畅肝气。②辛化解毒。《素问》云"转为消渴，治之以兰，除陈气也"。南征以此理用芳香辛化之药与榛花、大黄、金银花、黄连等同用助其化解痰浊湿毒，如其方中开达膜原之槟榔、厚朴、草果与榛花、大黄同用即含此用意。③辛以通络。《临证指南医案》言"辛窜通络"，故其常于方中酌加泽兰、红花等助通络之效。④辛润以补。糖尿病多有阴虚之机，此用辛补其义有二：一为阳中求阴，于滋阴药中少酌辛温辛热之品，使阴得阳助则泉源不竭；二为参《素问》"肾苦燥，急食辛以润之"之理，于滋阴药中加辛散之药助阴津布散。⑤辛散祛风。风为百病之长，常可挟外毒循咽袭肾，加重糖尿病肾病。南征从自然界无风不起浪、风起波扬水浊、风停波止水清的现象取象比类于糖尿病肾病水肿、尿蛋白与风邪的关系，认为辛散风邪，无风则有助于肿消尿清。故其喜用薄荷、僵蚕祛风消肿、降蛋白。辛味药虽良效多多，但需注意的是，切不可滥用。南征用辛药，皆在其解毒通络、调散膏、达膜原、利咽喉之基础上酌加应用，方中并不以辛味药为主，否则易犯喧宾夺主、弄巧成拙之误。

参考文献

[1] 南征, 朴春丽, 何泽, 等. 消渴肾病诊治新论 [J]. 环球中医药, 2012, 5(8): 598-600.

[2] 于淼, 朴春丽, 南红梅, 等. 南征应用辛味药治疗糖尿病肾病经验 [J]. 山东中医杂志, 2007, 26(3): 198-199.

 黄煌"方人"诊治法

方人相应查体质，肾病五物芪桂枝。

搦乏肿痹便结溏，更合四味健步汤。

黄煌提出的"方人相应"是方证相应的一种高级表现形式，指适合使用某方的患者在体型体貌、心理行为特征、发病趋势等方面表现出共同的特征，与某方主治恰好相符，故以此方命名此类患者的体质及病理类型，简称"方人"。方人是体质与疾病的结合体，体现了中医治疗的个体差异、因人制宜，确保了经方应用的安全性与高效性，在慢性病的调治中有重要意义。

如治钱某，男，72岁，2004年3月6日初诊。患者因乏力、消瘦2年余就诊。患者体形偏瘦，面色㿠白，精神萎靡，少气懒言；自觉近两年来消瘦、乏力、头晕，精神差，皮肤易瘙痒，腰背时有疼痛，腿抽筋，食欲不振，尿量少、色清，大便偏干；舌红、苔黄腻。1998年确诊2型糖尿病，2003年确诊糖尿病肾病、慢性肾功能不全（氮质血症期）；现服西药，并注射胰岛素，血糖波动在 10.0～15.0 mmol/L，血尿素氮24.0 mmol/L，血肌酐 286 μmol/L。

西医诊断：糖尿病肾病；慢性肾功能不全（氮质血症期）。

中医诊断：水肿（血水瘀结）。

处方：生黄芪 20 g，桂枝 10 g，白芍 10 g，赤芍 10 g，怀牛膝 15 g，石斛 20 g，丹参 12 g，干姜 3 g。7剂，每日 1剂，水煎服，每日 2次。

2004年4月3日复诊。服上药 1个月后头晕、乏力减轻，大便变软。原方怀牛膝增至 20 g，继续服用。患者坚持服药半年余，精神、饮食正常，尿量增加。至 10月份复查肾功能，血尿素氮 7.6 mmol/L，血肌酐142 μmol/L，复查血糖为 6.4 mmol/L。嘱原方坚持服用。

此案患者即为"黄芪桂枝五物汤人"。黄芪桂枝五物汤证的体质特点为"夫尊荣人，骨弱肌肤盛"，主要症状为"外证身体不仁，如风痹状"。此类体质患者容易出现糖、脂类代谢异常，合并周围血管病变，此乃糖尿病的主要病理改变所致。黄芪桂枝五物汤有益气活血、通阳化气利水的功效，与糖尿病患者气虚血滞、水湿内停的病机甚为吻合，故常将本方用于糖尿病及糖尿病肾病的治疗中。同时，下肢乏力或下肢浮肿、常抽筋，大便偏稀或干结，皮肤瘙痒，则是应用四味健步汤的重要指征。须强调，患者应坚持服用，医者也应坚持守方不变，否则难以取效。

参考文献

[1] 陈文姬. 黄煌自拟四味健步汤临证应用经验 [J]. 上海中医药杂志, 2008, 42(4): 11-12.

 ☞ **仝小林重泻浊化瘀**

> 温下大黄附子汤，温肾泻浊两不误。
>
> 治水勿忘开鬼门，宣肺有助洁净腑。
>
> 水陆二仙涩蛋白，塞因塞用水肿除。
>
> 补气养血芪丹效，去宛陈莝水蛭图。
>
> 内外双清升降散，不给外邪留后路。
>
> 化浊降逆小半夏，肾为胃关病呕吐。
>
> 药浴打开第二肾，中药灌肠排尿毒。

仝小林治疗糖尿病肾病，强调泻浊及化瘀两个方面。因大黄同时兼具泻浊、化瘀之效，故无论虚实，仝小林每于方中必用之。他常以附子配大黄成大黄附子汤之义温下阴浊之邪，若瘀甚者，则多合水蛭成抵当汤之义。而在具体治疗方面，又有诸多要点，下文以两案分述之。

如治宗某某，男，55 岁，2008 年 4 月 10 日初诊。血糖升高 10 年，慢性肾衰竭 5 个月。1997 年患者因多饮、多尿、视物模糊于当地医院检查空腹血糖 10.7 mmol/L，餐后 2 小时血糖 18.0 mmol/L，诊为 2 型糖尿病。口服二甲双胍、格列吡嗪、消渴丸等，血糖控制不佳。2005 年发现血压升高，当时血压 170/100 mmHg，自服复方利血平氨苯蝶啶（北京降压 0 号）、酒石酸美托洛尔，血压控制不稳，波动于（140～180）/（80～110）mmHg。2007 年 6 月出现间断性双下肢浮肿，久坐为重。2007 年 10 月查尿常规示尿蛋白（＋＋＋）。2007 年 11 月查 24 小时尿蛋白定量 4.99 g/24 h，血肌酐 275.8 mmol/L（3.12 mg/dl），血红蛋白 106 g/L，尿沉渣红细胞 540 /μl，遂诊为糖尿病肾衰竭。现症见：眼睑及下肢浮肿，面色萎黄，腰酸，夜尿 2 ～ 3 次，视物模糊，迎风流泪，盗汗，手足麻木，皮肤瘙痒，大便质黏，眠可。2008 年 3 月 12 日查 24 小时尿蛋白定量 2.32 g/24 h，甘油三酯 7.91 mmol/L，胆固醇 6.32 mmol/L，血红蛋白 100 g/L。（血糖、糖化血红蛋白、肾功能见后表 4-1）现口服硝苯地平控释片 30 mg 每天 2 次，缬沙坦 160 mg 每天 2 次，普萘洛尔 5 mg 每天 1 次，单硝酸异山梨酯 40 mg 每天 2 次，阿卡波糖 50 mg 每天 3 次，呋塞米 20 mg 每天 2 次。舌暗红，苔薄黄腻，脉沉弦略滑数。

西医诊断：糖尿病肾病，肾衰竭，高血压病，高脂血症。

中医辨证：浊毒潴留，湿热内蕴，肾虚证。

治法：通腑泻浊，祛风除湿止痒。

处方：大黄附子汤加减。生大黄 15 g（单包），淡附片 15 g（先煎 8 小时），生黄芪 30 g，茯苓 120 g，苦参 15 g，土茯苓 60 g，荆芥 9 g，防风 9 g，怀牛膝 30 g，地龙 30 g，黄连 30 g，干姜 6 g。

2008 年 5 月 12 日二诊。患者服药 30 剂，眼睑及双下肢浮肿消失，自诉皮肤瘙痒已基本消失，夜尿减少，每晚 1 次（原 2 ～ 3 次 / 晚），仍盗汗，迎风流泪，左手示指及双足跟麻木，腰痛，乏力，头痛，血压偏高，160/90 mmHg 左右，大便略稀，2 ～ 3 次 / 日（未减大黄）。当日血压 160/90 mmHg（未服药）。2008 年 5 月 8 日，当地医院查甘油三酯 4.05 mmol/L，胆固醇 4.49 mmol/L，低密度脂蛋白 1.3 mmol/L。舌胖，苔黄白相间、微腻，脉沉细弦、略数。上方加生薏苡仁、茺蔚子、天麻、钩藤各 30 g，蝉蜕 9 g，茯苓与土茯苓均减为 30 g，去防风。

2008 年 6 月 18 日三诊。患者服药 34 剂，自诉乏力、盗汗消失，手足麻木好转 50%，迎风流泪好转 30%，腰痛好转 30%，头痛未见好转，夜间泛恶，面色萎黄。现未服降糖西药，注射精蛋白生物合成人胰岛素

（诺和灵30 R）：早19 U，晚10 U。服硝苯地平控释片30 mg 每天2 次，酒石酸美托洛尔25 mg 每天2 次，右旋糖酐铁25 mg 每天3 次。舌淡胖大，苔腐腻，脉濡缓。此诊时已出现浊毒犯胃。故改用小半夏汤合大黄附子汤加减：清半夏15 g，生姜15 g，淡附片15 g（先煎8小时），生大黄15 g（单包），茯苓60 g，土茯苓30 g，蝉蜕9 g，荆芥9 g，熟地30 g，砂仁6 g（杵）。另加药浴泡洗方：生麻黄30 g，川桂枝30 g，葛根30 g，透骨草30 g，川芎30 g。嘱每周药浴1 次，边饮水边洗浴，汗出辄止。

2008 年7 月21 日，患者再次复诊。查甘油三酯3.23 mmol/L，胆固醇4.3 mmol/L。腰痛、头痛等症状减轻，血压控制较前稳定，但仍较高。上方中加泽兰、泽泻各30 g。

2008 年9 月22 日复诊。诸症好转，病情稳定，9 月20 日查甘油三酯2.05 mmol/L，胆固醇3.68 mmol/L，低密度脂蛋白0.91 mmol/L。

表4-1　主要化验指标变化情况

时间	血尿素氮（mmol/L）	血肌酐（μmol/L）	血尿酸（μmol/L）	随机血糖（mmol/L）	糖化血红蛋白（%）
2008 年3 月12 日	28.1	383	436	6.6	7.1
2008 年5 月8 日	21.5	367	470	7.2	5.8
2008 年7 月21 日	13.6	233	—	5.9	5.1
2008 年9 月20 日	8.3	142	345	6.6	5.4

淡附片、生大黄排毒通腑；苦参、土茯苓清热燥湿解毒，为临床治皮肤瘙痒之佳药；生黄芪补气利水，茯苓健脾利水，且大剂量应用一则利水之功著，二则培补后天之本而无腻滞之弊；荆芥、防风御表祛风，提高机体抵抗力，预防感冒；地龙清热平肝利尿，怀牛膝引火下行，活血利水兼具补益之功，二者相合，为降压之常用药；黄连清热燥湿，苦寒降糖，配干姜辛热以护胃。二诊，从患者症状改善及舌脉表现看，湿

热浊邪已有解化之势，故可守方。加生薏苡仁渗湿化浊；头痛可能因于血压不稳，故加茺蔚子、钩藤、天麻，平肝降压；水肿及皮肤瘙痒已消，故茯苓与土茯苓均减量；去防风，加蝉蜕，明目祛风。

全小林认为，治疗糖尿病肾病，尤其是糖尿病肾功能衰竭甚至进入尿毒症期的患者，排毒泻浊为首要之务。此类患者多有虚象，但若单纯施以补益不仅徒劳，而且会加重脾肾运化及排泄的负担，反资贼寇。因此，排毒泻浊才可使浊毒去而正气生，故祛邪即为补正。而人体相对安全的排毒泻浊方式不外乎三种：通大便、利小便及发汗。

通大便，全小林常用大黄附子汤中大黄、附子两味，病重难以服汤者则以之灌肠。其中大黄不仅能通腑泻下，使浊毒从大便而出，对于尿少浮肿者还可助于分利小便，令部分水液从后阴而泄。而在肾功能衰竭晚期，脾肾阳气已衰，任何苦寒之品均有败伤阳气之虞，故以附子护其阳。

利小便，此例患者即应用大剂量茯苓以健脾利水，并加生黄芪补气利水，两药相合则脾气健旺而利水功著。此外，地龙、牛膝两药用之亦颇有讲究，此二药虽为降压而投，但其均具利水之效，用之则可兼得降压、消肿、泻浊之功。

发汗，即令部分毒邪经皮肤而出。皮肤是人体最大的器官，其通过汗液排毒的作用亦不可忽视。如尿毒症时，皮肤出现尿素霜，即是机体从皮肤排毒的表现。全小林及其团队曾取尿毒症患者的汗液进行生化检测，发现其中尿素氮含量与血液中尿素氮含量接近，说明发汗确有排除"尿毒"之效。故全小林常用麻黄、桂枝、川芎等药加减作药浴泡洗，令患者体内之浊毒随汗而出。但应用此法还需注意几点：①不可大汗，严防感冒；②不可太频，一周一次；③注意补水，边饮边浴。如此做法皆为防过汗伤正。同时，肾病患者常因感冒而诱发肾病加重，故还可通过内服药物预防、治疗外感，并助浊毒外排。若偏虚、寒，恶风汗出者，全小林常用荆芥、防风配黄芪以祛风固表，即玉屏风散之义；若偏实、热，咽痛而肿者，则用升降散以表里双解，宣透藏于扁桃体之伏邪。

此外，泻浊排毒虽是治疗肾衰竭的基本法则，但尿毒症期患者病情复杂，症见多端，可见脏腑受累的多种表现，因此，又当急则治其标，随证而治之。如浊毒犯胃之呕恶，常用化浊降逆之小半夏汤；浊毒浸肤之瘙痒，常用燥湿解毒之药对苦参、土茯苓等。且既为糖尿病所致之肾病，治疗过程中不能忘记降糖，故全小林每次处方中必有一两味药兼具降糖之功，如黄连、黄芪、山萸肉等。

另治王某，女，53岁，2008年5月19日初诊。血糖升高14年。患者于1994年因左眼视物不清至医院检查，发现左眼底出血，空腹血糖23.5 mmol/L。先后服用二甲双胍、消渴丸等，自2005年开始注射胰岛素，现用精蛋白锌重组人胰岛素注射液30 R（优泌林30 R），早晚各26 U，睡前4 U，血糖控制不佳，空腹血糖7.0～8.0 mmol/L，餐后2小时血糖10.0～11.0 mmol/L。现症见：眼睑颜面浮肿，双下肢轻度浮肿，双目痒，分泌物较多，左眼失明，视物不清。夜尿2～3次，尿中泡沫较多，口唇干，不欲饮，纳眠可。2008年4月30日生化检查示血尿素氮12.92 mmol/L，血肌酐143 μmol/L，β_2-微球蛋白1.9 mg/L。始用呋塞米20 mg每天2次，金水宝6片每天3次。2008年5月14日再次生化检查示血尿素氮7.2 mmol/L，血肌酐124.3 μmol/L，尿常规示蛋白（＋＋＋）。既往高血压病病史7年，最高达200/120 mmHg。苔白腻，舌边齿痕，舌底瘀，脉沉无力。

西医诊断：糖尿病肾病V期，氮质血症，肾性高血压病。

中医辨证：浊毒内蕴，肾络虚损证。

治法：通腑泻浊，活血通络，固涩精微。

处方：大黄附子汤合黄芪桂枝五物汤、水陆二仙丹加减。酒军6 g（单包），淡附片6 g，黄芪45 g，川桂枝30 g，白芍30 g，鸡血藤30 g，金樱子30 g，芡实30 g，怀牛膝30 g，水蛭粉6 g（分冲）。

2008年6月19日二诊。患者服药30剂，下肢浮肿明显减轻，按之已无凹陷，眼睑颜面浮肿消退60%，自诉尿中泡沫明显减少，双眼干涩略好转，服药 10 余剂后因血压改善明显自行减西药用量，后因血压反弹恢复原药量。

药已对证，只需守方继服，故上方中加入怀山药 30 g、葛根 30 g，水蛭粉增至 15 g。患者继服药 30 剂，浮肿明显减轻，视物模糊及双目干涩好转，尿中泡沫减少，查血肌酐 95.2 μmol/L，血尿素氮 6 mmol/L。病势已明显缓解。后患者多次复诊，病情保持稳定，未继续进展。

此例患者发病时已见眼底出血，可知其病日久，绝不止 14 年，且久病多瘀，何况其发病之时即已有离经之瘀血。加之其后所患之肾病及其舌底之瘀，皆由络脉瘀阻所致，故治疗重在化瘀通络。仝小林常用水蛭配伍大黄，他认为水蛭是治疗肾病的要药，对减少蛋白尿、保护肾功能有不可替代之作用。若有不耐腥味之人，可装入胶囊。而大黄不仅可泻浊排毒，仝小林认为其还是肾脏引经药，小剂量应用可引药入肾。同时，久病多虚，络脉空虚，单纯活血化瘀难以通其络，故取治虚劳血痹之黄芪桂枝五物汤之黄芪、桂枝、白芍以益气养血化瘀，气盛脉充则血自行。又加鸡血藤养血通络，即取象比类之义。同时，芡实、金樱子二味亦颇值得玩味，此二味即为水陆二仙丹，《医方考》称："此主精浊之方也。金樱膏濡润而味涩，故能滋少阴而固其滑泄。芡实粉枯涩而味甘，故能固精浊而防其滑泄。金樱生于陆，芡实生于水，故曰水陆二仙丹。"全方无利水之药，而是通过固涩精微，益肾助肾，复其主水之职，以求浮肿消退，意在"塞因塞用"。

参考文献

[1] 仝小林.糖络杂病论 [M].2 版.北京：科学出版社，2014: 131-138.

☞ 庞国明扶正祛邪辅以灌肠法

一味扶正肿难消，灌肠祛邪效更佳。

槐苈附牡方灌肠，将军败酱姜半夏。

庞国明认为糖尿病合并水肿日久不愈，以致脾肾气虚，湿瘀互结，水湿泛溢，瘀阻络脉，治疗上应健脾固肾、化瘀祛湿，切不可一味妄补，否则水肿难消。

如治患者，男，66岁，2011年6月23日初诊。主诉：双下肢水肿伴双腿酸困4年余。该患者患糖尿病20年，糖尿病肾病4年，现双下肢水肿伴双腿酸困乏力，四肢末端发凉，夜尿频，口干苦，大便正常，纳眠可；舌质淡暗、苔薄白腻，脉弦滑。平素空腹血糖6.1～10 mmol/L，餐后2小时血糖10.0～11.0 mmol/L。

西医诊断：糖尿病肾病。

中医诊断：水肿，证属脾肾气虚，湿瘀互结，阻络泛溢。

治法：健脾补肾，活血利水。

处方：炮附子60 g（先煎1小时），生地黄30 g，山药30 g，生黄芪120 g，肉桂6 g，猪苓30 g，茯苓30 g，山萸肉30 g，防己30 g，太子参30 g，泽泻30 g，川牛膝30 g，怀牛膝30 g，金樱子30 g，苍术30 g，白术30 g，丹参40 g，当归10 g，枳壳10 g，生姜3片。

治疗2个月后，患者双下肢水肿消失，夜尿0～1次，小便无泡沫，四肢末端发凉较前好转，纳眠可，大便正常；舌质暗、苔白腻，脉细滑。后为巩固治疗拟上方加工成水丸，并以玉米须、白茅根、竹叶、麦冬泡茶送药，取其反佐之效，以防温补太过耗伤阴液。

庞国明常在中药内服的基础上配合中药灌肠治疗糖尿病肾病，灌肠方由大黄、败酱草、槐花、生薏苡仁、姜半夏、附子、煅牡蛎组成，方中大黄苦寒，祛瘀泻热，涤荡肠腑，攻积导滞，推陈致新，为君药。败酱草清散血分郁热，以除未尽之余热毒邪，更加槐花助君药凉血解毒，生薏苡仁利水消肿、清热祛湿，共为臣药。姜半夏燥湿化痰，助脾气，合以附子大热之品反佐，防全方苦寒太过，两药虽有"相反"之禁例，但历代屡有合用之记载，临床常反复用之，也未见因其"相反"所引起的严重毒副作用。灌肠为中医攻伐之法，易破损正气，导致腹泻、脱肛等，煅牡蛎收敛固涩、潜阳益阴、补肾散结，防止腹泻、脱肛发生，为使。灌肠方可改善患者临床症状，降肌酐、尿素氮。

如治患者，男，77 岁，2010 年 3 月 19 日初诊，症见双下肢浮肿，口唇暗，痰多流涎，乏力身困，腰膝酸软，时有抽搐，大便偏干，日 1 次，小便频。舌质淡暗，苔薄滑根厚，脉细滑。2 型糖尿病病史 23 年。查肾功能示：血尿素氮 10.68 mmol/L，血肌酐 145.8 μmol/L。

中医诊断：消渴病肾病，证属脾肾亏虚、痰瘀阻络。

处方：予中药汤剂四君子汤、真武汤、丹参饮加减内服，加用中药灌肠方。生大黄 6 g，炒槐花 30 g，败酱草 30 g，生薏苡仁 30 g，制附子 6 g，煅牡蛎 30 g，姜半夏 30 g。用文火煎 30 ～ 40 分钟，取浓汁 200 ml 每日肠滴 1 次。

治疗 1 个月后，患者双下肢浮肿明显减轻，乏力身困、腰膝酸软症状亦好转，复查肾功能示：血尿素氮 9.28 mmol/L，血肌酐 91.7 μmol/L。

此患者本虚标实，标实为主，痰、毒、瘀加重患者临床症状，急则治标，"开鬼门，洁净府，去宛陈莝"，疏凿开闭以祛水邪，此其治也，故以四君子汤、真武汤、丹参饮煎汤内服联合中药汤剂灌肠，以健脾固肾、化瘀导浊、扶正祛邪、内外合治，又寓治标不忘治本之意。

参考文献

[1] 娄静 . 庞国明主任医师治疗糖尿病肾病临证三法 [J]. 中医临床研究 , 2012, 4 (4): 57-58.

吴深涛从辨病在气或在血论治糖尿病肾病

脾肾亏虚夹湿瘀，初病在气久病血。

在气真武实脾饮，在血解毒活血汤。

效不更方谨守方，湿瘀热邪未尽防。

切勿温补与固涩，闭门留寇灰复燃。

吴深涛认为糖尿病肾病病机特点为虚实夹杂，本虚标实。本虚为脾肾亏虚，标实多责之湿浊、瘀血内停。临床当辨在气在血，一般初病在气，久病在血。

在气者临床症见肢体及目胞浮肿、按之凹陷，面色暗淡，神疲畏寒，四肢不温，食欲减退，夜尿频多，尿中带有泡沫，舌质淡、苔白滑，脉细弱，多因脾肾亏虚，脾失统摄，肾失封藏而致。精微不固，水湿泛滥。当温补脾肾、化气行水，兼以固摄精微，常以实脾饮或真武汤化裁。若肿甚者，加葶苈子、猪苓、薏苡仁，或五皮饮；夜尿甚加山萸肉、制附子、肉桂、菟丝子；蛋白尿加山药、金樱子、芡实。他强调对于久病水肿者，虽无明显瘀阻之象，亦常合用益母草、泽兰、桃仁、红花等药，血水同治，以加强利尿消肿的效果。

在血者临床症见水肿迁延不退，周身乏力，面色晦暗，恶心间作，心烦少寐，皮肤瘀斑，腰部刺痛，或伴血尿、少尿，便干，舌紫暗，苔白厚腻或浊腐，脉弦涩，多因气虚血瘀、水湿内停、浊瘀互结而致。采用化浊解毒、活血化瘀，兼以扶正之法，常以解毒活血汤化裁。呕甚者，加半夏、生姜；脾虚者，加四君子汤。此期患者大多可见大便干燥，故提倡配合中药保留灌肠（生大黄、煅牡蛎、蒲公英、败酱草、海藻各 30 g，枳实 20 g，浓煎灌肠），一则通便，二则加速血液中毒素从肠道排出。内外同治，疗效更著。

如治某 60 岁男性患者，发现血糖升高 20 年，伴双下肢水肿 3 年，加重 1 周。平素未系统诊治，血糖亦未监测，血肌酐升高（最高达 285 μmol/L），高血压病史 3 年，血压控制可，诊断为 2 型糖尿病肾病 V 期。3 年前开始皮下注射胰岛素控制血糖，现血糖稳定，近 1 周双下肢水肿加重。刻下症见：面色晦暗，周身乏力，双下肢水肿，偶有恶心，纳尚可，寐欠安，夜尿 2 次，大便干燥，舌暗、苔白腻，脉沉细。完善相关检查：尿微量白蛋白 1657.8 mg/L，24 小时尿蛋白 5.51 g/24 h，血肌酐 176.6 μmol/L，血尿素氮 16.94 mmol/L。

中医诊断：浊瘀互结型消渴病肾病。

治法：化浊解毒，活血化瘀。

处方：以解毒活血汤化裁。葛根、连翘、赤芍、茵陈、生黄芪各30 g，桃仁、重楼、生地、丹皮各20 g，熟大黄15 g，黄连、甘草各10 g。7 剂，每日 1 剂，水煎服。同时配合每日中药保留灌肠（生大黄、煅牡蛎、蒲公英、海藻、败酱草各30 g，枳实20 g），内外同治。

复诊时患者诉周身乏力较前缓解，面露光泽，双下肢水肿减轻，纳眠可，二便调，效不更方，守方14 剂，中药灌肠每周 2 次。1 个月后随访患者，诉整体感觉良好，复查血肌酐 123.5 μmol/L，血尿素氮10.65 mmol/L，均较前下降，欣喜之情溢于言表。察其舌暗红、苔薄黄，脉弦细。嘱继进上方以巩固疗效，门诊随诊。随诊 1 年血肌酐、尿素氮降至正常，尿蛋白亦较前明显下降。

解毒活血汤见于《医林改错》，全方由两类药物组成，一类为清热解毒散邪类药物，如连翘、葛根、柴胡、生地黄、甘草清瘟败毒，发散邪气兼能养阴增液。第二类为活血行气类药物，如当归、赤芍、桃仁、红花、枳壳活血养血，行气散邪，促使邪气迅速由营血分向外排解。在原方基础上结合本病"脾肾亏虚为本，湿浊瘀血内停为标，以标实为主"的特点加用熟大黄、茵陈、重楼推陈致新、降逆泻浊、通腑利湿，以增化浊解毒之功。另需注意，本病治疗疗程长，确立解毒活血汤证后，要效不更方，守方治疗，以防瘀、浊、热邪未尽，切不可早用温补、固涩药，防止关门留寇，死灰复燃。

参考文献

[1] 王晓燕，梁家利.吴深涛辨治糖尿病肾病经验撷英 [J]. 山西中医，2014，30(10): 9-10.

赵进喜倡"三维护肾"

> 三维护肾保肾全，内外上下与后前。
>
> 内即里来外即表，内补正气外邪消。
>
> 急则治咽缓益肾，上下肺肾兼同调。
>
> 前后二阴邪出窍，通腑即所以利尿。

在治疗慢性肾脏疾病时，赵进喜倡导"三维护肾"，即内外同治，上下同治，前后同治，以下分别论述。

1. 内外同治　亦可理解为表里同治，正邪兼顾。即培元健脾不忘固表，活血利水、化痰解毒不忘疏表。慢性肾病总以肾元衰惫、湿浊邪毒内蕴为基本病机，故健脾培元，养后天以补先天，常用白术、薏苡仁等。临床中为防湿浊邪毒更损肾元，常用活血、利水、化痰、散结、泻浊、解毒等祛邪之法。此外患者久病正虚，腠理不固，每因外感诱发加重，故也应重视祛风散邪、益气固表。祛风散寒常用荆芥、防风、苏叶等；疏风清热常用桑叶、菊花、薄荷、金银花、连翘等；祛风除湿常用羌活、独活、防风等；清热解毒常用黄芩、黄连、蒲公英等；益气固表常用黄芪、防风等。

2. 上下同治　亦可理解为肺肾同治。肺居上焦，主宣发、肃降、通调水道，为水之上源，为"肾之母脏"；肾居下焦，为水脏，主气化，有赖于肺的宣发、肃降、通调水道，以及脾的转输功能的正常。且咽喉为肺之门户，肾之经络通过咽喉。可以看出肾病虽为下焦的病变，却与肺和咽喉有密切的关系。因此，风寒、风热、风湿、热毒等外邪犯肺，咽喉被外邪侵袭，邪毒留恋则可引起邪毒内陷于肾而引发肾脏病变。故在治疗肾脏病过程中，急性期常以散邪解毒为主，可用上述疏风、散寒、清热等药治上；缓解期则益肾，以二至丸加减，或可加入冬虫夏草、紫河车等，以扶正为主，如兼外邪，则合以祛邪，可稍加上述祛风散邪之品。此兼顾上下的治法在治肾病中得以体现，即所谓"上下同治"。

3. 前后同治　"肾开窍于二阴"，后阴连大肠，前阴连膀胱，二者是人体废物排泄的通道。肺与大肠相表里，肾与膀胱相表里，脾胃也相为表里，而肾为胃之关，"六腑以通为用"，故二阴的病变会影响肾的正常功能；反之，肺、脾、肾的病变同样也会影响二阴，导致二阴功能的失调，出现病变，如小便或多、或少、或无，大便或秘、或溏。肾脏病变，通过调理二阴往往能得到较好的治疗效果。如肾脏病变到晚期出现肌酐、尿素氮升高，尿量减少，通过通大便的方法，如使用大黄、番泻叶等使大便通，随着大便的通利，肌酐、尿素氮常常会下降，尿量亦往往增加。而对于水肿，可用利湿消肿之品以利小便而达到消肿的目的，如车前子、茯苓、猪苓等祛湿利水，白术、黄芪等益气利水，丹参、红花等化瘀利水，枳壳、大腹皮等行气利水，肉桂、附子等温肾利水。此前阴治法和后阴治法均被广泛使用，此所谓"前后同治"，但应该注意前后同治的方法是权宜之计，不宜久用，以免更伤正气。如赵教授用大黄 6 ～ 15 g、甘草 3 ～ 6 g 治疗糖尿病肾病肾功能不全伴恶心呕吐者，既取《金匮要略》大黄甘草汤治"食已即吐"之意，又取其泻浊解毒、通利大便之效，即所谓"和胃气即所以护肾气，泻浊毒即所以保肾元"。

参考文献

[1] 庞博, 傅强. 赵进喜辨治慢性肾功能不全经验 [J]. 北京中医药, 2009, 28(9): 678.

[2] 杨敏. 赵进喜治疗糖尿病肾病药对应用撷英 [N]. 中国中医药报, 2007-3-19(6).

第5章　糖尿病视网膜病变

糖尿病视网膜病变是糖尿病微血管并发症之一，病程较长的糖尿病患者几乎都会出现不同程度的视网膜血管病变，其最早出现的眼底改变包括微血管瘤和出血。血管的改变可以发展为毛细血管无灌注，导致出血量增加、棉絮斑和视网膜内微血管异常等临床特征。持续的无灌注最终可以导致视网膜血管的闭塞和病理性增殖，临床表现为视盘或视网膜其他部位的新生血管。在糖尿病视网膜病变的病程中，血管通透性的增强导致了视网膜增厚（水肿）。视力下降则通常由于黄斑水肿、黄斑毛细血管无灌注、玻璃体积血，甚或牵拉性视网膜脱离引起。糖尿病视网膜病变的发生发展与糖尿病的类型、病程、发病年龄及血糖控制情况等因素密切相关，高血压病、高脂血症、肾病、肥胖、吸烟等可加重糖尿病视网膜病变。

☞ 祝谌予自拟"降糖活血方"

> 糖网缘因血凝泣，气虚无力阴虚滞。
>
> 气阴两虚降糖方，理气活血免一方。
>
> 免一广当益芍芎，帅气行血脉络通。

祝谌予通过多年研究发现，糖尿病发展到一定程度，尤其是合并有慢性血管、神经病变，或长期使用胰岛素治疗的患者常伴有瘀血表现，诸如面有瘀斑，肢体刺痛、痛处固定不移，心区疼痛，或肢体麻木、半身不遂，或妇女月经量少、经期延后、闭经。舌质淡暗，舌边有瘀斑或瘀点，舌下络脉青紫、怒张等。他认为糖尿病血瘀证主因气阴两虚所致：气虚推动无力则血液运行不畅而致"气虚瘀留"；阴虚津亏液少则血液黏稠不畅而致"阴虚血滞"。瘀血形成后又可阻滞气机，使津液失于敷布，进一步加重气阴两虚。而糖尿病视网膜病变亦为血瘀证的表现之一。对此，祝谌予自拟"降糖活血方"（方药组成为广木香、当归、益母草、赤芍、川芎、丹参、葛根、苍术、玄参、生地、生黄芪，即免疫 I 号方合降糖方）治疗糖尿病血瘀证。

如治 24 岁女性张某，1 型糖尿病 10 年，视力下降 3 个月。一直用胰岛素注射治疗，眼科诊为双眼糖尿病视网膜病变 V 期（视网膜脱离），视力为左眼 0.2，右眼 0.08，拟行激光治疗。目前胰岛素每日总量 64 U，空腹血糖 9.3 mmol/L (168 mg%)。现症：乏力多饮，燥热多汗，下肢发凉，伴可凹性水肿。视物模糊，视力下降，月经 2 个月未至。舌边红，苔黄腻，脉弦滑。

中医辨证：气阴两虚，瘀阻目络。

治法：益气养阴，活血化瘀，清热明目。

处方：降糖活血方加减。广木香 10 g，当归 10 g，益母草 30 g，赤芍、白芍各 10 g，川芎 10 g，葛根 15 g，丹参 30 g，黄连 5 g，桂枝 10 g，鸡血藤 30 g，苍术 15 g，玄参 30 g。每日 1 剂，水煎服。

守法治疗 3 个月余，诸症消失。视力左眼 0.9，右眼仅见手动，空腹血糖 8.7 mmol/L（156 mg%），尿糖（－）。胰岛素用量每日 50 U，仍以上方继续治疗。实践证明，诚如本案，降糖活血方对长期注射胰岛素治疗的胰岛素依赖型患者有良效，常可使部分患者胰岛素用量减少甚或停用，病情仍控制满意。

针对糖尿病视网膜病变，早期病变出现视物不清、视力下降者，常加川芎、白芷、菊花、青葙子、谷精草、密蒙花，以益气养阴、活血化瘀、祛风明目；晚期病变出现眼底出血、视物发红甚或失明者，常加大蓟、小蓟、茜草根、三七粉、生蒲黄、槐花，以止血凉血、活血消瘀。祝谌予指出，治疗糖尿病眼底出血不宜应用一派敛涩止血之药，因敛涩止血药可加重瘀血阻络，致使血不循经而外溢。瘀血不去则新血不生，故其习用川芎、白芷、菊花、大蓟、小蓟、茜草根、槐花、生蒲黄、三七粉等辛凉散风、化瘀止血之品，以促进瘀血吸收，防止机化物形成，以免再次出血。

参考文献

[1] 朱世增.近代名老中医经验集·祝谌予论糖尿病 [M].上海：上海中医药大学出版社，2009：68-69.

唐由之三期分治而黄芪贯之

> 糖网三期分而治，皆由黄芪以贯之。
> 早期出血需凉止，中瘀需增化瘀力。
> 晚期正虚宜益气，升阳上行故用芪。

唐由之指出，糖尿病视网膜病变虽然是严重的眼部并发症，但仍是一种可防治的眼底病，早期进行预防治疗，预后一般较好。他根据自己的临床经验将其看作一种眼科的血证，主张分早、中、晚三期治疗。早期处于出血期，以清热凉血止血为主；中期因离经之血多为瘀血，治当加大活血化瘀之力；晚期患病日久，正气多虚，应在活血化瘀治法基础上酌加扶正益气之药。故唐由之治疗糖尿病视网膜病变的基本治法为补气养阴、凉血止血、化瘀明目。在整个治疗过程中还是以凉血止血、补气养阴药物为主，佐以活血化瘀药物，慎用破血逐瘀药物，以防破血太过引起再次出血。此外，玻璃体混浊、眼底纤维增殖明显的可加软坚散结药物；肝肾亏虚明显者加补肝肾药物；血虚明显者还需加强补血。

唐由之治糖尿病视网膜病变的经验方为生蒲黄汤合二至丸加减。基本处方：生蒲黄、姜黄、墨旱莲、女贞子、丹参、枸杞子、生黄芪、牛膝、山萸肉、菟丝子、赤芍。本方主要由两组药组成：一组为益气养阴药，如黄芪、墨旱莲、女贞子、枸杞子、菟丝子、山萸肉等；另一组为止血活血药，如生蒲黄、姜黄、丹参、牛膝、赤芍等。玻璃体混浊、眼底纤维增殖明显者加浙贝母、法半夏；肝肾亏虚明显者加生地、熟地、金樱子、楮实子、五味子等；血虚明显者加当归。

如治高某，女，30 岁，2007 年 10 月 15 日初诊。主诉：双眼视物模糊 2 年余。病史：患者有 1 型糖尿病病史 14 年，2 年前起，无明显诱因出现双眼视物模糊，在外院诊断为糖尿病视网膜病变。2006 年曾行激光治疗（右眼 2 次，左眼 4 次），然仍有反复出血现象，慕名找唐教授诊治。诊见：双眼视物模糊。眼科检查：右眼视力（VOD）0.1（矫正 0.3），玻璃体混浊，下方大片积血，后极部眼底窥不清，周边眼底视网膜可见散在出血斑及微血管瘤，视网膜大片激光斑；左眼视力（VOS）0.15（矫正 0.6）。视网膜可见较多出血斑及微血管瘤，大片激光斑，黄斑部中心凹反光不见。全身体征：面色少华，神疲乏力，少气懒言，咽干，五心烦热，纳食减少，夜寐尚安，大便干结，舌淡红、苔少，脉细虚无力。

西医诊断：双眼糖尿病视网膜病变（右Ⅴ期，左Ⅲ期）。

治法：补气养阴，止血活血，化瘀明目。

处方：生蒲黄、姜黄、墨旱莲、女贞子各 20 g，生黄芪、丹参各 30 g，枸杞子、山萸肉、菟丝子各 15 g，川牛膝、川芎各 10 g。20 剂，每天 1 剂，水煎，分 2 次服。

2007 年 11 月 9 日复诊。经上方治疗 20 天后，双眼视物稍清晰，眼科检查：VOD0.15（矫正 0.4），玻璃体混浊较前减轻，下方大片积血吸收部分，后极部眼底清，周边眼底视网膜仍见散在出血斑及微血管瘤，视网膜大片激光斑；VOS0.3（矫正 0.8），视网膜出血斑及微血管瘤有所减少。治初见效，守原方继用 90 剂。

2008 年 2 月 10 日复诊。右眼视物又较前清晰，左眼同前。双眼视网膜出血基本吸收。眼科检查：VOD0.2（矫正 0.4），玻璃体混浊又较前减轻，下方大片积血吸收大部分，后极部眼底清，周边眼底视网膜仍见散在出血斑及微血管瘤，但明显减少，视网膜大片激光斑；VOS0.3（矫正0.8），视网膜出血斑及微血管瘤明显减少。仍守原方，加生侧柏叶15 g以凉血止血；浙贝母、半夏各15 g以软坚散结。

2008年10月17日复诊。双眼视物较前清晰。眼科检查：VOD0.3（矫正0.5），玻璃体混浊又较前减轻，下方大片积血基本完全吸收，后极部眼底清，周边眼底视网膜未见出血斑及微血管瘤，视网膜大片激光斑；VOS0.4（矫正0.9），视网膜未见出血斑及微血管瘤。病情维持稳定。守前方加天花粉、党参、大蓟、小蓟各15 g。

2010年3月5日复诊。双眼视物清晰。眼科检查：VOD0.4（矫正0.6），VOS0.5（矫正1.0），视网膜未见有明显出血斑及微血管瘤。病情仍维持比较稳定。

唐由之治眼病喜欢重用黄芪，黄芪为每方必用之药。《黄帝内经》云："百病生于气也""血气不和，百病乃变化而生""气脱者，目不明"。目之所以能够视万物，全赖于气血调和。在补气药的选择上唐由之尤爱黄芪。他认为，眼居高位，易受邪侵，非轻清上扬之品引导药物则不容易到达病所。而黄芪在补气的同时又有升阳之功，能载药上行，促进药物发挥作用。因此，在治疗外障眼病如结膜炎、角膜炎以及葡萄膜炎时，常配合柴胡、薄荷、升麻等药应用；治疗内障眼病如后发性白内障、视网膜色素变性时，则选择和柴胡、密蒙花等为伍。黄芪和这些药物联合应用，一方面以明目退翳，消退后囊的混浊或减少视网膜上的骨细胞样色素的沉积；另一方面，考虑到治疗眼底疾病，特别是先天性、遗传性或萎缩性疾病，多是以滋补肝肾药物为主，这些药物味多醇厚，性较滋腻，喜走中下焦，而不能上行头目，黄芪配合柴胡等能载药上行，起到引经报使的作用，从而有利于药效的发挥。

在炮制方面，黄芪分生黄芪和蜜炙黄芪两种。《审视瑶函》中云："药之生熟，补泻在焉，利害存焉。盖生者性悍而味重，其攻也急，其性也刚，主乎泻。熟者性醇而味轻，其攻也缓，其性也柔，主乎补。"对于先天性疾病、萎缩性疾病、退行性疾病以及虚损性疾病，如视网膜色素变性、视神经萎缩、缺血性视神经病变等，常选用炙黄芪，以增补益之力；而对于一般的外障疾病或内障眼病实证者，常用生黄芪，取其药性平和、载药上行之效；若虚实间杂亦可生黄芪、炙黄芪并用，以增强疗效。

参考文献

[1] 钟舒阳, 周尚昆. 国医大师唐由之教授治疗糖尿病性视网膜病变经验简介 [J]. 新中医, 2010, 42(9): 130-131.

[2] 周尚昆, 唐由之. 国医大师唐由之运用黄芪的经验 [J]. 光明中医, 2011, 26(9): 1769-1770.

☞ 张梅芳认为气阴两虚、血瘀是糖尿病视网膜病变的核心病机

气阴两虚为本因，血瘀贯穿病始终。

变证常由痰作祟，中西相合辨治优。

张梅芳认为，气阴两虚、血行瘀滞是贯穿糖尿病视网膜病变发生、发展全过程的核心病机。糖尿病视网膜病变的发展演变过程为：阴虚内热→气阴两虚→阴阳两虚，常伴气虚血瘀、痰浊互结、虚实夹杂，而致变证丛生，形成复杂多样的眼底病变，而血瘀则贯穿本病的始终。糖尿病视网膜病变是本虚标实、虚实夹杂之证。张梅芳的临证辨治思想如下。

1. 强调病证结合　张梅芳主张，临床诊疗疾病应该诊西医之病，而辨中医之证。糖尿病视网膜病变属中医眼科学"内障"范畴，以外不见证、从内而蔽为特征。若能借助现代医学先进的检查方法，明确糖尿病视网膜病变分期，结合中医学四诊辨证，才能病证结合。既重视整体，也重视局部的病理损伤，从不同角度揭示糖尿病视网膜病变发生、发展和论治规律。通过长期临床实践观察，张梅芳认为非增殖期糖尿病视网膜病

变，以气阴两虚、肝肾不足、目络瘀阻为主；增殖期糖尿病视网膜病变则以瘀血阻络、痰浊内生及痰瘀互结，致目络损伤为突出特点；由非增殖期发展到增殖期以玻璃体积血为典型表现。糖尿病视网膜病变的黄斑水肿以脾虚湿困、瘀血阻络为主要病机，予以健脾除湿、活血化瘀，可改善视网膜微循环，促进黄斑水肿的吸收。张梅芳主张在激光治疗糖尿病视网膜病变黄斑水肿的基础上，结合辨证论治及局部辨病，以提高患者激光术后的视功能。

2. **紧扣基本病机** 结合临床和眼底病变特征，张梅芳认为消渴多在素体阴虚、五脏虚弱的基础上，复加饮食不节、情志失调、劳欲过度而致病，而糖尿病视网膜病变则发生于消渴日久者。消渴日久，耗伤气阴，气虚统摄无权则血溢脉外，可发生视网膜出血、玻璃体积血；气虚而运化失司，则致水湿上泛、痰浊内生，发生视网膜水肿、渗出等改变；阴虚火旺，煎熬津液，血脉失充，亦致血运不畅，血行瘀滞，或虚火伤络动血，可见视网膜微血管瘤形成、视网膜出血等病理改变。张梅芳在糖尿病视网膜病变的治疗中，均紧扣基本病机，提纲挈领，治以益气养阴、活血化瘀为主。

3. **重视痰瘀并治** 张梅芳认为，本病除久病致气阴亏虚、血行瘀滞之外，还与痰证息息相关。凡血运不畅，使局部血液停滞，或离经之血存留于器官之内，未能消散者，均称为瘀血。瘀血形成后，反过来影响气血运行，气滞不畅，经脉不利，以致脏腑失调，津液不布，聚而为痰。于糖尿病视网膜病变而言，其病变过程中出现的微血管瘤、出血斑、硬性渗出、软性渗出、新生血管、纤维增殖等，符合中医学痰瘀互结之证的发展演变过程。《明医杂著》云："用血药而无行痰、开经络、达肌表之药佐之……焉能流通经络、驱逐病邪以成功也。"若单纯祛瘀而不化痰，仍然存在成瘀之机；单纯化痰而不行瘀，仍存生痰之源。故张梅芳主张痰瘀同治，既化痰又行瘀，才能打破这种恶性循环，中断其病理进展。

4. **注重标本缓急** 糖尿病视网膜病变发展到增殖期，血管病变加剧，视网膜组织重度缺血缺氧，视网膜血管壁萌发新生血管。新生血管管壁结构不健全，易于出血，出血较多时往往穿入玻璃体内，严重防碍视力。张梅芳在治疗此类患者时主张分清标本缓急，病程不同，则用药各异。对于增殖期患者发生玻璃体积血，可分为早期出血期、中期瘀血期和后期痰瘀期。早期一般指出血在 7 天以内，眼后段有新鲜出血，出血为活动性。治疗主要以凉血止血化瘀为法，尤其是以凉血止血为主，适当加入祛瘀药。中期指在 8 天～ 1 个月，出血已停止，眼后段出血凝结，色暗红。法当活血祛瘀通络，其中以祛瘀为主，但仍应适当加入止血药以防再次出血。后期指在 1 个月以上，出血停止，部分出血吸收，机化物开始形成，应祛瘀化痰、软坚散结。临床上，张梅芳主张将辨证论治原则与治血早、中、后三期用药特征结合起来，疗效更好。

5. 提倡中西医结合，既病防变　张梅芳在进行中医辨证论治的同时，也常结合现代医学手段治疗，如采用视网膜光凝、玻璃体腔注药等方法。对处于非增殖期的糖尿病视网膜病变患者，主张有条件者定期做眼底荧光血管造影检查，以了解视网膜毛细血管无灌注区的变化情况。如果患者眼底 4 个象限均有出血改变，散在棉絮斑，并开始有视网膜微血管异常等病理表现，应及时进行光凝治疗，以防止视网膜新生血管形成，进而避免玻璃体积血等严重病变的发生，有效地延缓病程进展。而对于光凝治疗的患者，也常配合给予中药汤剂防治光凝的并发症，常以益气养阴、活血利水为法遣方。晚期病变，其主张在手术治疗基础上，应用益气养阴、补肾活血通络、止血化瘀、软坚散结等法，作为术后的辅助治疗。其总结糖尿病视网膜病变方如下。

糖尿病视网膜病变方 1：黄芪、山药、丹参各 30 g，苍术、玄参、郁金、当归、川牛膝各 15 g，泽兰、红花各 12 g，川芎、枳壳各 10 g，三七粉 3 g（冲服）。该方具有活血化瘀、行气消滞之功效。主治晚期糖尿病视网膜病变术后，症见眼底大量出血或玻璃体出血日久不吸收、成团成块，无法看清眼底。

糖尿病视网膜病变方 2：黄芪、鳖甲（先煎）、生牡蛎（先煎）、珍珠母（先煎）各 30 g，山药 25 g，苍术、川芎、浙贝母、海蛤粉、昆布、海藻各 15 g，红花 10 g。该方具有益气扶正、软坚散结之功效。主治晚期糖尿病视网膜病变，症见眼底出血不多或已大部分吸收，视网膜前、视网膜下或玻璃体中见纤维增殖膜或机化条索。

如治黄某，女性，59 岁。2009 年 3 月 11 日初诊。患者双眼视力下降 1 个月余，以左眼为甚，曾在外院诊治，疗效不佳。2 型糖尿病病史 10 年，服阿卡波糖片（拜糖苹）、格列齐特片（达美康）控制血糖。空腹血糖 9.3 mmol/L。刻下症：视朦，口渴喜饮，小便较多，大便干结难解，舌淡暗，边有齿印，苔白腻，脉细。查体：右眼视力 0.4（矫正无进步），左眼视力 0.1（矫正无进步）。双眼外眼无异常，角膜透明，前房清，深度正常，晶状体轻度混浊。右眼视网膜散在微血管瘤、点片状出血、黄色硬性渗出，并有灰白色棉絮斑，并见小点状出血；左眼玻璃体积血，散瞳后仅能模糊窥及视盘影。左眼 B 超提示：玻璃体混浊，无视网膜脱离征。

西医诊断：糖尿病性视网膜病变。

中医诊断：消渴，视瞻昏渺。证属气阴两虚，痰瘀互结。

治法：益气养阴，祛瘀化痰。

处方：党参、麦门冬、蒺藜、密蒙花、茯苓、法半夏、竹茹、毛冬青、仙鹤草、泽兰各 9 g，瓦楞子 12 g，陈皮、五味子、枳实、郁金各 6 g，三七粉（冲服）、甘草各 3 g。每天 1 剂，水煎服。

4 月 6 日二诊。上方连服 21 剂后，患者视朦、便秘症状改善，右眼视力 0.5，左眼视力 0.15。眼底检查显示右眼视网膜出血较前减少，左眼玻璃体混浊较前减轻，散瞳后可窥及视盘及部分血管影。守原方加昆布 18 g，以防发生机化。如法续服 21 剂。

4 月 30 日三诊。上方已服 42 剂，双眼视力明显提高，右眼视力 0.6，左眼视力 0.3。眼底检查：右眼视网膜血管瘤存在，散在少量点片状出血，黄白色渗出仍存在；左眼玻璃体混浊进一步减轻，已可窥及大部分眼底，下方玻璃体腔少量积血。眼底荧光血管造影结果：双眼糖尿病视网膜病变（右Ⅲ眼期，左眼Ⅳ期）。根据造影结果，行双眼视网膜光凝治疗 2 次，并继续予中药汤剂调理。

中医辨证治疗 1 年余，未再发生玻璃体出血，视功能稳定。

本患者首诊处方以党参、麦门冬、五味子益气养阴；三七、毛冬青、郁金、仙鹤草、泽兰活血止血化瘀；法半夏、陈皮、茯苓、枳实、瓦楞子、竹茹除痰散结；蒺藜、密蒙花引诸药上行于目，且具明目之功；甘草调和诸药。诸药合用，共奏益气养阴、祛瘀化痰、通光明目之功。

参考文献

[1] 邱波，张梅芳. 全国名老中医张梅芳教授论治糖尿病性视网膜病变的经验总结 [A]. 世界中医药学会联合会，中华中医药学会. 世界中医药学会联合会第二届眼科年会中华中医药学会第十次中医中西医结合眼科学术大会论文汇编 [C]. 广州：[出版者不详],2011,43-46.

[2] 欧扬，邱波，刘聪慧，等. 张梅芳教授治疗糖尿病视网膜病变的经验简介 [J]. 新中医 ,2011,43(02)：158-159.

☞ 廖品正局部与全身结合辨治

眼底病变分四型，概属瘀血及痰湿。
本虚标实糖尿病，局部全身兼调治。

廖品正指出糖尿病视网膜病变在眼睛的局部病变多种多样，其主要病变为视网膜微循环障碍、微血管瘤、出血、水肿、渗出、新生血管和机化物等，从中医的病理来看，概属"瘀血"和"痰湿"的范畴，故治法不离活血化瘀、祛痰除湿。痰瘀互结者，更当兼用软坚散结之法。不过，眼症系糖尿病中晚期气阴两虚，肝肾亏损，甚或阴阳两虚，目失濡养，因虚而致之"血瘀"和"痰湿"所引起。其证标实而本虚，因而论治时祛病攻邪又当时时顾护正气，扶正祛邪，防眼症出现大反复。临床当以眼睛局部病变与全身病情相结合辨证分型论治，大体分以下四型。

1. **气阴两虚、脉络不利** 全身症状多饮、多尿、多食不典型，而见口咽干燥、神疲乏力、少气懒言、眠少汗多、大便干结，或头晕耳鸣、肢体麻木、舌淡红苔薄白或舌红少苔中有裂纹、脉细或细而无力。眼症见视力减退，视网膜病变多为轻、中度非增殖期（如见或多或少的视网膜微血管瘤，并有小点片状出血或黄白色硬性渗出）。

糖尿病日久累及肝肾，引起视网膜病变。而视网膜属肾，故本型之阴虚应侧重于肾阴虚。阴虚血行滞涩，气虚血行无力，因而治当益气生津、滋阴补肾为主，兼以活血通络。用芪明颗粒（黄芪、葛根、生地、枸杞子、决明子、茺蔚子、生蒲黄、水蛭）或予生脉散合杞菊地黄丸方加减，酌情选加知母、天花粉、墨旱莲清热养阴、生津润燥，茺蔚子、丹参、牛膝、生蒲黄、地龙活血通络。

2. **气阴两虚、脉络瘀阻** 全身症状多饮、多尿、多食不明显，而见口干乏力、心悸气短、头晕耳鸣、腰膝酸软、肢体麻木，或双下肢微肿、大便溏结不调、舌体胖嫩、舌色紫暗或有瘀斑、脉细乏力或弦细。眼症见视物模糊，或视物变形，或自觉眼前黑花飘移，甚至严重视力障碍。视网膜病变多为非增殖期或由非增殖期向增殖期发展（如见或多或少的视网膜微血管瘤，新旧杂陈的点片状和火焰状出血，黄白色的硬性渗出及白色的棉絮状斑，或黄斑水肿渗出，视网膜新生血管等。眼底出血多时可融合成片，或积聚于视网膜前，或形成玻璃体积血）。

由于眼底病变加重，急则治标。应以针对眼局部病变为主，结合全身病情予以治疗。

（1）眼底病变属糖尿病视网膜病变非增殖期：宜予益气滋肾、化瘀通络或化瘀止血。服芪明颗粒合血塞通胶囊，或予生脉散合六味地黄丸方加减，酌情选加地龙、茺蔚子、丹参、生蒲黄、三七、墨旱莲等。

（2）眼底病变属糖尿病视网膜病变增殖期：眼底出血量多，甚至玻璃体积血。①出血期常予滋阴凉血、化瘀止血，可用生蒲黄汤（《中医眼科六经法要》方）：生蒲黄、墨旱莲、荆芥炭、生地、丹皮、郁金、丹参、川芎加减，可去郁金、丹参、川芎，选加玄参、地骨皮、三七、茜草、花蕊石等，以增强凉血止血之功；选加黄芪、太子参、三七，则可增强益气止血之效。②出血静止期，治以活血化瘀为主，常用桃红四物汤加减，可酌加黄芪、太子参、枸杞子、墨旱莲，益气滋肾；若选加茯苓、白术、猪苓、泽泻，则可增强实脾利水消肿的功效。

3. **阴损及阳、血瘀痰凝**　全身症见神疲乏力、心慌气短、腰膝酸软、头晕目眩、记忆力减退或痰多、畏寒肢冷、下肢浮肿、大便溏泻与便秘交替出现、唇舌紫暗、脉沉细。眼症见视力模糊或严重障碍，视网膜病变多为增殖期，除具气阴两虚、脉络瘀阻型眼底表现外，还可见视网膜玻璃体纤维增生，甚至纤维膜或条带收缩牵引视网膜脱离。

眼底渗出物或机化组织属中医之痰浊。新痰常为脾肾阳虚，水湿痰浊上流于目而成，或眼底血络瘀阻，水液外渗，凝聚成痰。痰浊日久不化，阻塞气机，常与瘀血互结，使眼底病变进一步恶化。治当化瘀散结，补肾益脾，标本兼治。常用补阳还五汤合肾气丸方加减，酌情选加瓦楞子、浙贝母、海藻、昆布等化痰散结；选加三七、生蒲黄、血余炭等化瘀止血，以减少眼底反复出血；选加枸杞子、仙灵脾、白术、薏苡仁等增强补肾益脾之效。

4. **阴阳两虚、痰瘀互结**　全身症见面色苍黄晦暗、气短乏力、腰膝酸软、畏寒肢冷、颜面或下肢浮肿、食欲减退、大便溏泻或溏泻与便秘交替、夜尿频数且浑浊如膏、舌淡苔白、脉沉细无力。眼症见视力严重障碍，甚至盲无所见。视网膜病变多为增殖期，眼底所见同前阴损及阳、血瘀痰凝型。

本型眼与全身病情俱重，治宜阴阳双补为主，兼以逐瘀化痰、软坚散结。常用方：以右归饮方为基础，选加太子参、茯苓、菟丝子、淫羊藿、三七、生蒲黄、当归、益母草、瓦楞子、海藻、昆布等。

如治古某，女，59岁，2008年6月22日初诊，糖尿病11年，左眼视物模糊7年。就诊时症见左眼视物模糊，纳眠可，大便溏，小便可。舌质淡红，苔薄黄少津，脉弦细。眼科检查：右眼视力1.0（矫），左眼视力0.4（矫），双眼晶体后囊轻度混浊，右眼底后根部网膜散在黄白色渗出灶和微血管瘤，大片状出血，左眼底视盘周围大片状出血，网膜散在微血管瘤，大片黄白色渗出。诊断为双眼糖尿病视网膜病变（重度非增殖期）。

中医辨证：证属气虚肾亏，阴损阳衰，血瘀痰凝。

治法：益气补肾，化瘀通络，消痰散结。

处方：黄芪20g，山药20g，茯苓15g，枸杞子20g，山萸肉15g，墨旱莲30g，生蒲黄15g（包），茜草15g，生三七粉4g（冲服），地龙15g，瓦楞子15g。7剂。患者自服30剂。

2008年7月29日二诊。视力有所改善，全身无不适，舌脉同前。视力：右眼1.2（矫），左眼0.8（矫）。眼底出血较前减少。辨证同上，上方减墨旱莲、地龙、瓦楞子，加菟丝子15g、葛根30g、花蕊石15g。14剂。

2008年9月17日三诊。眼症稳定，全身无不适，舌脉同前。视力：右眼1.2（矫），左眼0.8（矫）。眼底出血进一步减少。辨证同上，二诊方加佩兰15g、昆布15g。7剂。患者自服20剂。

2008年10月26日四诊。眼症稳定，全身无不适，舌脉同前。视力：右眼1.2（矫），左眼0.9（矫）。眼底出血同三诊。处方：黄芪20g，山药30g，茯苓15g，枸杞子20g，山萸肉15g，墨旱莲30g，生蒲黄15g（包），茜草15g，生三七粉4g（冲服），葛根30g，花蕊石15g，地龙15g，佩兰15g，昆布15g，苍术15g。10剂。

本案所用为廖品正治疗糖尿病视网膜病变经验方（优糖明3号方）。其中黄芪、枸杞子、山萸肉、墨旱莲益气补肾治其本（针对糖尿病全身症状），生蒲黄、茜草、生三七粉、地龙、昆布化瘀通络、消痰散结治其标（考虑视网膜局部病变）。此方随症加减化裁：昆布可换为瓦楞子；山药、茯苓或太子参可替黄芪；益母草可代茜草。无腰膝酸冷去仙灵脾，有失眠加夜交藤、龙骨、牡蛎，既安神助眠，又消痰散结。

参考文献

[1] 李翔, 路雪靖, 叶河江, 等. 廖品正治疗糖尿病视网膜病变经验 [J]. 辽宁中医杂志, 2011, 38(02): 228-229.

[2] 李翔, 路雪婧, 周华祥, 等. 名中医廖品正教授治疗糖尿病视网膜病变经验方及典型病案 [J]. 中医眼耳鼻喉杂志, 2012, 02(1): 1-2.

第6章　糖尿病周围神经病变

糖尿病周围神经病变是糖尿病所致神经病变中最常见的一种，其主要临床特征为四肢远端感觉、运动障碍，表现为肢体麻木、挛急疼痛、肌肉无力和萎缩、腱反射减弱或消失等。按临床表现分为双侧对称性多发神经病变及单侧非对称性多发神经病变。早期呈相对可逆性，后期发展为顽固性难治性神经损伤。发病机制目前尚未完全清楚，普遍认为其发生与血管病变、代谢紊乱、神经生长因子减少、遗传因素、自身免疫功能及血液流变学改变等多种因素相互作用有关。

☞ 祝谌予重用藤类药

> 四藤一仙治神经，重在通络散寒湿。
> 四藤通络合威灵，鸡血海风钩络石。
> 寒加羌独桂细辛，化热银花柏丹皮。

祝谌予认为糖尿病周围神经病变的表现颇似于中医痹证，但又不能完全按痹证论治，尚需考虑糖尿病，即本病系糖尿病气阴两虚、血脉瘀阻之体，复感寒湿而成，故治以益气养阴、活血通络、散寒除湿为原则。常用降糖对药方合四藤一仙汤酌加羌活、独活、钻地风、细辛、桂枝、伸筋草等，若寒湿化热则酌加金银花藤、丹皮、黄柏等清热通络之品。

如治60岁女性张某，全身皮肤针刺样疼痛，尤以双下肢、足跟及足底疼痛为甚，以致不能下床着地行走，夜间加重，痛苦病容，全身乏力，肌肉瘦削，舌尖红苔薄白，脉弦滑。肌电图：轻度周围神经源性损害。

中医辨证：寒湿阻络，络脉不通，肝肾两亏。

治法：散寒除湿，通络止痛，补益肝肾。

处方：用四藤一仙汤加味。鸡血藤 30 g，海风藤 15 g，络石藤 15 g，钩藤 15 g，威灵仙 15 g，羌活、独活各 10 g，钻地风 10 g，桑寄生 20 g，川续断 15 g，枸杞子 10 g，金毛狗脊 15 g，千年健 15 g。每日 1 剂，水煎服。

服药 7 剂，皮肤疼痛、触痛均明显减轻。因患者离京返乡要带方，改以益气养阴、通络止痛为治。处方：生黄芪 30 g，生地 30 g，苍术 15 g，玄参 30 g，葛根 15 g，丹参 30 g，鸡血藤 30 g，海风藤 15 g，络石藤 15 g，钩藤 15 g，威灵仙 15 g，独活 10 g，桑寄生 20 g，金毛狗脊 15 g，千年健 15 g。

细分析本医案：全身皮肤刺痛不能触碰是瘀血阻络，所谓不通则痛；致病之因为外感寒湿，寒性凝滞主痛则入夜加重；湿性重浊故以下肢为甚；乏力消瘦乃肝肾两亏，温养乏源而致。初诊时用四藤一仙汤加散寒通络、补益肝肾药使寒湿除则顽痛止，肾气壮则体力健，再治时合用降糖对药方益气养阴、降糖活血是辨病而投。于此观之，糖尿病周围神经病变的施治先后充分体现了辨证和辨病的统一。

参考文献

[1] 朱世增.近代名老中医经验集·祝谌予论糖尿病 [M].上海：上海中医药大学出版社,2009: 160-161.

☞ 任继学喜用木馒头

木馒头又名薜荔，行血通经性通利。

甘寒散毒防伤阴，消肿止痛治神经。

任继学指出，久病入络、瘀毒内结是消渴脉痹的病机关键，"络乃聚血之所，久病络必瘀闭"（《临证指南医案》）。消渴之证，以燥为主，失治误治或病势缠绵，则易耗竭阴液，阴病日久伤阳耗气，可致阴虚血涩无以荣养，阳虚寒凝无以温煦，气虚衰弱无以推动，终至血停于络而为瘀。瘀久化毒，瘀毒内结，痹阻经脉，不通则痛，不荣则麻，发为脉痹。治疗必以散瘀解毒为法。木馒头又名木莲、蔓头萝等，为桑科植物薜荔的干燥花序托，其"通经行血"（《生草药性备要》），"散毒"（《本草纲目》），首载于《本草拾遗》。其性甘寒通利，微涩固摄，主要有通乳利水、消肿止痛、固精止血的功效。任继学喜用木馒头散瘀解毒，治疗糖尿病周围神经病变。

如治于某，男，68岁，于2003年2月20日初诊。因多饮乏力两年，手麻3个月就诊。患者两年前多饮乏力，在某医院诊为2型糖尿病，口服格列本脲，血糖控制不稳定，近3个月出现手麻。刻下症见：烦渴多饮，口干，乏力，尿频，双手指麻木刺痛，舌红少苔，脉沉数无力。空腹血糖8.1 mmol/L，尿糖（一）。

西医诊断：2型糖尿病，糖尿病周围神经病变。

中医诊断：消渴，脉痹。证属气阴两虚兼瘀。

治法：益气养阴，活络通痹。

处方：木馒头15 g，生黄芪20 g，生晒参10 g，天花粉15 g，黄芩15 g，生地15 g，麦冬20 g，葛根15 g，当归尾15 g，桂枝15 g，地龙15 g，鸡内金15 g。

连服8剂后肢麻消失，1个月后空腹血糖降至7.5 mmol/L，继续巩固治疗。

参考文献

[1] 任喜洁,宫晓燕,刘艳华.任继学教授治消渴用药经验拾零[J].中国中医药现代远程教育,2004,2(1):22-24.

☞ 吕仁和善用药串

> 脊瓜仲断疗痹痛，糖病阴伤膝易仲。
>
> 丹芎鬼箭力欠雄，需加水蛭蜈蝎虫。

吕仁和临床上将三味药、四味药一起应用，称之为"药串"。如其常用"药串"——狗脊、木瓜、杜仲、续断，治疗风湿痹痛。而在糖尿病中，其认为糖尿病并发症气阴不足为本，"微型癥瘕"所致之络脉瘀结则常为标，故少用燥性较强之杜仲而多用补益肝肾与活血通经兼具之牛膝。此外，基于"微型癥瘕"理论，他常配伍植物类药如川芎、丹参、鬼箭羽和虫类药如土鳖虫、水蛭、蜈蚣等活血通络（即脊瓜汤）。而且他认为此类病证需用虫蚁搜剔通络之法治之，若"仅用草木之品如丹参、川芎等疗效则欠佳"。

如其治一糖尿病周围神经病变患者，口干，乏力，双下肢麻木、疼痛伴有烧灼感，手颤，视物昏花，肝区时疼痛不适，大便干稀不调，舌暗，苔黄，脉弦。用其"以虚定型，以实定候"之法辨为肝肾亏虚、瘀血阻络。处方：狗脊10g，续断10g，木瓜10g，牛膝15g，鬼箭羽10g，夏枯草10g，莪术10g，女贞子10g，生黄芪20g，当归10g，赤芍10g，丹皮15g，刺猬皮10g，蜈蚣3条。此方狗脊、木瓜、续断、牛膝补肝肾，强腰膝，通督任，并可引女贞子、黄芪、当归滋补肝肾气血，以治其本虚；鬼箭羽、莪术、赤芍、丹皮、刺猬皮、蜈蚣活血化瘀，消癥通络，以治其标实。

参考文献

[1] 赵进喜,肖永华.吕仁和临床经验集：第一辑 [M].北京：人民军医出版社，2009: 122-123.

魏子孝两型论治

> 麻多气虚而血瘀，凉为寒凝多阳虚。
>
> 肿痛阳虚兼湿阻，神经肿痛凉麻木。
>
> 证分两型治二途，气虚血瘀寒湿阻。
>
> 气虚血瘀阳还五，阳虚寒湿鸡鸣除。

魏子孝辨证时善于抓主症，将肢体麻木、发凉、肿胀疼痛作为糖尿病周围神经病变的三个主要症状，以麻木为主者多辨为气虚血瘀证，以发凉为主者多辨为阳虚寒凝证，以肿胀疼痛为主者多辨为阳虚湿阻证。糖尿病周围神经病变基本上可辨为气虚血瘀阻络、阳虚寒湿阻络两个证型。

1. 气虚血瘀阻络型　主症见肢体麻木不仁、困倦乏力，以下肢为甚，活动后好转，或伴肢凉疼痛，入夜疼痛加剧，舌质淡红略暗或有瘀斑，苔薄白，脉细无力。此型可参考血痹治疗，症状较轻者，以补阳还五汤原方稍作增减为基础方，药用：生黄芪、陈皮、鸡血藤、当归、川芎、川牛膝、赤芍、白芍、桃仁、红花、地龙、土鳖虫。症状重者，加强破血行瘀止痛之力，药用：生黄芪（重用）、陈皮、鸡血藤、桑枝、木瓜、当归、川芎、赤芍、白芍、桃仁、红花、水蛭、制乳香、没药。随症加减：畏寒肢冷，可依次选加仙灵脾、胡芦巴、桂枝、吴茱萸、附片；肢冷重症可暂加细辛散寒。疼痛明显，属热证者，赤芍、白芍改为白芍并重用，加生甘草、徐长卿；属寒证者，加桂枝、制川乌、草乌（两药须先煎 1 小时）、细辛；有灼热感且伴有阴虚者，去当归，加玄参、丹皮。

2. 阳虚寒湿阻络型　主症见足胫肿重无力，行动不便，麻木冷痛，下肢皮肤温度偏低，喜热畏凉，舌淡胖大边有齿痕，苔滑或薄白，脉沉细。此型可参考湿脚气论治，用《类编朱氏集验医方》所载鸡鸣散（槟榔、陈皮、木瓜、吴茱萸、桔梗、生姜、紫苏茎叶）。此型多合并糖尿病周围血管病，在治疗时当予兼顾。疼痛明显者，可加穿山甲、土鳖虫、白芍、徐长卿、蜈蚣、全蝎以祛瘀通络止痛；湿郁化热明显者，先予四妙勇安汤（金银花、玄参、当归、甘草）合四妙散（苍术、黄柏、川牛膝、薏苡仁）治之，并酌情配伍羚羊角粉、秦皮、海桐皮、炙蜂房等清热止痛之品。

另，因糖尿病周围神经病变症状表现多在下肢，重症患者内服用药药力往往不够。魏子孝主张在辨证应用内服中药的同时，局部可用中药外洗。《奇效良方》说"大抵足膝之病，居下属阴，又加寒湿，阴益甚矣。血气微冷凝结，非至热不可除"。用药多用辛温通阳之品，并配以活血通络药物。常用药有川乌、草乌、桂枝、肉桂、透骨草、艾叶、红花、白芷、乳香、没药等。外洗药不必拘泥于辨证，若辨证属热证，内服当予清热之品，外用仍可予温阳通络之品，内外合治以增强疗效。

如治某女性患者，53 岁，2009 年 4 月 30 日初诊。糖尿病病史 10 余年，2006 年左足背起一小疖肿，继发感染，后渐至足跟疼痛不能着地。下肢下垂则发红肿胀，小腿肌肉渐渐萎缩。2008 年 11 月因左下肢肿胀疼痛明显在某院行左侧腓总神经、胫后神经、腓深神经显微减压术。就诊时患者左足不能着地，被人用轮椅推入门诊，左下肢肌肉萎缩，皮肤颜色稍暗，温度较低，双手发麻，左下肢发凉，足部无溃疡，舌略暗红苔薄白，脉弦细。患者既往在多家西医院以糖尿病周围神经病变诊治，效果不佳。就诊时血糖控制可，但足跟部肿胀疼痛仍无减轻。

中医诊断：病属古籍所载之湿脚气。

治法：舒筋活血、通络止痛。

处方：选鸡鸣散合四妙勇安汤加减。槟榔 15 g，木瓜 10 g，桑枝 15 g，益母草 30 g，赤芍、白芍各 15 g，川芎 12 g，金银花 15 g，当归 12 g，玄参 15 g，生甘草 10 g，苦参 10 g，木香 12 g。

服 7 剂后复诊，患者拄拐杖步入诊室。诉服上方后大便溏泻，每日 3～4 次，自觉便后舒适，可依赖拐杖坚持行走 20 米左右，左下肢皮肤颜色有所恢复，后脚掌红肿胀痛较前明显减轻。其间因进食羊肉出现口腔上颌溃疡，舌脉同前。此患者服药后溏泻正如鸡鸣散所述"当下黑粪水，即肾家所感寒湿之毒气"，效不更方，在原方基础上加生薏苡仁30g，继服7剂；并予苦参12g、黄柏10g、厚朴12g、生甘草10g，2剂，煎汤漱口治疗口腔溃疡。

2个月后随访患者，诉一直常规控制血糖，继服上方14剂，平时加强锻炼，不用拐杖已基本可行走。

参考文献

[1] 张北华.魏子孝治疗糖尿病周围神经病变经验[J].北京中医药，2010, 29(01):23-24.

 黄煌"方人相应"调治法

> 方人相应查体质，舌脉喉腹腿诊之。
>
> 桃核承气之方人，头昏唇麻记忆差。
>
> 脸证面红腿证麻，易怒左少腹痛压。

黄煌常采用"方人相应"调治糖尿病周围神经病变。

如治殷某，女，67岁。初诊日期：2011年8月9日。体貌：肤白、体胖而壮实，面红、面斑，唇暗红。主诉：头昏、乏力13年，加重伴唇麻、腿麻3年。患者有糖尿病病史10年，一直服用降糖药（具体不详）治疗，但血糖控制不理想，空腹血糖在7.2～9.6mmol/L；近3年来出现唇麻、腿麻。否认高血压病病史。13年前曾有腔隙性脑梗死病史，常服阿司匹林肠溶片、丹参片。就诊时症见：唇麻，下肢麻；口干，便秘或溏泻；头昏，偶心慌，记忆力衰退甚；情绪低落易怒，难以自制；舌暗，苔腻。查体：左少腹有压痛，双下肢无水肿。处方：葛根60g，黄连5g，黄芩10g，生甘草3g，制大黄10g，肉桂5g，桂枝10g，桃仁15g，川芎15g。20剂，每日1剂，水煎，早晚分服。

2011年9月6日二诊。唇麻基本消失，腿麻略减；头昏、体力及精神较前明显好转，情绪稳定；大便成形且通畅；近日感咽痒明显，无咳嗽。空腹血糖已稳定在正常水平。予上方，黄连减至 3 g，守方 20 剂，连服 5 天再停服 2 天。

患者具有面红头昏、唇舌暗红、记忆力减退等瘀热上冲的表现，属于瘀热型体质。因此，虽乏力、头昏等症明显，然不可妄补而犯虚虚实实之戒，仍宜泻热、活血共进。本案选用葛根芩连汤合用桃核承气汤去芒硝。体质胖壮的糖尿病患者出现头昏、乏力、口干、便溏及唇舌暗红等表现，葛根芩连汤当为首选方；出现头昏、唇麻、记忆力衰退、情绪低落与易怒，及脸证（面红）、腹证（左少腹压痛）与腿证（腿麻），为桃核承气汤方证的表现。

桃核承气汤方证：治疗膀胱蓄血之急重病的桃核承气汤，黄煌常将之用于调治糖尿病、高血压病、中枢神经系统疾病、顽固性皮肤病、前列腺疾病等慢性病，并根据患者大便情况考虑是否用芒硝，如大便不干结则少用、不用。使用时需与桂枝茯苓丸证相鉴别：除两者均可出现上冲的脸证、下腹部的瘀血腹证、缺血的腿证外，桃核承气汤证还有精神神经症状，如《伤寒论》所载"其人如狂""善忘"等为桃核承气汤方的主治，以此有别于桂枝茯苓丸证。另，桂枝与肉桂合用，较单用桂枝疗效更佳。文献研究表明，汉代并没有将桂枝、肉桂完全区分使用，桂枝、肉桂并用，可增强温通血脉、鼓舞气血、活血化瘀之功效。

参考文献

[1] 薛蓓云，李小荣 . 黄煌经方内科医案（三）——糖尿病治验 2 则 [J]. 上海中医药杂志，2012, 46(3): 34–35.

仝小林"脏腑热、经络寒"论治

> 糖病本为脏腑热，神经病变经络寒。
>
> 清其内热用黄连，温通经寒五物汤。

糖尿病周围神经病变所致感觉障碍主要表现为手足、肢体麻木，或感觉异常，如踏棉感、蚁行感等，可伴有手足、肢体发凉畏寒。仝小林认为其基本病机为气血亏虚、络脉瘀阻，多属"血痹虚劳"范畴，为"经络寒"。临床常用黄芪桂枝五物汤益气养血、温经通络。而现代糖尿病多由嗜食肥甘、久坐少动而生，"肥者令人内热，甘者令人中满"，此为"脏腑热"，临床常用黄连清内热。《素问·痿论》云"脾气热，则胃干而渴，肌肉不仁"，《灵枢·五色》言"寒甚为皮不仁"。故治疗糖尿病周围神经病变表现为渴而不仁者，需寒热并用，清脏腑而温经络。

如治王某，女，47岁，2007年6月10日初诊，血糖升高5年。2002年8月患者因颈椎病住院治疗时发现血糖升高，查空腹血糖10.5 mmol/L，当时即予胰岛素治疗。出院后改为口服二甲双胍0.25 g，每天3次，近1年来自行停药，仅饮食、运动控制。现症见：四肢麻木，自觉周身有窜风感，乏力，双下肢发软，时有肿胀，口干、口渴，胸口略有烧痛感，二便调，眠可。舌淡红少苔，有瘀点，脉细涩兼紧。血糖控制尚可，空腹血糖6.0～7.0 mmol/L，餐后2小时血糖7.5～8.3 mmol/L。

西医诊断：糖尿病。

中医辨证：气阴亏虚，络脉瘀滞，胃腑有热。

治法：益气养血，活血通络，兼以清热。

处方：黄芪桂枝五物汤加减。生黄芪30 g，白芍30 g，桂枝15 g，太子参30 g，天花粉30 g，生地30 g，炒白术15 g，黄连30 g，清半夏9 g，羌活9 g，独活9 g，炙甘草9 g。

2007年6月18日二诊。服药7剂，四肢麻木、周身窜风感明显减轻，药已中鹄，上方去生地、羌活、独活，加鸡血藤30 g、夜交藤30 g。

2007年7月3日三诊。服上药14剂，四肢麻木全消，周身窜风感减轻约90%，仅偶有发作，诸症渐愈，血糖亦较前下降，空腹血糖6.0～6.5.0 mmol/L，餐后2小时血糖7.0 mmol/L左右。

麻为气不至，木为血不通，《素问·逆调论篇》言："荣气虚则不仁。"

患者乏力、下肢发软、舌淡红少苔、脉细，知其气阴不足。《素问·血气形志篇》云："经络不通，病生于不仁。"患者舌有瘀点，脉涩而紧，知其络脉瘀滞。加之口干渴、胸灼热，知其胃腑有热。故以益气养血、活血通络、兼清内热立法。方中黄芪为君药，甘温益气，补在表之卫气。桂枝散风寒而温经通痹，与黄芪配伍，益气温阳，和血通脉。桂枝得黄芪益气而振奋卫阳；黄芪得桂枝固表而不留邪。白芍养血和营而通血痹，与桂枝合用，调营卫而和表里。太子参、白术益气健脾，助黄芪益气固表，生地、天花粉滋阴生津，四者共奏益气养阴之功。黄连苦寒清热，兼以降糖，半夏降逆和胃，二者辛开苦降，散中焦之郁热。患者自觉周身窜风，羌活、独活两药，一上一下，一治足太阳之游风，一治足少阴之伏风，合则祛周身之邪风。且《素问·痿论篇》言"有渐于湿，以水为事，若有所留，居处相湿，肌肉濡渍，痹而不仁"，风盛则湿散，羌活、独活两药相合，祛风胜湿，解肌通痹，使风湿去，肌肉滑，脉道通而荣卫之行畅，畅则麻木消。炙甘草甘温益气，调和药性，合诸药而同心戮力，使麻木大减。二诊患者周身窜风感大减，故去祛风通络之羌活、独活，防温燥之品久用而耗伤阴津，同时加鸡血藤、夜交藤，增强养血活血通络之力，终收麻木全消、血糖得控之功。

参考文献

[1] 仝小林.糖络杂病论 [M].2 版.北京：科学出版社,2014: 153-154.

吴深涛依病位、病程、病性分型选药

病位病程性分型，在上羌活桑桂枝。

在下酌加川怀膝，病性各异型分六。

病久藤药重鸡血，顽痛难愈乌附痊。

吴深涛认为消渴病之痹证不同于风寒湿所致的痹证，系消渴病日久

因虚致实，如其所变生的痰浊瘀血等病理产物是由于消渴后气阴耗伤或是脾虚不运，内生瘀滞、痰湿所致。其内生之邪又可耗气伤血，或化热伤阴，阻滞脉络，故表现为顽固性肢体疼痛麻木等症状。针对此症可依病位选药，在上者可酌情加桂枝、桑枝、羌活等，在下者可加怀牛膝、川牛膝等；依病程选药，久病入络临证加入鸡血藤、络石藤、忍冬藤、青风藤、海风藤、威灵仙、钩藤等，尤其用鸡血藤，一般30～50 g，最大量可用到60 g，常起良效；依病性选药，对于顽固性疼痛、麻木，常用全蝎、水蛭、穿山龙、土鳖虫、地龙等搜风通络之品，效果显著。若疼痛剧烈而顽固，诸方药难以奏效时选用川乌、草乌、附子配佐于其他药中以增强疗效。强调从小剂量开始，一般从5 g起，最大量用到70 g，并配以甘草、大枣、芍药、生地等药，制其毒性，又能益阴养血。除顽固性肢体疼痛麻木外，吴教授临床辨证分型重视舌脉，依据舌脉判断正气盛衰，分析病位深浅，区别病邪性质，推断病情进退。具体分型如下。

1. **热毒内蕴型** 症见患肢皮肤色暗红，触之灼热，疼痛，或可见发热口渴，舌红，脉数。治则：清热解毒，活血止痛。方用四妙勇安汤合五味消毒饮加减。药用：金银花30 g，当归30 g，玄参30 g，生甘草10 g，野菊花30 g，蒲公英30 g，紫花地丁20 g，紫背天葵20 g。

2. **寒滞经脉型** 症见四肢逆冷，手足麻木不仁、疼痛剧烈，舌淡苔薄白，脉浮弦有紧象。治则：双解表里寒邪。方用乌头桂枝汤化裁。药用：乌头5 g（先煎30分钟），桂枝30 g，芍药30 g，大枣3枚，生姜10 g。以上肢痛为主者加羌活、白芷、威灵仙、姜黄等，以下肢痛为主者加独活、杜仲、桑寄生、狗脊、怀牛膝等。

3. **燥湿相兼型** 症见腰以下痿软，行走不正，或瘫痪不能动，舌质红，苔干而腻。治则：清热燥湿，益气养阴。方用清燥汤化裁。药用：黄连10 g，酒黄柏10 g，柴胡20 g，麦冬20 g，当归15 g，生地黄30 g，炙甘草6 g，猪苓30 g，神曲10 g，太子参30 g，白茯苓30 g，升麻10 g，陈皮15 g，白术20 g，泽泻15 g，苍术15 g，生黄芪30 g，五味子15 g。

4. 浊毒瘀滞型　症见麻木、常有定处，肢体困倦，口苦黏腻，尿液浑浊，消瘦或肥胖，头身困重，神疲乏力，腰膝酸软，大便不爽或干燥，舌面之白涎线甚或舌苔浊腻。治则：化浊解毒，活血通络。药用：黄连20 g，黄芪25 g，苍术15 g，玄参30 g，丹参20 g，生地20 g，熟大黄10 g，僵蚕10 g，姜黄20 g，天花粉30 g，赤芍20 g，鬼箭羽15 g。

5. 血虚寒凝型　症见四肢麻木怕凉、疼痛，舌淡苔白，脉沉细或细。治则：温经散寒，养血通脉。方用当归四逆汤合芪桂五物汤化裁。药用：当归15 g，桂枝30 g，芍药30 g，细辛6 g，生甘草10 g，通草10 g，大枣3 枚，生黄芪30 g。以上肢麻木疼痛为主者可酌加姜黄、桑枝、桂枝、葛根等，以下肢麻木疼痛怕凉为主者可酌加川续断、怀牛膝、鸡血藤、木瓜等。

6. 湿热胶着型　症见四肢皮肤均有灼热疼痛感，舌暗红，苔黄腻，脉弦滑。治则：祛风利湿，清热和血。方用当归拈痛汤化裁：当归12 g，羌活15 g，防风12 g，猪苓20 g，泽泻20 g，茵陈30 g，葛根20 g，黄芩15 g，姜黄20 g，茯苓20 g，党参20 g，苍术15 g。

下文以血虚寒凝型、湿热胶着型的两则病案分别论之。

如治某60 岁女性患者，有糖尿病病史3 年，长期服用二甲双胍0.5 g每日1 次，格列喹酮（糖适平）30 mg、阿卡波糖（拜糖苹）50 mg 每日3 次。6 个月前改用二甲双胍0.5 g 每日3 次。监测空腹血糖波动于6.0 ～ 8.0 mmol/L，餐后2 小时血糖7.0 ～ 10.0 mmol/L。主因"口干、多饮3 年，双下肢麻木疼痛1 年"收入院。入院时症见：口干、多饮，健忘，视物模糊，阵发性头晕汗出，四肢冰凉，双下肢麻木疼痛，纳食可，夜寐安，二便调，舌淡苔白，脉沉细。入院查糖化血红蛋白6.0%。肌电图示：双腓浅神经感觉传导未引出电位，腓总神经运动传导速度减慢。

西医诊断：糖尿病周围神经病变。

中医诊断：血虚寒凝型痹证。

治法：温经散寒，养血通脉。

处方：以当归四逆汤合芪桂五物汤化裁。当归 20 g，白芍 30 g，赤芍 20 g，桂枝 30 g，细辛 6 g，通草 10 g，生甘草 10 g，大枣 3 枚，炙黄芪 60 g，陈皮 15 g，怀牛膝 20 g，穿山龙 30 g，威灵仙 20 g，鸡血藤 30 g，地龙 20 g。水煎服，取 300 ml 早晚分服，并用上方药渣煮水泡脚。常规控制血糖，住院期间配合针灸治疗。

服上方 7 剂后，四肢怕凉症状明显改善，仍有疼痛麻木感，守原方，炙黄芪加至 90 g，当归加至 30 g，鸡血藤加至 50 g，再加土鳖虫 10 g。再服 7 剂，患者麻木感减轻，仍疼痛剧烈。故予原方加川乌、草乌各 5 g。服 7 剂后疼痛稍减，川乌、草乌各加至 10 g，生甘草 20 g。出院后嘱其继服原方 7 剂，巩固疗效。出院 2 周后门诊随访，患者诉双下肢疼痛麻木基本缓解。

另治某 52 岁男性患者，13 年前体检时发现血糖升高，复检确诊为 2 型糖尿病。初发时无明显症状，空腹血糖波动在 7.0 ～ 8.0 mmol/L，医生建议其调整饮食和加强运动控制血糖，未予降糖药物治疗。2 年前出现口干多饮、乏力症状，空腹血糖最高达 22.0 mmol/L 左右，自服磺脲类和双胍类药物控制血糖，血糖未系统检测。2 个月前出现双下肢疼痛症状，伴局部皮肤灼热感，并可见红色皮疹，曾求治于某专科医院，考虑为糖尿病合并周围神经病变。期间予以胰岛素皮下注射控制血糖，并使用改善循环及营养神经药物治疗并发症，出院时空腹血糖控制在 8.0 mmol/L 左右，但肢体疼痛症状仍在加重。症见四肢皮肤灼热疼痛，疼痛部位面积较初发时增大，严重之处甚至不能接触衣被，触之如刀割之痛，四肢及躯干部皮肤可见散在红色皮疹，有瘙痒感，腰部酸重疼痛，双踝部水肿，口干、口苦，纳差，舌暗红，苔黄腻，脉弦略滑。

中医诊断：湿热型消渴病痹证。

治法：祛风利湿，清热和血。

处方：当归拈痛汤化裁。当归 12 g，羌活 15 g，防风 12 g，猪苓

20 g，泽泻 20 g，茵陈 30 g，葛根 20 g，黄芩 15 g，姜黄 20 g，茯苓 20 g，党参 20 g，苍术 15 g。7 剂，水煎服。嘱继续注射胰岛素控制血糖。

7 日后复诊。诉服药后四肢皮肤灼热感明显减轻，脚踝肿胀已缓解，腰部沉重感亦减轻，周身皮疹消退大半，唯以肢体疼痛症状缓解不明显。口苦明显减轻，食欲增加，大便 2 日 1 行，黏滞不爽，舌暗红，苔黄腻略干，脉弦滑。原方去防风、猪苓、泽泻，加桃仁 20 g、威灵仙 25 g，胆南星、制川乌、黄柏各 10 g，加姜、枣同煎，继服 14 剂。服药后患者复诊诉肢体皮肤灼热感及疼痛症状均大有缓解，脚踝肿胀及周身皮疹几乎消失，腰部沉重疼痛感消失，服药期间汗出多，初色黄，后转正常，纳佳，整体感觉良好，喜悦之情溢于言表。察其舌暗红，苔薄黄，脉弦细。嘱上方继进 14 剂以巩固疗效，随诊 1 年未再复发。

此患者湿热浸于肌肤皮下，并下注足胫。湿则肿，热则痛，足膝肿痛，乃湿热熏蒸。风湿相搏，一身尽疼痛，法当汗出而解；治湿在上在外者当微汗，在下在内者当利小便。选用张元素之当归拈痛汤加减，由中焦脾胃而治之，上下分消其湿热。《医学启源》记载此方"治湿热为病，肢节烦痛，肩背沉重，胸膈不利，遍身疼，下注于胫，肿痛不可忍"。其制方谨遵《黄帝内经》制方之法"湿淫于内，治以苦热，佐以酸淡，以苦燥之，以淡泄之"。

参考文献

[1] 节阳华 . 吴深涛教授治疗糖尿病周围神经病变经验 [J]. 现代中西医结合杂志，2011, 20(24): 3067-3068.

☞ 于世家三型不离活血通络

神经病变分三型，活血通络总不离。
气虚络瘀重归芪，脾虚瘀阻陈夏苓。
中西结合于氏剂，瘀血阻滞糖末宁。

于世家主张中西医结合治疗糖尿病周围神经病变，在严格控制血糖，纠正糖、脂肪、蛋白质代谢紊乱的基础上，配合西药扩张血管改善微循环、抗血小板聚集、抗氧化应激、抗抑郁治疗等，运用中医理论分型辨治，主要分三型。

1. **气虚络瘀证** 症见肢体麻木不仁，肢凉刺痛，以下肢为甚，入夜疼痛加剧，面色苍白，自汗气短，神疲倦怠，舌淡、苔白，脉虚细无力。多重用黄芪，取其补气以行血之功；配当归养血和血；黄精、女贞子、枸杞子滋养肝肾之阴，使血能养筋荣肢，麻木疼痛自除。酌加辛味通络之品如桂枝、细辛、羌活、防风及藤类通络药，如鸡血藤、忍冬藤、络石藤等，通筋活络，以增疗效。

2. **脾虚瘀阻证** 症见胸闷纳呆，肢体困重、麻木不仁或如蚁行，乏力倦怠，头晕目眩，头重如裹，腹胀便溏，舌体胖、舌淡、苔白腻，脉濡滑。常选用陈皮、竹茹、半夏等理气燥湿化痰；茯苓健脾祛湿；僵蚕、远志、白芥子逐痰通络；辅以生地黄、山药制他药之燥。糖尿病周围神经病变发展过程中均有不同程度的痰瘀存在，因此，即使无明显瘀阻征象，也应佐丹参、益母草、当归等活血养血之品防治。

3. **瘀血阻滞证** 症见周身关节疼痛拒按，痛如针刺，痛有定处，昼轻夜重，面色黧黑，肌肤甲错，舌暗有瘀斑，脉细涩。此型多见于糖尿病周围神经病变病程较长者。根据久病必虚、久病入络、祛瘀生新的理论，于世家提出"祛瘀生新，活血通络"的治则，并以此理论为基础，结合现代科学技术研制成汤剂糖末宁。方中以延胡索辛温活血、理气止痛；苏木、鸡血藤、红花、没药、丹参活血化瘀；赤芍、三七活血止痛；当归养血活血，祛瘀生新；川芎、郁金等行血中之气，以助经络恢复畅通。全方体现了辨病与辨证相结合、局部与整体相结合的特点，可解除或明显缓解患者麻木及疼痛症状，并可显著改善神经传导速度，尤以运动神经传导速度改善最为明显。

如治梁某，女，55岁，2007年6月5日入院。口渴多饮7年，伴双手麻痛 1 年余。患者有糖尿病病史 7 年,曾服多种降糖药,血糖控制不理想。诊见:口渴多饮,乏力,双手麻痛,偶有胸闷,饮食调,二便尚可,双下肢无浮肿,无恶心、呕吐及发热,舌紫暗、苔薄白,脉沉细。既往有左乳腺癌手术史 10 年。血常规检查:白细胞计数 10.97×10^9/L,中性粒细胞计数 7.56×10^9/L。生化检查全项:总胆固醇 6.03 mmol/L,低密度脂蛋白胆固醇 4.07 mmol/L,C 反应蛋白 24.83 mg/L,糖化血红蛋白 6.6%。肌电图检查示:左正中神经、右正中神经、感觉神经传导速度减慢。检查腹部彩色 B 超示:脂肪肝,胆囊壁欠光滑。检查眼底:双眼视网膜病变 I 期。

西医诊断:2 型糖尿病,糖尿病周围神经病变,糖尿病视网膜病变 I 期,血脂异常,脂肪肝。

中医诊断:消渴,证属气阴两虚兼血瘀。

治法:益气养阴,活血通络。

处方:黄芪、黄精各 50 g,益母草、党参各 30 g,没药、三七、当归各 10 g,川芎、玉竹、知母、北沙参、丹参、赤芍、女贞子、菟丝子、枸杞子、延胡索、苏木、鸡血藤、红花各 15 g,细辛 5 g。每天 1 剂,水煎服。并配合糖尿病治疗仪 7 号治疗。在严格控制血糖、血压、血脂的基础上,予甲钴胺(弥可保)每次 500 μg,每天 3 次,口服;胰激肽原酶片每次 240 U,每天 3 次,口服。

治疗 2 周后,双手麻木症状明显缓解。随访半年,双手麻木感基本消失。

参考文献

[1] 霍晶晶 . 于世家教授治疗糖尿病周围神经病变经验介绍 [J]. 新中医 , 2008, 40(3): 13-14.

第7章　糖尿病自主神经病变

第一节　糖尿病胃肠病

糖尿病胃肠病是糖尿病常见并发症之一。病变可发生在从食管至直肠的消化道的各个部分，包括糖尿病食管病变、糖尿病性胃轻瘫、糖尿病性便秘、糖尿病合并腹泻或大便失禁等。现代医学认为本病的发生与自主神经病变、高血糖、消化道激素分泌异常、胃肠道平滑肌病变、微血管病变、代谢紊乱、继发感染、精神心理因素等有关。

☞ 祝谌予降糖对药方合葛根芩连汤治泄泻

> 糖病若同兼呕泻，降糖方去地与玄。
> 苏藿芷苡轻证瘥，重证肾着四神煎。

祝谌予认为糖尿病初期病机是阴虚燥热或者气阴两伤，由于炽热伤津或津液本身匮乏，肠枯不润，故多见大便秘结。若病情发展，阴损及阳，脾肾阳虚则寒湿内生，下注大肠而泄泻不止。此外也可因治疗过程中过用苦寒降火或滋阴滑肠之药，或肝木克土，损伤脾胃，中焦不运，寒湿下注而引起泄泻。

如治 63 岁女性段某，糖尿病 10 年，腹泻 1 周。现症：大便溏泻，肠鸣，腹中隐痛，便后则痛止。腹部喜暖怕冷，乏力，心烦，汗出，腰疼膝软，舌红苔白略腻，脉细弦。

中医辨证：气阴两虚，肝脾不和，湿注大肠。

治法与处方：疏肝健脾，燥湿止泻。用痛泻要方合藿香正气散加减。继之益气养阴、清热补肾，用降糖对药方合葛根芩连汤加减。

药用：苍术、白术各10g，炒防风10g，陈皮10g，炒白芍10g，苏梗、藿梗各10g，白芷10g，生薏苡仁30g，车前子10g，茯苓15g，芡实15g，肉豆蔻10g。每日1剂，水煎服。

经治10天后大便又泻，每日达3～4次，伴腹痛、腹胀、肠鸣，腹部怕冷，食凉加重。矢气极多，上半身燥热汗出，舌苔白腻，脉沉细弦。再诊时考虑患者为脾肾阳虚、寒湿内生、郁而化热之寒热错杂之证，治宜温补脾肾，清热止利，燥湿止泻。方用肾着汤合葛根芩连汤、白头翁汤加减。处方：苍术、白术各10g，干姜10g，茯苓15g，葛根15g，黄芩10g，黄连6g，白头翁30g，秦皮10g，苏梗、藿梗各10g，白芷10g，生薏苡仁30g，芡实米15g，炒神曲15g，生黄芪30g，乌梅10g。每日1剂，水煎服。服药7剂，诸症告愈，泻遂停止。仍以降糖对药方加减以治疗糖尿病。随诊半年，未再腹泻。

本案示虽糖尿病性腹泻以脾肾阳虚、寒湿不化者多见，但亦有中上焦燥热未清、下焦寒湿又生的寒热错杂证。祝谌予治疗轻证一般用降糖对药方去玄参、生地，加白术、苏梗、藿梗、白芷、生薏苡仁、山药、芡实、诃子肉、肉豆蔻等；重证则用肾着汤合四神丸，再加上述药物；对寒热错杂之腹泻，常用肾着汤或四神丸与葛根芩连汤合方再加上述药物，兼肝郁者加痛泻要方。其中苏梗配藿梗、白芷配生薏苡仁是祝谌予治疗寒湿泄泻的两组药对。苏梗辛香温通，长于行气宽中，温中止痛；藿梗气味芳香，化湿止呕，醒脾理气。二药相伍，理气宽中，除湿止呕力量增强，常用治湿浊不化、气机不畅之胸脘满闷、腹中肠鸣。白芷辛温，散风燥湿，芳香通窍，《本草正义》云其"燥湿升清，振动阳明之气，故治久泻之良剂"；生薏苡仁甘淡微寒，清利湿热，健脾补肺。二药相伍，一寒一热、辛散淡渗，燥湿健脾，治疗湿注大肠之肠鸣泄泻，其效益著。

参考文献

[1] 朱世增.近代名老中医经验集·祝谌予论糖尿病 [M].上海：上海中医药大学出版社,2009: 161-162.

☞ 吕仁和善用药对

> 加味四逆胃轻瘫，芍用赤白枳实壳。
>
> 柴枳量小气机调，柔肝散瘀重二芍。
>
> 体弱便溏需量小，苔边浊沫用实壳。

吕仁和继承施今墨、祝谌予之学术，非常重视药对的应用。如其应用加味四逆散治疗糖尿病并发症（如糖尿病性胃轻瘫和糖尿病伴发脂肪肝等）时，就融入赤芍、白芍，枳实、枳壳两组药对于四逆散中。且其用量亦有讲究，柴胡、枳实、枳壳常用 6 ～ 10 g 量小以疏调气机，赤芍、白芍常用 15 ～ 30 g 量大以柔肝散瘀，总体而言，体弱便溏者用量小，体壮便干者用量大。此外，应用枳实、枳壳亦有一颇为特异的指征，即舌边多浊沫（肝胆气郁，湿蕴不化之征），临床可参用之。

如治张某某，女，63 岁。2003 年 11 月 2 日初诊。病史：糖尿病病史 10 年，胸脘痞闷胀满反复发作 5 年。1995 年确诊为 2 型糖尿病，空腹血糖 13.0 mmol/L，近年来体重逐渐减轻，服降糖药血糖控制良好。刻下症：胸脘痞闷，颜面、下肢浮肿。舌暗苔黄，脉弦滑。实验室报告：空腹血糖 6.6 mmol/L。

西医诊断：糖尿病自主神经功能紊乱。

中医辨证：气机阻滞，痰湿内停，脾运受阻。

治法：当行气活血，化痰利湿。

处方：苏梗 20 g，香橼 10 g，佛手 10 g，柴胡 10 g，赤芍、白芍各 15 g，枳实、枳壳各 10 g，炙甘草 6 g，丹皮、丹参各 15 g，桑白皮 20 g，车前子 30 g（包），青皮、陈皮各 10 g，半夏 10 g，香附 10 g，乌药 10 g。14 剂，水煎服。嘱其严格控制饮食，一天主食量不超过 250 g；适量运动；舒畅情志；配合按摩治疗。

2003 年 12 月 1 日二诊。患者自行服用前方后，诸症减轻，继用前方加强化湿利水，调理脾胃饮食。

参考文献

[1] 赵进喜,肖永华.吕仁和临床经验集：第一辑 [M].北京：人民军医出版社, 2009: 134-136.

☞ 黄煌妙用葛根芩连汤

葛根芩连人应方，挟热下利形体胖。

面红多汗脉数滑，舌红苔厚腻而黄。

黄煌采用"方人相应"调治糖尿病胃肠病。如治徐某，女，59 岁，2005 年 3 月 20 日初诊。患者因口苦、紧张易怒 2 年就诊。患者近 2 年来常觉口苦，胸闷，紧张易怒，下肢容易浮肿，大便 2～3 次 / 天，质稀，无腹痛，食欲尚可，入睡差，易醒。既往有高血压病病史 8 年，糖尿病病史 5 年，颈椎病病史 10 年。服非洛地平（波依定）、二甲双胍片，血压控制在（160～170）/（60～70）mmHg，空腹血糖控制在 5.0～6.0 mmol/L。刻诊：体质胖，面色暗红，易汗出；舌质红、苔黄厚腻；脉弦滑，脉率 90 次 / 分。

西医诊断：高血压病，2 型糖尿病，颈椎病。

中医诊断：泄泻（湿热瘀结）。

处方：葛根芩连汤化裁。葛根 30 g，黄连 5 g，黄芩 12 g，生甘草 3 g，赤芍 20 g，怀牛膝 15 g，丹参 12 g，石斛 20 g，干姜 3 g。7 剂，每日1剂，水煎服，每日2次。

1周后复诊。药后口苦、腿肿减轻，大便形状改善，腹泻次数减少，但睡眠仍不安，舌红，苔黄腻。原方怀牛膝增至20g，继续服用。4月3日三诊。大便正常，睡眠改善，情绪好转，胸闷减轻。上方石斛减为12g，继续服用。

葛根芩连汤出自《伤寒论》，主治里热挟表邪之下利。此例系糖尿病、高血压病，伴有口苦、腹泻，舌质红、苔黄厚腻，脉滑数等，均提示湿热内蕴；而睡眠障碍、紧张易怒、易汗、面红，说明内热较重。葛根芩连汤清热燥湿，且黄芩、黄连又有良好的清热除烦作用。患者下肢浮肿，多考虑糖尿病导致的血管损害，血瘀于下，正是验方四味健步汤的适应证。与葛根芩连汤相合，清热燥湿除烦、活血通脉。患者服药后病情明显改善，提示四味健步汤合葛根芩连汤对糖尿病腹泻属湿热瘀结型者疗效良好。

参考文献

[1] 陈文姬.黄煌自拟四味健步汤临证应用经验[J].上海中医药杂志,2008,42(04): 11-12.

☞ 仝小林寒热通涩护中焦

寒热错杂胃轻瘫，通涩并调护中焦。
半夏泻心寒热方，阳虚纯寒理中丸。
热多湿盛苏连饮，寒多酸泛反左金。
通用大黄虚术枳，虚甚而脱涩诃子。

糖尿病性胃轻瘫所致呕吐是糖尿病患者常见的并发症，多见于1型糖尿病或2型糖尿病病程长久者。其主要病理特点为胃动力下降，胃排空延迟，胃电节律紊乱，导致胃潴留。仝小林认为，此类患者多寒热虚实错杂，临证当分清寒热虚实主次，热者当清，寒者当温，随证治之。而从胃动力下降、胃排空延迟看来，增加胃动力的通腑法当为正治，但仍需分虚实而言：若胃气尚充，方有力可增，即为腑气通则胃气降之理；若胃气已衰，无力可增，增之反耗其力，当此之时，则需收涩敛胃，养精蓄锐，待胃气充则有力可增，即塞因塞用之理。此外，无论寒热虚实，呕吐必伤胃气，因而顾护中焦当贯穿治疗始终。中焦得固，脾胃得安，气机升降方得如常。下以两例病案详析之。

如治周某，男，43岁，2006年12月20日初诊。发现血糖升高5年余，呕吐半年。患者于2003年发现空腹血糖升高，在当地医院诊断为糖尿病，间断口服药物治疗，平日未规律用药，未监测血糖。半年前无明显诱因出现呕吐，反复发作不愈。半年内体重下降15 kg。初诊时症见：呕吐，食入或饮水即吐，伴恶心、泛酸，无腹胀，乏力、口苦甚，纳少。舌底红、苔腐，脉弦。

西医诊断：糖尿病性胃轻瘫。

中医辨证：中焦壅滞，寒热错杂。

治法：辛开苦降，和中降逆。

处方：半夏泻心汤合苏叶黄连汤加减。清半夏30 g，干姜15 g，黄连30 g，苏叶15 g，云茯苓60 g，炒白术30 g，枳实12 g，酒军3 g。

服上方2剂后已基本止吐，服5剂后呕吐已完全停止，无恶心、泛酸，略有腹胀，纳眠可。体重较服药前增加1.5 kg。后多次复诊，患者未发生呕吐，门诊治疗以控制血糖为主。

此例患者食入即吐、泛酸、口苦、舌底红、脉弦，提示胃热上逆，而乏力、纳少又有脾气虚寒之象，如此寒热错杂，当以半夏泻心汤辛开苦降，寒热同调。因黄连量较大，故去黄芩不用，以防苦寒太甚而伤脾胃。且"甘者令人中满"，故去易增湿助壅之参、草、枣，而加化湿助运之苓、术顾护中焦。苏叶黄连汤载于《温热经纬·薛生白湿热病篇》中，主治"呕恶不止，昼夜不瘥欲死者"，全小林常以此方用之于糖尿病性胃轻瘫湿热较盛者，既取黄连降糖之效，又可收止呕之功。又加枳实、酒军以通腑，增加胃动力，即上文所言腑气通则胃气降。且小量枳实合大量白术为李东垣枳术丸之义，既通腑降逆，又有《内外伤辨惑论》所载"令人胃气强实"之效。

另治阎某，女，56岁，2011年7月25日初诊。主诉：呕吐反复发作2年，血糖升高15年。现病史：患者15年前因全身乏力至医院检查诊为糖尿病，最初服用阿卡波糖（拜糖苹）等几种降糖西药（具体不详），3年前开始注射胰岛素（精蛋白生物合成人胰岛素早23 U，晚20 U），血糖控制不理想，空腹血糖13.0～14.0 mmol/L。2年前出现恶心呕吐、不欲食，最初1～2个月发作一次，每次持续2～3天，呕吐于饭后半小时出现，呕吐物初为食物，后呕吐清水，每次呕吐至极度虚弱。泛酸，无食欲，见食物恶心。胃中冰冷，不敢受风。反应迟钝，表情淡漠，精神差，全身无力，后背疼痛，怕冷，双手逆冷过肘。时有低血糖发生，1周前曾发生低血糖。大便偏稀，1天3次。鼻头色青，口唇暗，舌淡红，苔白厚，脉沉弱。身高164 cm，体重50 kg，BMI = 18.6 kg/m^2。既往史：冠心病2个月。现用药：精蛋白生物合成人胰岛素注射液（预混50 R）（诺和灵50 R）早12 U，晚10 U。辅助检查：2011年5月2日查尿常规示尿蛋白（＋），酮体（＋＋＋），白细胞（＋＋＋）。自测空腹血糖5.8 mmol/L。

西医诊断：糖尿病性胃轻瘫。

中医辨证：中阳大虚，升降反作。

处方：附子理中汤加减。黑顺片30 g（先煎2小时），红参15 g，炒白术30 g，干姜15 g，黄连6 g，吴茱萸9 g，苏梗、藿梗各6 g，诃子30 g。呕吐时不拘时服用。

2011年8月22日二诊。服药1个月余，服药期间精神好转，神志清，本月内发作3次，但呕吐后第二天可自行缓解，仅持续一天。呕吐时后背疼痛，怕凉明显。夏天不敢开窗，受风即感冒。近2周大便时干时稀，时有大便失禁，不能自控。食欲极差，仅能食流食。8月21日查空腹血糖 7.5 mmol/L，餐后 2 小时血糖 8.6 mmol/L，糖化血红蛋白 5.3%。尿常规：尿蛋白（－），酮体（＋），白细胞（＋）。处方：初诊方加肉桂 30 g、山萸肉 15 g、灶心土 60 g。

2011 年 9 月 19 日三诊。服药 1 个月，大便稀好转，大便失禁次数较上月减少，泛酸消失。本月呕吐发作情况较上月未有明显变化。患者自觉胃中冰冷感减轻，仍怕凉，后背疼痛，精神差。调整处方：黑顺片 30 g（先煎 2 小时），红参 15 g，炒白术 30 g，干姜 30 g，灶心黄土 60 g，肉桂 30 g，山萸肉 15 g，黄连 4.5 g，苏叶 9 g，藿梗 9 g。

2011 年 10 月 17 日四诊。服药 1 个月（代诉）。2 周内未呕吐，食欲好，体力增加，精神状态好转，已能下地走路，怕冷较前明显缓解，上肢发凉范围缩小，现仅双手发凉，后背基本不痛，大便失禁次数减少，1 个月出现 2 次，小便正常。自测血糖空腹血糖 10.0 mmol/L 左右。2011 年 10 月 15 日查糖化血红蛋白 10.96%。尿常规：尿蛋白（－），酮体（－），白细胞（－）。调整处方：黑顺片 30 g（先煎 2 小时），红参 9 g，怀山药 30 g，炒白术 30 g，肉桂 15 g，黄连 15 g，生姜 30 g。

2011 年 12 月 12 日五诊。服药 1 个月。1 个月内未发生呕吐，大便已正常，未发生大便失禁，生活质量较前提高。下肢水肿，手足发凉，身困乏力，本月内发作低血糖 1 次。2011 年 12 月 5 日查糖化血红蛋白 4.69%，随机血糖 6.75 mmol/L。处方：四诊方加云茯苓 30 g，红参改为 15 g，生姜改为干姜 15 g，并去黄连。

2012 年 3 月 5 日六诊。连续四个半月未发生恶心呕吐，已能正常进食，体重较初诊时增长 5 kg，胃中冰冷感基本消失。手足凉缓解 70%，下肢水肿消失，体力恢复，可自行走路，大便正常，视物模糊，夜尿 1～2 次。2012 年 2 月 13 日查糖化血红蛋白 6.16%，随机血糖 5.64 mmol/L，24 小时尿蛋白 40.5 mg/24 h。调整处方：黑顺片 9 g（先煎 2 h），红参 9 g，炙甘草 15 g，炒白术 15 g，黄连 3 g，生姜 3 片，三七 6 g。

与上案相比，此例患者诸症皆为阳虚寒极之象，此时纯寒无热、纯虚无实，故当温之涩之。即以附子理中汤温阳健脾，重用附子温补阳气，合白术、干姜温中补气，并以红参易人参，增强温补之力。加诃子收敛固涩，使已虚之阳气不因雄烈之附子煽动而外散。上案用生姜止呕，而此例则用干姜，因生姜走而不守，干姜守而不走，用干姜重在守中，亦是防阳气外散。用黄连一为反佐，使热药不被阴寒格拒；二与吴茱萸相配，意在制酸，因病性属寒，故吴茱萸用量大于黄连，反左金丸之义；三合苏梗、藿梗，意在取苏叶黄连汤之义而止呕。诸药合用，不专治呕而呕吐减轻。又因二诊时出现大便失禁，肾司二便，知肾阳亦衰而开阖失司，故加大剂肉桂温补肾阳，引火归元，并加山萸肉滋肾敛阴，使阳得阴助而生化无穷。此后多次调治，患者诸症几消而病情平稳，则改用小剂量调理善后。

参考文献

[1] 仝小林. 糖络杂病论 [M]. 2 版. 北京：科学出版社, 2014: 185.

 于世家温肾健脾、化湿固涩法

脾肾阳虚腹常泻，化湿固涩温肾脾。

肝气乘脾芍与防，若兼湿热入芩连。

于世家认为糖尿病性腹泻以脾肾阳虚为本、脾胃虚弱为标，予温肾健脾、化湿固涩之法。

如治殷某，女，43 岁。2009 年 11 月 26 日入院。多饮、多尿、消瘦、乏力 1 年，腹泻 2 个月，诊为 2 型糖尿病，间断服用格列本脲（优降糖）、格列齐特（达美康）和中药，糖尿病病情时轻时重，但腹泻无明显好转，即来我院。入院症见：口渴多饮，面色萎黄，神疲乏力，忧虑恐惧，纳食不香，时有恶心、呕吐、失眠，大便次数每日 10 ～ 20 次，呈水样便，完谷不化，小便短少，无腹痛，四肢麻木疼痛，舌苔薄白，脉细弱。既往有高血压病病史 5 年。查随机血糖 12.8 mmol/L。查便常规、结肠镜均为阴性。尿常规示：白细胞 20～30 个 / HP，红细胞 10～15 个 / HP。腹部彩超示：胆囊结石。

西医诊断：2 型糖尿病；糖尿病性腹泻，糖尿病周围神经病变，胆石症，高血压病。

中医诊断：消渴（气阴两虚），泄泻（脾胃气虚）。

治法：健脾益气。

处方：参苓白术散为基础方化裁。莲子肉 9 g，薏苡仁 9 g，砂仁 6 g（后下），桔梗 6 g，白扁豆 12 g，茯苓 15 g，人参 15 g，甘草 10 g，白术 15 g，山药 15 g。以四君平补脾胃之气，运化水谷精微为主；山药、薏苡仁、扁豆、莲子肉健脾渗湿；砂仁芳香化湿醒脾，佐四君促中焦运化。水湿无以滋生，则大便可实。患者四肢麻木疼痛，加用赤芍 15 g、鸡血藤 20 g。

患者服 3 剂后大便次数减少至 5～8 次 / 天，乏力，舌白苔薄，脉细弱。上方加入黄芪 15 g。继服 16 剂后，腹泻症状消失，无乏力，四肢麻木疼痛症状缓解，舌苔薄白，脉细弱。出院时嘱其控制血糖，注意饮食与休息。于门诊随访该患者 1 年，糖尿病性腹泻未复发。

患者久病入络，与血瘀有关，加用无润肠作用的活血化瘀之品，如赤芍、丹参、鸡血藤等。若患者属肝气乘脾可加入白芍 15 g、防风 10 g；兼湿热者可加入黄连 6 g、黄芩 10 g；若泄泻不止，可加入五倍子 10 g 以涩肠止泻，起到治标的作用，但涩肠药应泻停即止，防止过度应用导致便秘。

参考文献

[1] 丛晓迪，于世家 . 于世家教授治疗糖尿病腹泻的经验 [J]. 实用中医内科杂志，2011, 25(7): 13-14.

第二节　糖尿病泌汗异常

糖尿病泌汗异常是指发生糖尿病自主神经病变时,汗腺功能失常而出现汗液排泄异常,多表现为下肢皮肤干凉、泌汗减少,甚至无汗,而上半身尤其是面部及胸部大量汗出,出现温热性发汗过多和精神性发汗过多等。其病机是自主神经受损,而受损的游离神经末梢对温热的耐受性降低,受损的口腔痛觉神经对各种食物的刺激耐受性异常。泌汗异常的危险性在于肾上腺素对抗胰岛素的作用减弱,易发生胰岛素过量及低血糖。经过严格控制血糖水平,治疗受损神经,可有效治疗由于糖尿病自主神经病变而出现的泌汗异常。

☞ 仝小林善用龙骨、牡蛎、浮小麦敛涩止汗

> 龙牡小麦药性平,辨证选方可大剂。
>
> 既增方之止汗力,又无药性偏颇倚。

煅龙骨、煅牡蛎甘、咸而涩,收敛固涩,镇静安神;浮小麦甘凉,益气固表,止汗除热。三药合用,则收涩固表止汗之功尤著。仝小林治疗糖尿病泌汗异常时常于辨证方中加此三药以增强止汗之力。

如治刘某,女,54 岁,2007 年 5 月 31 日初诊。血糖升高 10年,汗出多 4 年余。1997 年患者因乏力赴医院检查,发现空腹血糖 11.0 mmol/L,尿糖(＋＋＋＋),诊为糖尿病。先后服用二甲双胍、消渴丸等。现用格列美脲 2 mg 每天 1 次,阿卡波糖 50 mg 每天 3 次,精蛋白生物合成人胰岛素(诺和灵 N)睡前 6 U。近 4 年出现多汗、易汗。现症见:汗出较多,夜间尤甚,心情急躁易怒,阵发烘热,心悸气短,口干,乏力,大便干,失眠。舌干红,苔薄黄而少,脉弦硬数。5 月 30 日查空腹血糖 6.8 mmol/L,餐后 2 小时血糖 8.7 mmol/L。身高 158 cm,体重 46 kg,BMI = 18.4 kg/m^2。

西医诊断:糖尿病。

中医辨证：阴虚火旺证。

治法：清热泻火，滋阴固表。

处方：当归六黄汤加减。当归 30 g，黄芪 15 g，黄连 30 g，干姜 6 g，黄柏 30 g，知母 30 g，炒枣仁 30 g，夜交藤 30 g，煅龙骨、煅牡蛎各 30 g，浮小麦 30 g，女贞子 15 g，芦荟 6 g（单包）。

2007 年 6 月 14 日二诊。服药 14 剂，汗出多好转 50%，阵发烘热减轻 50%，心悸气短好转 60%。6 月 13 日查空腹血糖 6.5 mmol/L，餐后 2 小时血糖 8.2 mmol/L。上方煅龙骨、煅牡蛎各增至 60 g。

2007 年 7 月 13 日三诊。服药 30 剂，汗出好转 90%，烘热减轻 80%，心情急躁较前缓解，心悸气短基本消失，睡眠改善明显。

患者急躁易怒、阵发烘热、心悸气短、口干乏力、便干失眠，舌干红，苔薄黄而少，脉弦硬数等，皆为阴虚火旺、气阴不足之象。阴虚火旺，火热内蒸，加之卫气夜行于阴，行于阴则表易不固，故见汗出多，夜间尤甚。故以黄连、黄柏清热泻火坚阴，知母、女贞子滋阴，黄芪益气固表，当归、枣仁、夜交藤养血安神。于此清热滋阴、益气养血基础上，加煅龙牡、浮小麦固涩敛汗，则使处方更有针对性。二诊诸症好转，然汗出未止，故煅龙骨、牡蛎各增至 60 g，以加强敛汗之力，终使汗出几愈。

参考文献

[1] 仝小林 . 糖络杂病论 [M]. 2 版 . 北京：科学出版社，2014: 324-325.

☞ 魏子孝收涩止汗、养心定志兼辨证用药

> 未病先防定志丸，汗为心液心气养。
>
> 阴虚火旺归六黄，卫不固表屏风散。
>
> 阳虚桂枝加附汤，阴阳两虚二仙汤。
>
> 湿热中阻连温胆，注于下焦四妙散。

糖尿病多汗无论自汗、盗汗，皆为阴阳失调、脉道不通、血行不畅、腠理不固的原因，玄府开阖失度致使汗液外泄失常所致。故糖尿病者凡为阴虚燥热、气阴两虚、阴损及阳、湿热郁蒸、瘀血内阻之证均可出现多汗之症。魏子孝认为糖尿病多汗症之病机虽显纷繁仍不越虚、实二纲。在治疗过程中始终考虑汗证以腠理不固、津液外泄为基本病变，故常酌加麻黄根、浮小麦、煅龙骨、煅牡蛎、五味子、金樱子、仙鹤草等收涩止汗之品；同时认为"汗为心液""血汗同源"，汗出过多常可导致心神失养，故在治疗过程中常加性味甘寒之桑叶以滋阴、清热，并予定志丸以益气养心、定志宁神，做到"治未病"，防止病情进一步发展。魏子孝辨治思路别具特色。

魏子孝多承袭先贤之法，加以个人心得经验分五证而用药。①阴虚火旺证。消渴以阴虚燥热为基本病机，对阴虚火旺所致汗出者遵东垣之法，滋阴降火，多用当归六黄汤加减；如为阴虚甚者，则予滋阴力强之玉女煎或大补阴丸加减。②气虚、卫表不固证。根据中医肺与皮毛相表里理论，肺气不足，表卫不固，腠理开泄而致汗出太过，以玉屏风散为基础方，伴中气不足者，则以补中益气汤加减论治，兼阴虚者则以生脉散为主方。③表里阳气虚衰，津液不固证。对有"汗出恶风，背畏寒"之阳虚不固，腠理失密，阴阳俱虚，而以阳虚为主者，多宗《伤寒论》以桂枝加附子汤加减治疗，以达到温阳散寒、固表止汗之目的。④阴阳两虚证。消渴病久易致阴损及阳，而肾为全身阴阳之根本，故对汗于上而寒于下，阴阳两虚不和者，当温补肾阳，固守阴液，使阴阳和合而止汗。多以二仙汤或青娥丸合升降散加减。⑤湿热内阻证。消渴患者因湿热内阻而致腋下、下肢、阴囊等局部汗多者并不少见，治疗时总以清热化湿、疏利气机为原则，不同部位选择不同方剂。如湿热偏于中焦者，可选用胃苓汤、黄连温胆汤加减；偏于下焦者，可选用四妙散、龙胆泻肝汤类加减。

如治患者，女，66岁，2010年3月10日诊。近年来头汗明显，睡眠一般，手足凉，后背畏寒冷，纳食可，二便调。既往糖尿病病史10余年。

近查各项指标均可。查舌体胖，边有齿痕，略暗红，苔薄淡黄，脉略滑。

西医诊断：2 型糖尿病自主神经功能紊乱。

中医辨证：阳虚漏汗证。

治法：温阳补气、固表止汗，佐以安神定志。

处方：桂枝加附子汤合定志丸加减。桂枝 15 g，白芍 20 g，附片 15 g（先煎），大枣 6 枚，炙甘草 6 g，党参 12 g，茯苓 12 g，茯神 12 g，煅龙骨、煅牡蛎各 30 g（先煎），栀子 10 g。7 剂，水煎服，日 1 剂。服药后患者头汗、背畏寒症状明显减轻，睡眠良好，嘱再进原方 7 剂。

桂枝加附子汤出自《伤寒论》第 20 条，其原文："太阳病，发汗，遂漏不止，其人恶风，小便难，四肢微急，难以屈伸者，桂枝加附子汤主之。"条文阐述了因太阳病发汗过多，而致表阳虚汗漏不止的证治。本案患者以头汗为主要表现，舌象略显热象，但考虑其有手足凉、背畏寒等阳虚典型症状，且消渴日久，阴损及阳，故可舍舌从证，仍诊为阳虚漏汗证。治从补气、补阳入手，以桂枝附子汤合定志丸加减。方中桂枝汤调和营卫肌表，加附子急急温经复阳，使汗不外泄。定志丸出自《千金要方》，由人参、茯苓、石菖蒲、远志组成，有益气养心、定志宁神之效。本患者睡眠尚可，心神不宁之症状不著，故去石菖蒲、远志，仅以人参、茯苓、茯神益气养心、安神，并加煅龙骨、牡蛎收敛止汗；另考虑其舌象略有热象，佐以栀子清热。全方精练，效专力宏，故用之获佳效。

参考文献

[1] 李宏红，张广德 . 魏子孝治疗糖尿病多汗症经验 [J]. 北京中医药，2010，29(11): 834-835.

第三节　糖尿病神经源性膀胱

糖尿病神经源性膀胱是指由于自主神经尤其是副交感神经障碍所引

起的排尿反射异常、膀胱功能障碍，主要表现为尿无力、尿潴留。其病机主要是膀胱排尿神经、排尿肌功能障碍，导致膀胱的排尿功能障碍。糖尿病神经源性膀胱出现的尿潴留，可明显增加泌尿系统感染的机会。长期尿潴留可因压力上传，造成肾盂积水、肾实质受压和缺血甚至坏死，导致梗阻性肾病和肾功能不全。

☞ 熊曼琪新解五苓散

总言消渴五苓散，为治渴甚饮水狂。

今论消渴尿不利，神经膀胱病血糖。

少用桂枝重芪黄，化气行水微助阳。

《金匮要略·消渴小便不利淋病脉证并治第十三》载"脉浮，小便不利，微热，消渴者，宜利小便发汗，五苓散主之"。熊曼琪认为仲景将消渴病与小便不利合为一篇讨论，并在条文中相提并论，这不仅反映其病变都涉及肾与膀胱，而且提示仲景已认识到消渴病可并发小便不利，此即糖尿病神经源性膀胱。糖尿病自主神经病变，影响支配膀胱的骶髓副交感神经及胸髓腰髓交感神经，导致膀胱功能异常。本病早期，偶在生气着急时出现排尿间隔延长，中期患者可出现尿流变弱，排尿费力，排尿时间延长，多次排尿后仍余沥不尽，甚则小便失禁，晚期可完全不排尿，导致尿潴留或尿路感染。这与条文中五苓散证的描述十分相似。条文中的"消渴者"，熊曼琪认为并非单纯指口渴者，而是指多饮、多食、多尿的消渴病者。素有消渴者，出现脉浮、小便不利、微热，此为消渴日久，气虚及阳，气化失职，水蓄膀胱所致。此时水热互结、兼有表证为急，急则治其标，故以五苓散通阳化气利水，兼以解表为先。熊曼琪常以五苓散加黄芪治疗此证。方中黄芪可用至每剂 30 ~ 60 g，往往数剂即可取效。有的患者于数日或数年之后复发此证，照方再服，均能再次取效。消渴病日久，必有阴虚存在，故桂枝不可多用，应按仲景原意，只宜少量，取其辛温助阳、化气行水，每剂用量一般 6 g 即可，多用则耗伤阴津，反而有害。

参考文献

[1] 熊曼琪，朱章志．仲景论消渴病的理论探讨 [J]．广州中医学院学报，1994，11(3): 122.

[2] 汪栋材，朱章志，蔡文就．熊曼琪运用经方治疗糖尿病经验 [J]．中国医药学报，2000, 15(5): 44.

☞ 魏子孝兼顾虚实

> 湿热下注八正散，肝胆实热泻肝汤。
>
> 无症反复病缠绵，虚中夹实不可忘。
>
> 气虚补中益气汤，阳虚济生肾气丸。
>
> 血虚当归芍药散，阴虚可用猪苓汤。

尿路感染是糖尿病很常见的一种感染并发症，血糖控制不佳，继发神经源性膀胱而有尿潴留者则更常见。凡热象明显，有尿道刺激征，属湿热下注者，大多应用八正散加减。若伴肝胆实热上扰则可选龙胆泻肝汤加减。但糖尿病患者所见的尿路感染很多是热象并不明显，而尿道刺激症状反复出现，缠绵难愈，甚至无自觉症状，仅尿检异常。魏子孝认为当从虚中夹实去考虑，用药应虚实兼顾。其中最多见者为气虚，治宜用益气通淋法，方用补中益气汤加减；此外，阳虚者可选济生肾气丸加减；血虚者选当归芍药散加减；阴虚者可用猪苓汤加减；膀胱气化不利宜用五苓散加减。以上 5 方适合于症状不明显或发作间歇期应用。扶正的目的一方面在于调整气血阴阳，使其协调，有利于气化恢复，以改善水液排泄阻滞的状态；另一方面在于提高机体抵御邪气侵袭的能力，减少复发率。但在尿道、腰腹症状明显时，必须进行加减，如尿频、尿急常选加蒲公英、野菊花、鱼腥草、苦参、栀子、连翘等；尿道涩痛选加冬葵子、生甘草梢、琥珀粉等；血尿选加生蒲黄、白茅根、马鞭草、小蓟、三七粉、琥珀粉等；

尿浊选加萆薢、土茯苓、茯苓、瞿麦等；蛋白尿选加石韦、白茅根、益母草、土茯苓等；伴结石选加金钱草、海金沙、滑石、鸡内金等；发热、尿热选加柴胡、黄芩、竹叶、连翘等；大便干燥选加大黄、芒硝等。

如治患者，女，76岁，2006年2月22日初诊。有糖尿病病史6年，现服阿卡波糖（拜糖苹）50 mg，3次/天。患者尿频、尿急、尿道涩痛3天，伴乏力气短，腰酸，多饮口干，舌淡暗，苔黄腻，脉弦。查：空腹血糖8.3 mmol/L，餐后2小时血糖10.9 mmol/L。尿镜检：白细胞3～5个/HP，红细胞1～3个/HP。

西医诊断：2型糖尿病，泌尿系统感染。

中医诊断：淋证，证属湿热蕴结。

治法：清热利湿，益气通淋。

处方：生黄芪30 g，白术10 g，陈皮10 g，升麻10 g，柴胡10 g，太子参15 g，生甘草6 g，生蒲黄10 g（包），冬葵子10 g，车前子15 g（包），丹皮10 g，鱼腥草30 g。水煎服，每日1剂。

服用7剂后，患者尿急、尿道痛等症状减轻，空腹血糖正常，餐后2小时血糖9.1 mmol/L。尿镜检：白细胞0～2个/HP，红细胞0～2个/HP。上方去鱼腥草，加白茅根30 g，续服用7剂后症状消失。

参考文献

[1] 董延芬. 魏子孝对糖尿病血糖难控因素的中医治疗 [J]. 中国中医药信息杂志，2008, 15(1): 85-86.

 仝小林喜用橘核、荔枝核与琥珀

橘荔之核性开破，消瘀通淋为琥珀。

膀胱气闭血水停，清上通腑并利下。

橘核、荔枝核为种子类药物，种子均有冲破外壳，向外萌发之性，故其药具有开破之能，又因其性沉降入下焦，则可开膀胱而通癃闭，治疗糖尿病神经源性膀胱所致的尿无力、尿潴留。《名医别录》载琥珀"主安五脏，定魂魄，杀精魅邪鬼，消瘀血，通五淋"，《本经疏证》云"当审所谓消瘀血通五淋者，必在五脏不安魂魄不定中施其作为"，故用之于副交感神经障碍的糖尿病神经源性膀胱颇为相合。因此，仝小林喜用此三药配合具体辨证用药治疗糖尿病神经源性膀胱。

如治沈某，女，58 岁，2006 年 12 月 20 日初诊。发现血糖升高 11 年，排尿困难，已站立小便 2 年。11 年前因冠心病住院治疗，发现血糖升高。出院后一直规律使用胰岛素，空腹血糖 10～13 mmol/L，餐后 2 小时血糖 11～23 mmol/L。2 年前因与家人发生争执后出现尿潴留。在当地医院行 B 超检查膀胱残余尿未见异常，亦排除泌尿系感染，最终诊断为糖尿病神经源性膀胱，予以甲钴胺片、前列地尔注射液等营养神经、改善血液循环药物治疗，未见好转。患者四处求医未果，故来求治。初诊症见：无排尿意识，排尿无力，只能站立排尿，蹲着无论如何也不能排尿，痛苦异常，无尿急、无尿痛、无尿失禁，口干，不渴，大便时干时溏。舌暗淡，苔薄白，脉沉细弦。既往高血压病病史 3 个月，规律服用降压药物，血压控制良好。半年前患腔隙性脑梗死，未留后遗症。身高 164 cm，体重 70 kg，BMI=26 kg/m^2。

西医诊断：糖尿病神经源性膀胱。

中医辨证：气虚血瘀证。

治法：益气活血通络，化瘀利尿。

处方：黄芪 30 g，桂枝 9 g，橘核 15 g，荔枝核 15 g，琥珀粉 3 g，沉香粉 3 g，葶苈子 30 g，竹叶 15 g，生大黄 3 g。

患者服药 14 剂后，恢复排尿感，可蹲位排尿，尿量正常。患者回家乡后继服上方 14 剂，两个月后随诊，患者已完全恢复正常。

此例患者糖尿病病程已达 11 年，但血糖控制一直不够理想，高血糖损伤神经的正常结构及功能，为后期并发症的出现埋下了隐患。仅仅一次争执就成为发病的导火索，此因气而发，怒则气上，气化失常则膀胱开阖失司、水道不畅，气亦难行，气水胶结日久必兼血瘀，气、水、血壅遏于膀胱，终致患者只能站立排尿长达2年之久，饱受煎熬。气郁、水停、血瘀三者互相影响，互为因果。故需行气、利水、祛瘀三方兼顾，而重在行气。气旺则行，欲行其气，当先补气，且患者排尿无力、大便时干时溏，知其肺脾气虚，故用黄芪升补肺脾气虚；肺主一身之气，通调水道，若肺失肃降，则水不得下输膀胱，故用葶苈子降肺气以利水，竹叶清上而利下，大黄通大肠而降肺气，又可"通大便而利小便"；橘核、荔枝核、沉香粉沉降下行，开郁散结，疏膀胱郁气；桂枝通阳化气；琥珀粉散瘀止血，利水通淋。诸药相合，升已而降，与津液运行之道相符，故气畅水利。上、中、下三焦并治，补中有泻，予邪以出路，气盛则水津四布，药到病除。

参考文献

[1] 仝小林. 糖络杂病论 [M].2 版. 北京：科学出版社，2014: 175-176.

☞ 李赛美善用乌梅丸

> 脾肾肝虚不升清，寒热错杂厥阴病。
>
> 酸以平肝寒热并，酸甘苦辛尿路清。

李赛美认为糖尿病神经源性膀胱当属清阳下陷证，即肝、脾、肾三脏虚不能升清，导致清阳下陷。具体而言，脾虚不升，不能制水；肾虚不升，二阴失司；肝虚不升，木郁化火，热灼伤阴。从而形成上热下寒、虚实夹杂之证。故本病实属三阴同病，以厥阴肝木为主。清代医家黄坤载曰："消渴者，足厥阴之病也。"郑钦安亦曾提出"消症生于厥阴，风木主气，盖以厥阴下木而上火，风火相煽，故生消渴诸症。"因而选用寒热并调之乌梅丸治疗本病而获良效。乌梅丸为治疗寒热错杂、上热下寒之厥阴病主方，本方与其他寒热并用剂的最大区别是"重用酸以平肝，寒热刚柔同用"。吴鞠通曾对乌梅丸进行探讨："酸甘化阴，辛苦通降，又辛甘为阳，酸苦为阴"，为"治厥阴，防少阳，护阳明之全剂"。在临床上凡病机符合寒热错杂者，可异病同治，随症加减，调整药物刚柔比例、药量大小，以切合病机，而获良效。

患者沈某，女，69 岁。排尿困难 2 年。患者 2001 年 4 月觉小便困难，淋滴不尽，无尿痛、尿血，口干喜热饮，腰酸，畏寒，双下肢冷麻，大便可，舌淡红，苔白，脉细弱。查尿常规示尿糖 6.0 mmol/L，余无异常。当时查空腹血糖为 10.4 mmol/L，诊断为糖尿病，糖尿病性膀胱炎。曾求治于多名专家教授，予温阳补肾、化气行水等治疗，症状未见明显改善。刻诊：仍排尿困难，淋滴不尽，下腹胀痛，小便时有重坠感，易汗出，双下肢冷麻，心烦，口干喜热饮，舌暗红，苔薄黄，脉细滑。

中医辨证：寒热错杂，膀胱气化不利。

处方：予乌梅丸加减。乌梅 10 g，细辛 3 g，桂枝 10 g，太子参 30 g（先煎），熟附子 15 g，花椒 10 g，阿胶 15 g，黄连 10 g，当归 10 g，怀牛膝 15 g，茯苓 15 g，猪苓 15 g，泽泻 10 g，黄芪 30 g，干姜 10 g。日 1 剂，水煎服，连服 7 剂。

二诊。排尿较前顺畅，心烦、口干喜热饮基本消除，下腹坠胀、易汗出、双下肢冷麻较前有所改善。尿糖阴性，空腹血糖 8.2 mmol/L，上方去黄连、阿胶，加白芍 15 g、王不留行 15 g、鸡血藤 30 g，改当归为归尾 12 g，水煎服，日 1 剂，连服 7 剂。三诊。诸症大减，空腹血糖为 6.1 mmol/L，药已中的，故又守原方继服 7 剂，诸症消失，病告痊愈。

参考文献

[1] 冯鑫 . 李赛美教授巧用乌梅丸验案二则 [J]. 湖南中医药导报，2003, 9(7): 11-12.

第8章　糖尿病伴心脏病

　　糖尿病伴心脏病是指糖尿病并发或伴发的心脏血管系统的病变，涉及心脏大、中、小、微血管损害，包括非特异性冠状动脉粥样硬化性心脏病（冠心病）、微血管病变性心肌病和心脏自主神经功能失调所致的心律失常和心功能不全。糖尿病伴心脏病的发病机制尚未阐明，但持续性高血糖、脂代谢紊乱、高血压、血液黏度增高、中心性肥胖、胰岛素抵抗、高胰岛素血症、微量蛋白尿及吸烟等是导致心脏病变的重要因素。糖尿病合并冠心病是心脏冠状动脉粥样硬化，为血管内皮功能紊乱，脂质或脂蛋白进入血管壁沉着形成斑块，管腔狭窄或闭塞，血流量减少，心脏组织缺血或坏死的病理改变，以弥漫性、多支同时发生病变为特点。糖尿病心肌病是心肌细胞的损害，以心肌微血管内皮细胞增生，微血管狭窄或阻塞，心肌组织缺血缺氧，心肌纤维化为特点，可致心室肥大、心脏扩大，后期则心功能不全。

☞ 祝谌予拟"降糖生脉方"强心复脉

> 年老气阴皆已虚，降糖生脉心脉复。
> 芪地沙粉楂麦味，益气滋阴心病除。

　　中老年糖尿病患者合并冠心病、高血压病等心血管疾病的机会极多，祝谌予临证亦发现患者常伴有胸闷憋气、肩背酸痛、心慌气短、心区疼痛、血压增高、脉律不整等症状。故其拟"降糖生脉方"（又名"降糖

2 号方")治疗糖尿病患者合并冠心病、高血压病等心血管疾病。此方由生黄芪、生地、熟地、沙参、麦冬、五味子、生山楂、天花粉组成，方中沙参、麦冬、五味子即生脉散之变通，沙参易人参则滋阴清热之力增强，三药合用养阴益气、强心复脉。实验研究生脉散可改善心肌缺血，大剂量使用时可使血压下降。

如治 55 岁男性戚某，素喜饮酒，有高血压病病史 20 年，并患有冠心病 6 年、糖尿病 3 年。现症：胸闷憋气，劳累后心前区不适，乏力口干，易饥饿，下肢发凉，夜尿频数，大便干燥，舌淡暗，脉沉弦。

中医辨证：气阴两伤，心脉瘀血，肝阳上亢。

治法：益气养阴，活血生脉，平肝降压。

处方：降糖生脉方合降糖对药方加减。生黄芪 30 g，生地、熟地各 15 g，北沙参 15 g，天冬 10 g，五味子 10 g，生山楂 15 g，天花粉 20 g，丹参 30 g，葛根 15 g，玄参 30 g，苍术 15 g，川续断 15 g，枸杞子 10 g，桑寄生 20 g，鸡血藤 30 g，牛膝 10 g。每日 1 剂，水煎服。

连服上方 60 余剂，诸症减轻；又服 2 个月，诸症告愈。守方配制水丸继服以巩固。

方中以生黄芪配生地、熟地益气养阴，降低血糖；生山楂消食调脂，活血通脉；天花粉润肺养胃，生津止渴。诸药合用共奏益气养阴、强心复脉、降糖调脂之功。若血压过高加牛膝、桑寄生、夏枯草、黄芩、菊花等；心区疼痛加石菖蒲、郁金、羌活、菊花；夜尿频数加枸杞子、川续断；下肢无力加金毛狗脊、千年健；若合并偏瘫等脑血管疾病，则分两类，气虚血瘀者用补阳还五汤益气活血通络，气滞血瘀者用血府逐瘀汤加减化瘀通络。

参考文献

[1] 朱世增 . 近代名老中医经验集·祝谌予论糖尿病 [M]. 上海：上海中医药大学出版社,2009:60-61.

裴沛然体用兼调、阴阳兼顾

> 心血属阴神为阳，体阴用阳非独肝。
>
> 体阴通阳防伤阴，用阳滋阴勿蔽阳。
>
> 滋阴需查湿与痰，通阳要视阴液况。
>
> 标本缓急有先后，虚虚实实勿为乱。

在糖尿病合并冠心病的治疗中，因治糖尿病多用滋阴清热法，治冠心病多用通阳化浊法，滋阴清热则易蔽阳，通阳化浊则易伤阴，两病治疗似有冲突。裴沛然对冠心病的治疗理念或许可解决这种矛盾：裴沛然认为，治疗冠心病在以通阳化痰、行瘀为基本大法的同时，亦不能忽视养心气、益心阴，此为气血阴阳互根之理。所谓"体阴用阳"，不独指肝脏而言，心体主血脉而属阴，其用主神明而属阳，故心亦为"体阴用阳"，则治心亦须体用兼调，阴阳兼顾。试以下例病例论之。

盛某，男，65岁。就诊日期：1991年3月6日。春节以来心前区隐痛发作3次。素有胸闷，近来发现小便有白色沉淀，有高血压病及糖尿病病史，降糖药服用不规律，近未发作，过去有冠心病心绞痛史。患者因心前区隐痛时有发作前来就诊，伴胸闷，形体肥胖，血压165/90 mmHg，心率70次/分，偶有期前收缩，两肺听诊无异常，舌苔白腻，舌质稍暗、有瘀斑，脉弦滑。外院心电图示：右束支传导阻滞。辨证分析：痰湿之体，浊邪内蕴，痹阻于胸则心痛，下注于膀胱则尿浊。舌有瘀斑，提示心脉瘀阻，证属痰瘀交阻。

西医诊断：冠心病，右束支传导阻滞；糖尿病；高血压病。

中医诊断：胸痹，尿浊，消渴（痰瘀交阻证）。

治法：化痰消饮，活血行瘀。

处方：苓桂术甘汤合化瘀之品。茯苓15 g，桂枝15 g，生甘草15 g，生白术15 g，高良姜12 g，制香附12 g，延胡索20 g，车前子15 g，川牛膝15 g，草薢12 g，川黄柏20 g。7剂。嘱咐低脂、低盐、忌糖饮食。

初诊时患者胸闷尿浊、形胖脉滑、舌瘀苔腻，痰瘀之象明显，此时痰瘀正盛，不宜径补阴液，补之则易生弊端。故仍以苓桂术甘汤、良附丸等温阳化痰、活血化瘀，待痰瘀稍减再稍事养阴。

1991 年 6 月 8 日二诊。小便浑浊沉淀好转，仍有胸闷胸痛，一周内出现二三次，放射至肩背，食欲好，夜寐欠安，神疲乏力，近查血糖：7.2 mmol/L（130 mg/dl），未用降糖药物，血压 150/95 mmHg。舌苔薄腻，脉细。治拟活血化瘀与清化湿浊兼顾。处方：丹参 24 g，延胡索 30 g，徐长卿 30 g，桂枝 15 g，苦参 15 g，片姜黄 12 g，川郁金 12 g，生地 30 g，大血藤 30 g，党参 20 g，生甘草 15 g，制香附 15 g。7 剂。

二诊患者尿浊好转，苔腻变薄，脉滑转细，说明其湿浊已减，此时方可议滋养气阴之法。但此时湿浊虽减，亦不可妄投峻补之药，仍需守通阳化痰行瘀之大法。故裘教授以行气化瘀、通阳燥湿为主，兼采炙甘草汤之意，佐用生地、党参、甘草以护心之气阴。

1991 年 7 月 10 日三诊。上药加减服用 1 个月余，心绞痛发作明显减少，近伴咳嗽咳痰，色黄黏稠，不易咳出，咽痛，纳可，便调，眠安。7 月 3 日心电图示"不完全右束支传导阻滞，电轴左偏，T 波变化，ST 段变化"。舌苔薄，脉弦滑。治以化痰止咳为先。处方：北沙参 15 g，麦冬 15 g，五味子 9 g，炙马兜铃 12 g，炙紫菀 15 g，炙甘草 15 g，桂枝 12 g，丹参 20 g，白前 12 g，牛蒡子 12 g，制半夏 12 g，陈皮 10 g。7 剂。

1991 年 8 月 7 日四诊。药后咳嗽已愈，近又感冒发热至 39℃，现热已退，唯咳嗽痰白量少，近未发胸闷心痛。体格检查：心率 71 次 / 分，律齐，$A_2 > P_2$，两肺呼吸音稍低，舌体胖、边有齿痕，脉细弦。治以润肺化痰止咳。处方：北沙参 12 g，麦冬 15 g，生甘草 12 g，桔梗 6 g，炙马兜铃 9 g，紫菀 12 g，百部 15 g，黄芩 24 g，细辛 12 g，玉竹 15 g，生薏苡仁 15 g，炒谷芽、炒麦芽各 15 g。7 剂。

通过前两诊"主通其阳用，辅护其阴体"之法，患者心绞痛发作明显减少，但因患者又咳嗽咳痰、感冒发热，急则治其标，故以马兜铃、紫菀、白前、牛蒡、半夏、陈皮、桔梗、百部等宣降肺气，止咳化痰。患者腻苔转为薄苔，且痰黏难咳或量少，有化燥之象，故继予沙参、麦冬、五味子、甘草、玉竹等养阴益气。最后佐以丹参、桂枝、细辛等通阳行瘀。此两诊由于患者体内疾病主次发生改变，故用方主次亦随之而变。

1992 年 2 月 26 日六诊。近 2 个月胸部偶痛，曾做心电图检查示基本正常，血压 154/78 mmHg，心率 68 次 / 分，律齐，$A_2 > P_2$，心尖区 I 级收缩期杂音。拟滋阴温阳、益气通脉。处方：桂枝 18 g，生甘草 18 g，丹参 20 g，延胡索 20 g，熟附块 12 g，干姜 3 g，制半夏 15 g，五味子 9 g，麦冬 12 g，熟地 30 g，山萸肉 12 g，党参 12 g，生姜 3 g。14 剂。

1992 年 8 月 19 日十二诊。天暑酷热，患者停服中药 1 个月，病情稳定，胸闷胸痛未发作，爬楼梯也无妨。近来因天气变化又发轻咳，痰色白量少，胸闷胸痛，精神好。辅助检查：心率 56 次 / 分，律齐，血压 150/85 mmHg，胆固醇 6.60 mmol/L（254 mg/dl），甘油三酯 0.89 mmol/L（79 mg/dl），血糖 6.5 mmol/L（118 mg/dl）。脉弦缓。再遵阴阳气血并调大法。处方：桂枝 18 g，炙甘草 18 g，黄精 15 g，玉竹 15 g，细辛 10 g，川黄连 10 g，茯苓 12 g，干姜 12 g，生地 30 g，党参 20 g，麦冬 15 g，煅龙骨 30 g，桃仁、杏仁各 15 g。14 剂。

经过诸方调治，患者冠心病得以控制，又无其他疾病因素干扰，此时可守阴阳并调、体用兼顾之法缓图其糖尿病。故后两诊以炙甘草汤加减，主滋其气阴，次温通其阳，稍佐化痰行瘀之品而善后，终收痛止糖降之功。此外，裘沛然亦喜用当归六黄汤治疗糖尿病，可于上案中看到其常以黄芩、黄连、黄柏、苦参等穿插用于各方中。

于上案观之，可窥见裘沛然治糖尿病合并冠心病的治法一二：先观痰瘀，若痰瘀之象盛，当先化痰行瘀，不用或少用滋补。待痰瘀减则可渐加滋阴益气之品以养心体。至痰瘀尽便可主调阴阳而佐以化痰行瘀兼顾之。需要注意的是，此处重点为观痰瘀盛衰，切不可误以冠心病、糖尿病之病名定先后之治。若无痰瘀之象，不可因冠心病而言先治，即妄投化痰行瘀之品，如此易犯按图索骥、虚虚实实之误！

参考文献

[1] 裘沛然 . 裘沛然医论医案集 [M]. 北京：人民卫生出版社，2011：214-216.

☞ 仝小林小陷胸汤合丹参、三七治心痛

瓜蒌薤白半夏汤，薤易连为陷胸汤。

再加丹七化其瘀，既疗胸痹又降糖。

小陷胸汤出自《伤寒论》"小结胸病，正在心下，按之则痛，脉浮滑者，小陷胸汤主之"。方由瓜蒌、半夏、黄连组成，其中瓜蒌、半夏化痰，黄连清热，仝小林用之以治疗糖尿病合并冠心病属痰热互结者。瓜蒌、半夏为治胸痹要方瓜蒌薤白半夏汤的重要组成部分，而痰热互结者可去辛温之薤白，用苦寒降糖之黄连代之，则既有疗胸痹心痛之功，又兼降糖之效。故以小陷胸汤治糖尿病合并心脏病属痰热互结者，于病、于证、于症皆为相合。此外，心主血脉，痰热互结日久，多致血脉瘀滞，故仝小林喜于方中加丹参、三七以化其瘀。

如治侯某，男，60 岁，2010 年 9 月 13 日初诊。主诉：发现血糖升高 7 年。现病史：患者 2004 年因扁桃体发炎至当地医院就诊，查餐后血糖：23.0 mmol/L，后经复查确诊为 2 型糖尿病，未用药物控制，仅饮食治疗。2010 年 5 月因血糖再次升高引起不适，至当地医院住院治疗，血糖控制平稳。出院后至今用甘精胰岛素及格列美脲治疗，血糖控制不佳。刻下症：偶发胸闷、胸痛、喘憋，下肢乏力，双足发凉，全身皮肤暗黑粗糙如树皮，口干，口渴不欲饮，四肢偶疼麻，纳眠可，大便溏，质黏，小便频，舌红苔黄厚腐腻，脉滑数。近期自测血糖：空腹血糖 4.0 ～ 7.0 mmol/L，餐后血糖 7.0 ～ 18.0 mmol/L，波动较大。患者身高 170 cm，体重 63 kg，

$BMI = 21.8 \text{ kg/m}^2$。

既往史：高血压病，高脂血症、冠心病 16 年，腔隙性脑梗死 1 年、下肢动脉硬化 2 年。现用药：单硝酸异山梨酯缓释片 80 mg 每天 2 次，格列美脲 2 mg 每天 1 次，甘精胰岛素每晚 6 U，吲达帕胺 2.5 mg 每天 1 次，马来酸依那普利 5 mg 每天 1 次，拉西地平（三精司乐平）4 mg 每天 1 次，甲钴胺片 0.5 mg 每天 3 次。

辅助检查：心电图示，①房颤伴快速心室率；②非特异性 ST-T 异常，心率 150 次 / 分。动态心电图：窦性心律，心率 43 ～ 118 次 / 分，平均心率 78 次 / 分，室性期前收缩总数 76 次，房性期前收缩、总数 3358 次，成对 150 次，伴短阵性房性心动过速 11 次。结论：①房性期前收缩，阵发房性心动过速；②室性期前收缩；③心肌供血不足。

西医诊断：糖尿病，冠心病。

中医辨证：痰热互结，痰瘀阻滞。

处方：小陷胸汤加减。黄连 30 g，清半夏 50 g，瓜蒌仁 30 g，三七 15 g，丹参 30 g，生大黄 6 g，生山楂 30 g，西洋参 6 g，生姜 5 大片。

后每月复诊一次，上方随症加减，三诊后口干、口渴、小便频等症缓解，查糖化血红蛋白为 7.90%，六诊后查糖化血红蛋白为 6.93%，患者病情平稳，糖化血红蛋白呈下降趋势。

2011 年 3 月 28 日七诊。患者近期时发胸闷喘憋、心悸、胸痛，右肩疼，全身乏力，纳眠可，夜尿 3 ～ 5 次，多泡沫，大便正常。舌红苔厚腻，脉结代。2011 年 3 月 25 日查 FBG 为 7.4 mmol/L，糖化血红蛋白为 6.04%。调整处方以瓜蒌薤白半夏汤加减，具体方药如下：瓜蒌仁 30 g，薤白 30 g，半夏 50 g，丹参 30 g，三七 9 g，酒军 6 g，荷叶 15 g，黄连 15 g，生姜 3 大片。

2011 年 4 月 25 日八诊。服上方 1 个月右肩疼减轻 30%，心悸胸闷减轻 50%，胸痛次数显著减少，全身乏力减轻。后以上方随症加减，病情平稳。

2011 年 10 月 24 日患者复诊时，胸闷喘憋、心悸、胸痛等症已完全消失，血糖控制较平稳，查糖化血红蛋白为 5.01%，后因自行停服降糖西药，糖化血红蛋白波动，升至 9.66%，嘱其继服格列本脲，上方酌加黄连、知母等药后，至 2011 年 11 月 10 日查糖化血红蛋白为 7.47%，血压、血糖平稳，诸症悉除，全身皮肤已转细腻光滑。近期电话随访，心悸、胸闷、胸痛症状未有发作，病情稳定。动态心电图：窦性心律，心率 43 ～ 101 次 / 分，平均心率 70 次 / 分，室性期前收缩总数 8 次，房性期前收缩总数 2538 次，成对 117 次，伴短阵性房性心动过速 9 次。

此例患者胸闷、胸痛、喘憋、口渴不欲饮、大便溏黏、小便频、舌红苔黄厚腐腻、脉滑数，痰热互结之象明显，故用小陷胸汤清化痰热。而患者亦可见双足发凉、四肢疼麻、皮肤暗黑粗糙等瘀血阻滞之象。故于方中加用三七、丹参、生山楂、生大黄活血化瘀，其中生山楂又能降脂消浊，生大黄则能泻痰瘀，使之随大便而出。再以西洋参、生姜顾护中焦，且西洋参生津止渴降糖，生姜一则制黄连之寒，二则制半夏之毒，去其性而存其用。此方半夏用量较大，达 50 g/d，一为燥湿化痰，更为治疗房颤。如《金匮要略》载"心下悸者，半夏麻黄丸主之"，即用半夏以止心悸。故一年后患者动态心电图大为改善。但如此大剂量使用半夏一年余，需小心谨慎，一则需认证极准，有是证即用是药，二则用生姜以监制之。此外，还需注意其中黄连的用量变化。痰湿总为阴邪，胸痹亦难逃阴寒上袭胸阳，故于热势偃息、血糖得控时，当减黄连用量，再加薤白以通阳，并荷叶升清辅半夏降浊，清浊各归其位，胸阳布散，血脉通畅则胸痹自止。

参考文献

[1] 仝小林 . 糖络杂病论 [M].2 版 . 北京：科学出版社，2014:247-248.

第9章　糖尿病并发脑血管病

糖尿病并发脑血管病为糖尿病并发的系列脑血管疾病，其中以脑动脉粥样硬化所致缺血性脑病最为常见。糖尿病脑血管病变的发病机制较为复杂，且尚未完全阐明，主要与糖尿病代谢紊乱、内分泌失调、血液高凝状态、微血管病变以及吸烟、肥胖等因素有关，常见的如短暂性脑缺血发作、腔隙性脑梗死、多发性脑梗死、脑血栓形成等。

☞ 颜德馨六因配药

> 脑病之因错综复，风火痰湿虚与瘀。
>
> 决明钩连镇风火，蛭桃蒲锦化血瘀。
>
> 苍菖山海燥痰湿，通天葛根脑窍苏。

颜德馨认为糖尿病脑血管病为虚、火、湿、痰、瘀、风六因交错致病，配伍选药应针对六因。

如治王某，男，71 岁，有高血压病病史 20 余年、糖尿病病史 10 余年，常服复方利血平片（复方降压片）、甲苯磺丁脲（D860）等治疗。1994年曾发生脑梗死，经治疗后肢体功能完全恢复。本次发病出现在休息时，患者突感右侧肢体乏力，右手不能持物，步履不稳。入院后 CT 检查提示两侧基底节放射冠区多发腔隙性脑梗死。查血糖 16.8 mmol/L，胆固醇 9.53 mmol/L，甘油三酯 5.74 mmol/L，脑血管血流动力学示左侧流量减少，流速减慢，外周阻力、动态阻力增高。右侧肢体乏力，右上肢肌力Ⅲ级，右下肢肌力Ⅳ级，头晕，消谷善饥，舌暗红，苔薄腻，脉细弦。

中医辨证：肝肾不足，气阴本亏，肝阳挟痰浊上扰，清窍受蒙，脉络受阻。

治法：平肝化瘀，清化湿热，疏通脉络。

处方：生蒲黄 9 g，通天草 9 g，水蛭 3 g，桃仁 9 g，川黄连 2.4 g，石菖蒲 9 g，海藻 9 g，葛根 9 g，石决明 30 g，钩藤 9 g，决明子 30 g，生山楂 15 g，地锦草 30 g，苍术 9 g。日 1 剂，水煎服。

7 剂后头晕、消谷善饥减轻，上方去石决明、钩藤。2 周后症情日渐好转，肢体活动逐渐恢复。复查血糖 7.1 mmol/L，胆固醇 6.46 mmol/L，甘油三酯 2.41 mmol/L，脑血管血流动力学示左侧流量、流速在正常范围内。

本案其病位在脑，病变脏腑涉及肝、脾、肾。由于患者年龄已过七旬，年高体衰，脏气亏虚，复因病邪久羁长达 20 余年，则正气消残，精血耗伤，肝肾俱亏。肾虚则精不养髓，脑窍失养，虚风内动，则头晕；肝虚则血不荣筋而肢体乏力，手不能握物，步履不稳，脉细弦；肝火内炽，胃津被灼，则消谷善饥；肝肾俱虚，气机不利，气血失和，则湿热中阻、痰浊内生、脉络瘀阻，清窍被蒙，故病发中风。由此可见，其致病因素为虚、火、湿、痰、瘀、风六因交错，治宜平肝潜阳熄风，兼以化瘀涤痰、清化湿热、疏通脉络。

配伍选药针对六因：中医认为"诸风掉眩，皆属于肝"，治宜平肝、镇肝、清肝。方中配用了石决明、决明子、钩藤、黄连四味，使肝阳得制，肝火得清，诸风得止；瘀血之邪阻滞脑络，使轻灵之气不能与脏气相接，治宜重在疏通脉道、推陈出新、通窍醒脑，方中配用水蛭、桃仁、生蒲黄、地锦草四味，则瘀去脉通，血活窍开。《素问·通评虚实论》："仆击偏枯……肥贵人，则膏粱之疾也。"说明平素嗜食肥甘太过，可聚湿生痰，由痰生瘀，痰瘀互结，胶着难解，最终壅塞脉道，闭阻脑络，引发内风。治宜痰瘀同治，豁痰开窍。方中配用生山楂、海藻、苍术、石菖蒲四味，则痰浊得清，瘀滞得除，清窍得利；另需指出，方中葛根、通天草这两味用以引诸药到达发病部位——脑。葛根气味俱薄，轻而上行，为阳明经药，兼入脾经，与化痰药相配伍，能引药入脑，增加脑血流量，软化脑血管；通天草其气轻清上逸，与活血药相伍，能引药入脑，剔除脑络新旧瘀血，使瘀去络通，脑窍开复。是故祛痰浊以通脑络，醒脑以复神明。诸药相伍共成祛痰化瘀、疏通脉道、平肝熄风之剂。瘀去、脉通、窍清、风熄，诸症自愈。

参考文献

[1] 高尚社. 国医大师颜德馨教授辨治脑梗死验案赏析 [J]. 中国中医药现代远程教育, 2012, 10(6): 5-6.

☞ 仝小林善用地黄饮子填髓益脑

> 髓海不足脑转鸣，地黄饮子取萸地。
>
> 温凉和合入肝肾，以治肾虚痱与喑。
>
> 龟鹿阿胶炮甲珠，阴阳造化通任督。
>
> 山甲性动阿静补，动静结合瘀血除。

《灵枢·海论》言"脑为髓之海……髓海不足，则脑转耳鸣，胫酸眩冒，目无所见，懈怠安卧"。肾主骨生髓，而脑为髓海，故脑血管病属髓海不足者需补肾填精以生髓。地黄饮子出自刘完素之《宣明论方》，原方"治喑痱，肾虚弱厥逆，语声不出，足废不用"，为治肾虚内夺之方。方中主药为干地黄、山萸肉。干地黄性凉而不寒，生血脉，益精髓，聪耳明目；山萸肉，酸涩甘温，入肝肾二经，孙思邈称其为"固精暖肾之药"。二者合用，一凉一温，阴阳平和，补益肝肾精血，故仝小林临证常取二者为君以治髓减脑消之证，认为此二者为该方方眼，余药或可不用。

同时，仝小林常于方中加龟甲胶、鹿角胶、阿胶珠、炮甲珠，这四味药简称"三胶一珠"，均为血肉有情之品，长于补精血、生精髓。其中龟甲胶、鹿角胶合为龟鹿二仙胶，李中梓谓"大补精髓，益气养神……鹿得天地之阳气最全，善通督脉，足于精者，故能多淫而寿。龟得天地之阴气最厚，善通任脉，足于气者，故能伏息而寿。二物气血之属，又得造化之玄微，异类有情，竹破竹补之法"。山甲性动，阿胶性静，山甲祛瘀，阿胶生新，动静相合，瘀去新生，二者合用通脑络而生脑髓。此四味为髓减脑亏之常用药，长服则填精生髓。若体内尚有虚火，可以性较平和之鹿角霜易鹿角胶，防其温燥伤阴。

如治朱某某，男，65 岁，2007 年 1 月 4 日初诊。血糖升高 3 年。2004 年因口干、乏力、消瘦于医院查血糖升高，空腹血糖超过 16.0 mmol/L，诊为 2 型糖尿病。曾服二甲双胍、阿卡波糖、格列吡嗪，现服用罗格列酮 4 mg 每天 1 次，二甲双胍 0.25 g 每天 3 次。血糖控制尚可。现症见：头晕，乏力，双下肢尤甚，攀爬两级台阶即需休息较长时间，双腿颤抖，记忆力减退明显。左膝关节疼痛，左手小指麻木胀痛。腰部酸困，有下坠感。口干甚，盗汗量多，大便干燥，排便费力，纳眠可。舌干红少苔，细颤，舌底瘀。脉弦细数。近三日血糖监测：空腹血糖 7.2 ～ 7.4 mmol/L，餐后 2 小时血糖 10.6 ～ 13.2 mmol/L。当日血压 130/80 mmHg。既往高血压病病史 20 年，脑梗死史 4 年。头颅 CT 示：①老年性改变；②腔内多发缺血梗死灶，软化灶可能性大；③右侧上颌窦炎性改变。身高 168 cm，体重 52 kg，BMI ＝ 18.4 kg/m²。

西医诊断：糖尿病，高血压病，脑梗死。

中医辨证：肝肾精亏，阴虚火旺。

治法：益肾填精，滋阴清火。

处方：地黄饮子合当归六黄汤加减。生地黄 45 g，山萸肉 15 g，肉苁蓉 30 g，鹿角霜 9 g，阿胶珠 9 g，龟甲胶 9 g（烊冲），炮甲珠 6 g，骨碎补 30 g，当归 15 g，黄芪 30 g，黄柏 30 g，黄连 30 g，干姜 6 g，天花粉 30 g，怀牛膝 30 g，葛根 15 g，松节 9 g，鸡血藤 30 g。

2007 年 1 月 18 日二诊。患者服药 14 剂，自诉大便干结症状明显缓解，左手小指胀痛缓解，左膝关节疼痛减轻，左腿颤抖持续时间较前明显缩短，盗汗量明显减少，但记忆力改善不明显。昨日空腹血糖 6.7 mmol/L，餐后 2 小时血糖 9.7 mmol/L，血压 115/70 mmHg。上方以鹿角胶 9 g 易鹿角霜，加知母 30 g、炒杜仲 45 g。

3 个月后再次复诊。患者自诉下肢颤抖缓解明显，仅偶有一过性颤抖，记忆力较前略有改善，头晕减轻 70%。后多次复诊，患者病情平稳，肢体颤抖、头晕等症渐至消失，记忆力较前增强。

患者头晕、腰酸、记忆力减退、双腿颤抖、下肢乏力，示其肾虚精亏、髓减脑消，故于地黄饮子中取地黄、山萸肉滋肾填精，并"三胶一珠"以填精生髓。肉苁蓉，亦取自地黄饮子，吴鞠通称其"禀少阴水火之气而归于太阴坤土之药，其性温润平和……补下焦阳中之阴有殊功"，以之补阳生阴，阴得阳升则泉源不竭，又肉苁蓉可温润通便，使便通而命火不伤。患者口干盗汗、舌红少苔，皆为阴虚内热之象，故取当归、黄连、黄柏、黄芪合地黄为当归六黄汤，以滋阴血，泻伏火，止盗汗，固卫表，降血糖。再合天花粉生津止渴，干姜制寒护中，共筑降糖之功。患者双腿颤抖、舌细颤，提示风邪内动，故以骨碎补、怀牛膝补肝肾而祛内风，葛根、松节解肌肉而疏外风。

此外，对于糖尿病并发脑血管病的治疗，还需注意以下两点。①守方长服，坚持不懈。填精充髓非一时之功，尤其老年人，因时长日久，肾精已亏，命火衰弱，各脏腑功能活动低下，精髓化生愈加缓慢，因此，初服获效即应守方继服，坚持不懈，不可急功近利，频繁更方。②谨慎降糖，随时监测。老年人因血糖调节能力较差，易致血糖波动，于病情不利。对于髓减脑亏者，降糖尤应谨慎，若因力度过大，致低血糖反应，往往加剧病情，甚至危及生命。因此，应小心行之，并嘱患者随时监测血糖。

参考文献

[1] 仝小林. 糖络杂病论 [M]. 2 版. 北京：科学出版社，2014: 304-305.

第10章　糖尿病足

糖尿病足是指糖尿病患者由于合并神经病变及各种不同程度的末梢血管病变而导致下肢感染、溃疡形成和（或）深部组织的破坏。其临床特点为早期肢端麻木、疼痛、发凉和（或）间歇性跛行、静息痛，继续发展则出现下肢远端皮肤变黑、组织溃烂、感染、坏疽。由于此病多发于四肢末端，因此，又称为"肢端坏疽"。现代医学认为糖尿病足的发病与糖尿病并发血管病变、神经病变、肌腱病变、感染及多种诱因有关。其病理基础是动脉粥样硬化、毛细血管基膜增厚、内皮细胞增生、红细胞变形能力下降、血小板聚积黏附力增强、血液黏稠度增加、中小动脉管腔狭窄或阻塞，微循环发生障碍，致使组织器官缺血、缺氧及同时并发神经病变等，最后造成坏疽。

☞ 关幼波先清后补

> 先清后补治糖足，需分病程与虚实。
> 早期实热常需清，银翘公英与地丁。
> 久用清法耗血气，不利糖足溃疡愈。
> 常毒治病十去七，火去六七当补虚。

关幼波治疗糖尿病足早期亦采用清热解毒、活血通络之法。在其糖尿病辨治分虚实的基本方中（见糖尿病期章中），肢麻疼痛者加泽兰、鸡血藤、红花、山楂等活血化瘀通络之品，痈疽疮疡者加蒲公英、紫花地丁、金银花、连翘等清热解毒之品。但清热解毒、活血通络并不是一用到底，清热之品久用易伤阳气，活血之物常服多耗气血，气血伤则肉不长，不利于糖尿病足溃疡愈合。故关幼波在治疗糖尿病足至局部红肿、溃疡好转时，就开始减用清热解毒及活血化瘀之品，待溃疡基本愈合，其清热解毒、活血化瘀之药亦均去之。于此过程中，视情况而酌加补肾、滋阴、益气之品，鼓舞气血以助疮敛肉长。此即秦伯未"凡治火之法，但使火去六七，即当调治其本"之义。

如治何某某，男，69 岁。主诉口渴多尿，右脚破溃半年。现病史：有糖尿病病史 8 年，一直口服降糖药，病情时有反复，血糖波动在 7.2～11.1 mmol/L，尿糖（＋～＋＋），两年前患脉管炎，近半年右脚破溃不愈，局部红肿，口渴多尿加重。现症：口干欲饮，纳食一般，尿频尿多，下肢浮肿，腰酸腿软，乏力，大便不成形，右足背部红肿，溃疡。化验检查：血糖 15.7 mmol/L，尿糖（＋＋＋）。舌苔白，舌质正常，脉沉滑。既往体健。

西医诊断：糖尿病足。

中医诊断：消渴脱疽，证属毒热内蕴，经络阻滞，气阴两伤。

治法：清热解毒，活血通络，益气养阴。

处方：败酱草 15 g，蒲公英 10 g，紫花地丁 10 g，赤芍 15 g，生石膏 30 g，丹皮 10 g，天花粉 10 g，白芍 30 g，生甘草 10 g，桂枝 10 g，红花 10 g，生黄芪 15 g，生薏苡仁 10 g。

治疗经过：服上药 20 剂后，局部红肿、溃疡明显好转。因患者夜尿频、腰痛，去蒲公英、紫花地丁、赤芍，加牛膝 10 g、川续断 10 g。继服 1 个月后，溃疡基本痊愈，腰痛、腿肿均减轻，口干、尿频几除。去清热解毒之败酱草及活血通经之桂枝、红花，加北沙参 30 g、麦冬 10 g、玄参 10 g 益气养阴。服药半年，病情稳定，停服口服降糖药，血糖稳定在 7.2 mmol/L，尿糖（－～＋）。

此例患者虽有口干欲饮、尿频尿多、下肢浮肿、腰酸腿软、乏力、大便不成形、脉沉等脾肾两虚之象，但因其右足破溃，此时仍应以祛邪为主，仅以黄芪、甘草、桂枝、白芍、薏苡仁顾护中焦脾胃。待红肿、溃疡好转后，逐减清热、活血之品，并加牛膝、续断以补肾。待溃疡愈合后，再专事滋阴益气、清热生津而降糖。如此先清后补，各有偏重，临床或可参之。

参考文献

[1] 赵伯智.关幼波肝病杂病论 [M].北京：世界图书出版公司，1994：348-350.

邓铁涛家传"拂痛外洗方"

> 邓氏家传外洗方，生猛香药拂痛良。
> 葱姜酒醋助药力，温经散表寒效彰。

邓铁涛于临证时既重视内治，又注重外治。他认为内外都不可偏执，两者之间应该相互配合，互相补充，相得益彰，共治沉疴。正如徐大椿所说："汤药不足尽病……病各有宜，缺一不可……若其病既有定所，在于皮肤筋骨之间，可按而得者，用膏贴之……或提而出之，或攻而散之，较之服药尤有力。"针对糖尿病足，邓铁涛善用"拂痛外洗方"及砂糖外敷法治疗。

拂痛外洗方：海桐皮 12 g，细辛 3 g，祈艾 12 g，荆芥 9 g，吴茱萸 15 g，红花 9 g，桂枝 9 g，川续断 9 g，归尾 6 g，羌活 9 g，防风 9 g，生川乌 12 g。加葱 5 根、生姜 12 g，米酒、米醋各 50 ml。将上方煎成 2000 ml，分 2 次，每次用 1000 ml，药液不重复使用。

（1）熏洗法：适用于糖尿病足 0 级（指无开放性病变，但有明显供血不足）。

测药液温度 40℃，浸洗患足及下肢 20 分钟。水温下降时，可随时加温，使药液保持温度。每天 2 次。根据病情需要，药液可浸到踝关节或膝关节以上部位。

（2）湿敷法：适用于有开放性伤口需要避开伤口者。

将煎好的药液趁热倒入盆内，用消毒纱布 7 ～ 8 层或干净软布数层蘸药液，趁热摊敷在患处，注意不要烫伤，另用一块消毒纱布不断地蘸药液淋渍患处，使摊在患处的纱布得以保持一定的湿度及温度，持续淋渍热罨 20 分钟。

此方为邓铁涛家传方，也是其多年临床用之有效的经验方，对糖尿病足、股动脉硬化、血栓闭塞性脉管炎等一类因脉络瘀阻而见肢体痹痛的患者屡屡见效。邓铁涛认为糖尿病足为机体气血失和而致生痈疽，其病位在血脉，因此，治疗关键在于改善下肢局部血供。而外洗药熏洗能直接作用于病所，且脉中之血得温熏热洗必加强运行，有利于瘀阻的化解。此方体现了中医传统外治用药的特点，即取猛、生、香药。猛、生药均为气味俱厚之品，因未经炮制，故能保留较多的有效成分，并对局部穴位起到针灸样刺激作用，此方中猛药如川乌、吴茱萸，生药如葱、艾叶、细辛。香药即芳香走窜之品，如当归尾、红花，此类药能促进血液循环和腺体分泌，还兼有皮肤渗透剂作用。《本草纲目·卷二十五》载"米醋气味酸苦温，无毒……消痈肿，散水气，杀邪毒，理诸药……散瘀血"。酒，《本草拾遗》载其"通血脉，浓胃肠，润皮肤，散湿气"。此方于外洗药中加入生姜、生葱、酒、醋，辛散酸收，走窜渗透，能加强药力的发挥，有助于肌体组织对药物的吸收。加上大队温经散寒、解凝止痛、祛风行血、活血通经之品，外熏热洗以速其效。但本方温行力大，兼有燥性，内服对本虚之体不利，容易耗伤阴血，且用方太杂，不利于内服。

参考文献

[1] 邓铁涛. 邓铁涛临床经验辑要 [M]. 北京：中国医药科技出版社，1998: 28-29.

☞ 邓铁涛砂糖外敷敛溃疡

> 简便效廉白砂糖，外敷患处敛溃疡。
>
> 脓液清稀分泌少，局部虚证用之良。

砂糖外敷法：取白砂糖适量，把白砂糖铺填满溃疡面，并使之稍隆起，然后用脱敏胶布条叠瓦式封贴好，3～5 天后，待白砂糖溶化，封贴胶布的表面按之出现波动感即可换药，再用白砂糖如前法敷贴之，直至溃疡面愈合。

白糖（又称砂糖、绵白糖）作药治疗溃疡，早已有之。《本草纲目》载其外用治疗"虎伤人疮"。《医林改错》载"木耳散，治溃烂诸疮，效不可言，不可轻视此方。木耳一两焙干研末，白砂糖一两和匀，以温水浸如糊，敷之缚之。"近 30 年来，现代医学用于治疗压疮、脓肿，妇科、外科术后止血，疗效较好。

现代医学认为白砂糖呈酸性，吸水性强，有高渗作用，能减轻局部水肿，使细菌在高渗的环境中脱水，菌体蛋白质变性，致细菌停止生长而死亡；白砂糖酸化后会降低局部环境的 pH 值，不利于一般化脓菌生长；同时白砂糖有改善创面细胞的营养及新陈代谢，促进肉芽组织生长的作用。以白砂糖疗法治疗伤口感染，既不同于其他局部消毒剂的化学作用，也不同于局部应用抗生素的生物学作用，因此，不会破坏正常组织细胞，也不会产生耐药菌株。

但同时需要注意，使用此法不可单纯以现代医学理论为指导而忽视中医理论。邓铁涛指出：对于白砂糖能抑制细菌的生长，缺少临床经验的年轻医生往往半信半疑，他们在使用砂糖外敷溃疡面时，会同时加入抗生素类药，但往往适得其反，愈合过程反而减慢了。慢性溃疡，局部辨证应为虚损之证，主要矛盾在于正气衰败，气血亏虚，难以愈合。抗生素治疗，毕竟是攻伐之法，正气受伐，生机不旺，肌肤怎能复生？砂糖之作用，重点不在于抑菌，而在于给溃疡面一个营养的环境，这符合中医扶正祛邪的法则，故能生效。以下案为例试说明之。

楊某，女，72岁，因2型糖尿病合并右下肢烫伤2周入院。全身症见：恶寒发热，体温39℃，无汗，心悸气促，神疲乏力，纳呆，口苦，咽中生疮，夜尿多，4～5次/晚，大便3日未行，舌淡红、苔薄白，脉左寸关浮，右尺浮大，右寸无力；局部症见右下肢踝部6 cm×20 cm疮口，流恶臭脓液，质较清稀，周围皮肤暗红、发热。清创时见一条肌腱已变黑，止血钳可深探及骨；X线片显示未见骨膜感染征象。局部分泌物培养为金黄色葡萄球菌，口腔分泌物培养为白色念珠菌。中医诊断：消渴脱疽。西医诊断：糖尿病足，3级。分析：入院时患者年高，因为烫伤，全身症状见恶寒发热，口苦，咽中生疮，脉象见左寸浮数。追问家属，称患者有外感风寒史，四诊合参，辨证为邪郁少阳表证，予以小柴胡汤和解少阳，未用抗生素及抗真菌药物；患肢局部用皮维碘纱条引流。2剂汤药后，全身症状明显改善，寒热解，神志清，口腔溃疡大减。全身症状改善后，局部分泌物也大为减少。表解后，症见全身疲倦乏力，纳呆，口渴喜饮热水，舌淡红嫩，苔薄滑，脉以尺部为主，寸关皆弱。局部症状见脓液清稀，恶臭已消。此时辨证抓住脾肾阳虚这一主要病机，运用真武汤为主，合二陈汤兼化痰湿，重用黄芪以补气升提拔脓。服药1个月后，全身症状得以改善；局部分泌物消失，肉芽嫩红。此时辨证为阴阳两虚，继续予金匮肾气丸加三七片加减，局部予白糖外敷以生肌长肉，持续用药至出院。前后共治疗112天，局部伤口完全愈合出院。随访1年未见复发。

据此案可知砂糖外敷适合于局部脓液清稀，恶臭已消，全身症见疲倦乏力、纳呆，舌淡红嫩苔薄滑，脉弱等一类虚性病证患者。此外，还需注意以下几点：①急则治其标，若合并外感表证，宜先治疗表证，待表解后再予砂糖外敷；②溃疡局部分泌物较多、脓液恶臭时慎用砂糖外敷，此时局部辨证非单纯虚证，不宜直接砂糖外敷，待分泌物较少、脓液不臭、质地清稀时，再予之较为适宜；③外治同时仍应注意配合内治，改善机体整体环境才能更迅速、有效地控制感染，促进伤口愈合；④糖尿病足一旦破溃感染，极难愈合，治疗时医患双方均需要有耐心，不可急于求成，反致误端。

参考文献

[1] 邓铁涛．邓铁涛临床经验辑要 [M]．北京：中国医药科技出版社，1998: 107-109.

☞ 奚九一首提"筋疽"

糖足重症脱筋疽，湿郁筋损脱阳虚。

筋疽急期清湿毒，清创连柏茵军苦。

脱疽散寒温阳虚，温肾发阳麻辛附。

早期切忌频化瘀，祛邪补虚瘀自除。

奚九一根据患者皮肤、神经、肌腱、血管及趾骨等组织的不同变性，将糖尿病足分为 5 大类型：①末梢神经变性型；②皮肤变性水疱型；③趾跖骨变性萎缩型；④动脉硬化闭塞缺血（脱疽）型；⑤肌腱变性（筋疽）型。坏疽主要发生于脱疽型和筋疽型，其他 3 型很少出现坏疽。脱疽系血管病变缺血性坏死，属阴证，患足厥凉，肢端苍白或紫黑，间歇跛行，静息痛剧烈，缺氧，动脉搏动消失，呈干性坏死。而筋疽并没有明显的缺血指征，其坏疽好发于趾、跖、踝、小腿的伸展肌腱、筋膜，局部皮肤水疱干黑，肌腱变性坏死，形成穿通性溃疡。筋疽临床演变有 6 大特点：①患足血供良好，肢端无缺血体征；②早期有局限性巨型实性肿胀（非化脓性感染）；③坏死肌腱暴露后呈窦道，有多发性病灶者，可呈穿通性溃疡，伴弥漫性炎症，难以控制；④持续高血糖及低蛋白血症等，难以控制；⑤易诱发酮症酸中毒；⑥老年患者易并发心、脑、肾、肺病变及胸腹水等，危及生命。其辨证要点为湿郁筋损，属阳证范畴，因病发筋膜、肌腱，预后凶险，故以"筋疽"名之。

糖尿病特发肌腱变性坏疽（筋疽）是奚九一通过长期大量临床观察，在 1987 年首次提出的概念。他发现糖尿病足坏疽中，截肢率最高，伴全身症状最严重的类型为筋疽，若能及早鉴别诊断，正确处理，绝大多数能免于高位截肢致残。奚九一提出"急则清湿解毒、及早清除失活肌腱，缓则益气滋阴养筋"的治疗观点，依此理论指导临床，可将 50% 的截肢率降低到 4% 左右。

如治杨某，女，61 岁，上海市人，2006 年 4 月 10 日初诊。主诉：左足烫伤半个月，加重 4 天。现病史：患者半个月前，左足第 3 趾烫伤形成水疱，继而趾体紫瘀、形成坏疽。糖尿病病史 4 年，血糖控制不佳，无间歇性跛行史。外院诊治效果欠佳。4 日前，病情加重，红肿上漫，伴发热 38 ～ 39℃。患者遂来我院。现患者左足红肿，疼痛剧烈，影响睡眠，伴发热，小便色深，大便 2 日一行。体检：体温 38.5℃，左足第 3 趾残端溃破，大小约 1.5 cm×2 cm，肉芽尚红，夹黄腐较多，趾骨外露，分泌物少、稀，秽臭。左足踝以下红肿，前半跖皮肤温度明显增高，第 3 趾沿肌腱至足掌心波动感。左足背动脉、胫后动脉搏动正常，左足抬高苍白试验（一）；舌质红，苔厚黄腻，脉滑数有力，脉搏 98 次 / 分。实验室检查：血糖 26.3 mmol/L，尿糖（＋＋＋＋），血红蛋白 111 g/L，白细胞 12.4×10^9/L，红细胞沉降率 65 mm/h，白蛋白 26 g/L。

西医诊断：糖尿病足坏疽——肌腱变性坏死。

中医诊断：筋疽，证属湿热郁久化毒蚀筋。

治法：清热解毒，清筋除腐。

处理：①苦参 15 g，茵陈 15 g，生大黄 10 g（后下），黄连 10 g，黄柏 10 g，半边莲 15 g，金银花 30 g，蒲公英 30 g，甘草 10 g，7 剂，水煎服；②0.9% 氯化钠溶液 40 ml ＋头孢曲松（菌必治）1 g 静脉注射，2 次 / 日；③0.5% 甲硝唑液 200 ml 静脉点滴，1 次 / 日；④祛腐清筋术清创处理，清除变性腐烂肌腱及坏死组织，每日蚕食清创结合局部换药，0.5% 甲硝唑液湿敷创面，外用芙蓉膏外敷创面周围的红肿组织。

经治 10 天，左足红肿热痛明显缓解，创面肉芽转红，腐肉渐尽，创面缩小，局部皮肤温度降低，体温正常，大便每日一行。经治 47 天，创面基本痊愈。

糖尿病筋疽急性活动期，患足呈现为潮红、灼热、肿胀，伴全身发热，血糖持续不下。奚九一指出筋疽之证，以清解湿毒为第一要旨，常用大黄、黄连、黄柏、苦参、茵陈等清解湿毒治疗；同时，奚九一主张糖尿病足筋疽应尽早清创，一般沿肌腱走向取纵向切口，清除变性坏死的肌腱筋膜组织，以切开潜行的空腔或窦道保持引流通畅为要。及早清创，使邪有去路，减少毒素吸收，则全身高热、高血糖等方可得到缓解和控制。另，糖尿病足清创不宜太过，最好采取蚕食或啄食的方法，分次清除腐腱为佳。清创后必须采用中西药外洗的方法，以起到清热解毒、祛腐抗炎作用。一般经治疗 1 ～ 2 周即可使患者病情好转。

此外，对于阳虚寒凝之脱疽，奚九一喜用麻黄附子细辛汤治疗。麻黄附子细辛汤出自于《伤寒论·辨少阴病脉证并治》，由麻黄二两、细辛二两、附子一枚组成。本方中麻黄发散风寒，解表止痛；附子振奋阳气，驱寒邪外出；细辛鼓动肾中之阳气，辛温香散，发散在表之风寒而止痛。现代研究表明麻黄附子细辛汤等温阳汤剂具有以下作用：①调整人体免疫系统、垂体 - 肾上腺皮质系统、核酸和酶活性系统；②抗炎、抗感染；③增加股动脉血流量及改善微循环；④保护内皮细胞。奚九一结合现代中医药理的提示，选择以麻黄附子细辛汤为代表扶阳散寒湿，并综合多年祛邪经验，温清并用治脱疽。

如治患者罗某，男，57 岁。糖尿病病史 6 年，脑梗死病史 2 年，高血压病病史 10 年，右颈动脉狭窄支架置入术半年。2007 年 1 月 10 日因"右足第 4 趾发绀疼痛已半个月"首次就诊，体胖，肢体偏冷，桡动脉搏动存在，两大腿及腹壁满布网状淡紫斑，按之褪色。两足背动脉搏动减弱，胫后动脉搏动消失，腘动脉搏动存在，双下肢抬高苍白试验阳性，股动脉及颈动脉未闻杂音，左手指拘急不能握拳，纳食可，舌胖有齿痕，脉细迟，心率 62 次／分。患者曾做 CT 检查：右侧髂内动脉瘤，左侧髂总动脉瘤，瘤壁可见附壁血栓。告知不宜手术，遂转求中医。处方：淡附子 15 g（先煎 1 小时），麻黄 5 g，细辛 3 g，干姜 10 g，甘草 10 g，垂盆草 30 g，海藻 30 g，豨莶草 30 g，炙全蝎 6 g，蜈蚣 2 条，蝉蜕 10 g。

服 7 剂后，患足疼痛缓解，自觉对症，再服 7 剂。1 月 25 日复诊，右足第四趾发绀缓解，疼痛消失，但仍感觉肢体怕冷。处方调整如下：淡附子 25 g（先煎 1.5 小时），麻黄 9 g，细辛 6 g，肉桂 6 g，熟地 15 g，桂枝 12 g，干姜 15 g，甘草 15 g，垂盆草 30 g，海藻 30 g，豨莶草 30 g。服药 2 周后，患者再来复诊，诉肢体怕冷缓解，患足疼痛缓解，体检发现两大腿及腹壁网状紫斑消退。效不更方，共服用 1 年余，左手指拘急已舒，能步行。

患者为颈动脉及下肢动脉硬化闭塞症，应谨防中风。患者体胖，舌嫩胖，证属阳虚，用麻黄、附子、细辛三味药温肾气、发阳气，海藻、豨莶草、垂盆草等软坚化痰，熟地滋阴补肾、防诸药温燥伤阴。实验研究表明垂盆草、甘草有促进侧支循环建立的功能。此方长服可以明显改善间歇性跛行，预防中风，促进小血管新生。另外，脱疽系血管病变缺血性坏死，活血化瘀是众医家治之常用法，奚九一用之但不主张过早、过多使用，这来自他"因虚致邪，因邪致瘀，祛邪为先"，邪去则血脉自通的观点。他主张在辨病基础上，急性、活动期，以祛邪为先，慎用活血药，以免耗气动血，致炎症扩散；好转、缓解期，邪去正虚瘀留，以扶正与化瘀结合，并根据辨证结果，采取温阳化瘀、凉血化瘀、活血利水、滋阴活血、益气活血、解毒活血等方法。其治则治法丰富了活血化瘀的内容，又突破了活血化瘀的瓶颈。

参考文献

[1] 王义成，张磊.奚九一论治脉管病的新思维 [J].中国中医药现代远程教育，2011, 9(14): 13-14.

[2] 曹烨民 . 奚九一教授学术思想及学术理论经验荟萃 [A]. 中华中医药学会周围血管病分会第五届学术大会学术论文集 [C]. 哈尔滨：[出版者不详], 2013: 68-92.

[3] 赵诚 . 奚九一临床应用附子经验采撷 [J]. 中医杂志 , 2011, 52(6): 50-51.

☞ 熊曼琪强调内外标本结合同治糖尿病足

内治本为气阴虚，标为热毒及血瘀。

外治需分阴与阳，阳用双柏阴阳和。

熊曼琪认为糖尿病足属中医"消渴、脱疽"范畴，主要是气阴两虚、血脉瘀塞、肢端失养所致，属本虚标实之证，以气阴两虚为本，瘀血、热毒为标，以气虚血瘀、阳气不达为病机关键。故强调标本同治、内治与外治相结合，既要注重补气滋阴治其本，又要不忘活血化瘀、温通血脉治其标，切忌不顾因虚致瘀的病机特点，一味破血逐瘀。

其中内治以补气滋阴、通阳活血为法，熊曼琪自拟"芪桃汤"为基本方：黄芪 30 ～ 60 g，桃仁 12 g，熟地 15 g，玄参 15 g，白芍 12 g，桂枝 6 ～ 12 g，当归 12 g，牛膝 15 g，虎杖 12 g，知母 12 g。气虚甚者，重用黄芪，加白参 6 ～ 12 g 另炖兑服；脾虚者加苍术 12 g、怀山药 18 g；阳虚者加炮附子 12 g、干姜 6 g；血瘀甚或剧痛者加穿山甲 30 g、漏芦 12 g；热毒蕴结者，熟地易生地 30 g，玄参 30 g，加金银花 30 g、甘草 6 g；热毒肠燥、大便秘结者，加大黄 12 g（后下）、芒硝 3 ～ 6 g（冲）；周围神经病变严重者加鸡血藤、威灵仙；眼底出血者加赤芍、丹皮、三七；冠心病者加丹参、瓜蒌皮；血压高者加钩藤、葛根；肾病者加怀山药、益母草。

外治则须分辨脱疽的阴阳属性而施以外治。脱疽本质属阴证，但皮色红而灼痛者属阳证，为阴中之阳。故凡患肢发凉不温、皮色苍白或紫暗之阴证者，每晚用桂枝、川乌、草乌、干姜、花椒、红花、乳香、没药等煎水趁热外洗，然后用阳和膏（熟地、白芥子、鹿角胶、姜炭、麻黄、肉桂、生甘草）适量外敷足背和腘窝动脉搏动处，以温经通脉，每日换药1次；凡患肢红紫灼热或坏死发黑属阳证者，每晚用黄柏、金银花、紫花地丁、蒲公英、赤芍、红花等煎水熏洗患处，并用双柏散（黄柏、侧柏叶、大黄、薄荷、泽兰）水蜜外敷下肢未溃烂处，以清热解毒、化瘀止痛。待全身微循环改善后做消疮处理：常规消毒后，用温生理盐水和矾冰液（明矾、冰片）交替冲洗，疮口清洁后改用矾冰液与生肌玉红膏湿纱条交替敷盖，均每日1次，以清热解毒、生肌收口。如此辨证施以外治，既可收到通脉止痛之功，又能避免温通之剂伤阴耗液、苦寒之品败胃损正及寒滞血脉之弊。

此外，综合治疗是肢端坏疽疗效好坏的关键。无论何时均应及时改用胰岛素控制血糖，指导饮食治疗，选用有效抗生素联合应用控制感染，选用蝮蛇抗栓酶、川芎嗪、葛根素、复方丹参注射液等抗凝治疗，及早应用山莨菪碱改善微循环；另外，静脉输注氨基酸或血浆以改善体质，对有心、脑、肾并发症者予相应的处理，以保证肢端坏疽的治疗顺利进行。若保守治疗失败后，应不失时机地截肢治疗。

参考文献

[1] 熊曼琪，朱章志. 中医为主治疗糖尿病肢端坏疽的体会 [J]. 中国中西医结合杂志，1996, 16(1): 5.

☞ 魏子孝强调内外同治

内治三法消托补，急缓恢复三期合。

外治祛腐以生肌，重在给邪以出路。

魏子孝认为，糖尿病足溃疡属疮疡、脱疽、筋疽范畴。内治法宗外科疮疡消、托、补三法，治以三期辨证。

1. 急性感染期　症见足部红肿破溃流脓疼痛，疮面可见脓性分泌物，多有恶臭，严重时可见足趾发黑，疮面深达肌肉、肌腱，合并骨髓炎等；大多伴有发热恶寒等全身感染中毒症状；舌红或绛，苔黄厚或黄腻，脉滑数或弦数。其疾初起，湿热毒盛，正邪交争，急则祛邪为先，治以清热解毒化湿，方用四妙散、四妙勇安汤合五味消毒饮加减。药用：苍术 15 g，黄柏 10 g，苦参 6 g，土茯苓 30 g，川牛膝 10 g，忍冬藤 15 g，当归 12 g，玄参 12 g，生甘草 6 g，野菊花 10 g，蒲公英 15 g，败酱草 15 g。热毒盛者加紫花地丁、天葵子，排脓不畅可加皂角刺、穿山甲，痛甚者加乳香、没药、徐长卿。

2. **缓解期**　患者病情基本得到控制，局部肿胀消退，脓液减少，恶臭消失，肉芽生长缓慢。此时湿热之邪已消大半，正气亏耗，正虚难以鼓邪外出，治以祛瘀托毒，原方酌减蒲公英、败酱草等清热解毒之品，加用黄芪、太子参、鸡血藤等益气养血，丹参、赤芍、桃仁、红花等活血化瘀。药用：黄芪 30 g，鸡血藤 15 g，苍术 15 g，黄柏 10 g，土茯苓 30 g，川牛膝 10 g，忍冬藤 15 g，当归 12 g，玄参 12 g，生甘草 6 g，赤芍、白芍各 12 g。尤需注意黄芪一药，黄芪补气升阳，排脓止痛，托疮生肌，利水退肿。现代药理研究表明：黄芪可调节血糖，调节机体免疫力，对缺血缺氧造成的损伤有明显的保护作用，对糖尿病足溃疡尤为适用。

3. **恢复期**　局部溃疡红肿症无，基本没有脓性分泌物，肉芽生长良好。邪热已去，正虚明显，阴阳失衡，脉络瘀阻，兼有余毒。治以益气养阴、养血活血、兼清余毒，方用人参养荣汤化裁。药用：生黄芪 30 g，太子参 15 g，鸡血藤 15 g，当归 12 g，石斛 15 g，天花粉 15 g，陈皮 10 g，土茯苓 30 g，忍冬藤 15 g，红花 10 g 等。

临床实践中活用消、托、补三法。疾病初起，邪毒壅盛，其重在消；中期正邪互搏，重在托毒外出；后期气血虚亏，重在补益扶正，尤须注意余毒留寇，兼顾清热解毒等法。同时在治疗上力倡中西医结合，适当选用一些现代医学的治疗办法，如严格控制高血糖；根据细菌培养的结果合理选用抗生素，控制感染；改善血液循环，抗动脉粥样硬化，抗凝，促纤溶、溶栓，扩张血管；改善患者体质，加强营养支持治疗等。魏子孝认为，局部外科治疗在糖尿病足溃疡的治疗中作用举足轻重。在内科治疗的基础上，应用中西医结合外治方法，遵循"给邪出路，祛腐生肌"的治疗原则可收良效。

如治商某某，男，71岁，于2005年1月6日以"双足趾起疱、红肿、溃疡2周"为主诉入院。既往有糖尿病病史20年，慢性支气管炎病史40年。近年来常感双下肢凉麻，2周前，无明显诱因出现双足踇趾、右足第二趾及足底部水疱，局部红肿破溃，并有脓性分泌物。1日前出现呕吐、腹泻，来我院治疗。患者形体消瘦，舌质暗淡，苔黄腻，脉弦滑。入院血压140/70 mmHg，血糖9.1 mmol/L，尿糖（＋＋），尿酮体（＋＋）。入院后先给予消酮治疗，酮体消失后予皮下注射胰岛素控制血糖，静脉应用阿莫西林、克林霉素等抗生素控制感染，口服阿司匹林肠溶片、辛伐他汀片、甲钴胺片等药物。局部清创，藻酸钙敷料换药每日1次。

中医辨证：病消日久，正虚染毒，湿热毒瘀，热壅肉腐。

治法：滋阴清热，化瘀排毒。

处方：方用四妙勇安汤、四妙散合五味消毒饮化裁。苍术15 g，黄柏10 g，土茯苓30 g，川牛膝10 g，忍冬藤15 g，当归12 g，玄参12 g，生甘草6 g，野菊花10 g，蒲公英15 g，败酱草15 g，大血藤15 g，蜈蚣1条，皂角刺12 g。

上方服药7剂后，双足趾溃疡脓液减少，红肿症减，压痛减轻，双足温度改善。去黄柏、大血藤、蜈蚣，加鸡血藤20 g，再服10剂，足部溃疡结痂，无渗液，双足皮肤温度正常，无压痛。前方去败酱草、皂角刺，加丹参20 g、生黄芪30 g、陈皮10 g，续服10余剂，患者溃疡愈合良好，随访半年无复发。

参考文献

[1] 王钧，夏城东.魏子孝治疗糖尿病足溃疡经验撷要经验[J].四川中医，2009，27(7): 18-19.

第11章　糖尿病并发皮肤病

☞ 祝谌予常用温清饮合降糖对药方

> 降糖对药合温清，清热解毒补滋阴。
>
> 重用黄芪能益气，托痈排脓新生肌。
>
> 清热解毒佐连芩，热清毒消腐肉尽。

糖尿病并发皮肤急性化脓性感染，症见燥热殊甚，牙龈脓肿、疼痛，面赤唇红，皮肤痈疮痛肿频生，或久不收口，便秘溺黄，舌红脉数者，祝谌予常辨为燥热入血型，病机乃津液耗损，气血不畅，内热积蓄成毒而致。祝谌予常用温清饮合降糖对药方治疗，以清热凉血，滋阴解毒，兼益气托里。温清饮出自《万病回春》温清散，《医学入门·通用古方诗括》载之，名曰"解毒四物汤"，由黄连解毒汤合四物汤组成，原治疗妇人湿热下注胞宫之崩漏带下等病证。祝教授用之取其清热解毒、养血和营之功。因病本是血糖过高、气阴两伤，治疗一方面要重用清热解毒、凉血活血之药以消痈，另一方面要用益气养阴之药以降糖，故伍用了降糖对药方，若毒热太盛还常加金银花、连翘、蒲公英、紫花地丁等。

如治50岁男性徐某，糖尿病2年，后背皮肤痈肿3个月。现症：口渴多饮，每日饮水量＞2.3 kg(5磅)。燥热汗出，后背皮肤痈肿，久不收口，皮肤瘙痒，四肢刺痛难忍，影响睡眠。手足发凉，乏力，尿频，大便干燥，多年嗜酒，舌红暗，苔白腻，脉滑数。

中医辨证：气阴两伤，燥热入血，瘀血阻络。

治法：益气养阴，清热凉血，活血通络。

处方：温清饮合降糖对药方加减。生黄芪50 g，生地30 g，玄参30 g，苍术15 g，丹参30 g，葛根15 g，黄芩10 g，黄连6 g，枸杞子10 g，桑寄生20 g，桂枝10 g，威灵仙10 g，鸡血藤30 g，益母草30 g，苏木10 g。每日1剂，水煎服。

服药1个月，诸症均减，后背痈肿愈合收口。

本案患者因多年嗜酒，内热蓄积，既可伤阴耗气，发为消渴，又使邪热凝聚，气血凝滞，腐肉成脓，酿成背痈。故用温清饮清热解毒、凉血活血，使热毒消而腐肉去。然而痈肿溃破，为何久不愈合？因气阴两伤，无力托毒外出故也。祝谌予治疗时只取温清饮中少量黄芩、黄连以清热毒，而重用黄芪益气，生地、鸡血藤滋阴养血，冀以扶正托里，排脓生肌。仅治两个月背痈愈合。因证选方，清补同用，孰多孰少，不可不审。

参考文献

[1] 朱世增. 近代名老中医经验集·祝谌予论糖尿病 [M]. 上海：上海中医药大学出版社, 2009: 54-57.

 魏子孝祛风止痒、安神定志

湿热蕴结四妙散，血热生风犀地黄。

虚而生风四物汤，瘀血阻滞蛰虫丸。

祛风止痒蒺藜防，地肤鲜皮卿徐长。

安神定志茯神柏，龙牡枣仁莲心尝。

魏子孝在具体用药时既注重归经配伍，又注意考虑现代药理作用，并多参以祛风止痒药物。如对湿热蕴结之证，常祛邪为先，遵《丹溪心法》之四妙散加减以清热化湿；血热生风者，多以《备急千金要方》之犀角地黄汤清热凉血，并以生石膏、升麻、大青叶代犀角凉血清热为君药；血虚生风者，秉陈自明《妇人大全良方》之"医风先医血，血行风自灭"之论，以黄芪桂枝五物汤、四物汤等养血祛风；因血瘀者，多予大黄䗪虫丸活血破瘀。对祛风药物的使用，承袭祝谌予、赵锡武之论，认为祛风药具有发汗作用，可兴奋末梢神经，恰适用于糖尿病周围神经病变而致瘙痒者，故多伍之。在具体祛风药物的选择上，多选传统中医认为具有祛风止痒、现代医学研究具有抗过敏、改善皮肤代谢作用的白蒺藜、徐长卿、防风、地肤子、白鲜皮等药物。此外，消渴瘙痒患者多具心神不安之证，在临证治疗时常注重对患者精神情志的调养，在遣方用药时多佐以安神定志之品，如定志丸或夜交藤、酸枣仁、生龙骨、生牡蛎、莲子心等养心、清心安神之品。

如治王某，男，64岁，2009年9月10日初诊。近来周身皮肤瘙痒明显，抓痕红色，有渗出，纳食、饮水一般，二便调，既往糖尿病病史8年，4年来消瘦明显，目前服用格列吡嗪片、阿卡波糖片控制血糖。血压、血脂控制较好，尿蛋白（－）。查舌红，苔黄腻，脉弦。

治法：清热化湿，凉血祛风。

处方：犀角地黄汤合四妙散加减。苍术12 g，黄柏10 g，川牛膝12 g，薏苡仁30 g，生石膏30 g（先煎），升麻12 g，大青叶15 g，紫草12 g，丹皮12 g，赤芍15 g，白蒺藜12 g，白鲜皮15 g，荆芥10 g，苦参10 g。水煎服，日1剂。

2009年9月17日二诊。身痒有所减轻，近查空腹血糖6.8 mmol/L，餐后血糖10.9 mmol/L，舌红，苔黄腻，脉滑。继予前法，原方去川牛膝、荆芥，加龙胆草10 g、全蝎6 g、乌梢蛇15 g。2009年9月24日三诊。仍身痒，但程度较前明显减轻，另有不得眠。余无特殊。查舌红，苔黄腻，脉沉。上方去薏苡仁，加白芍15 g、徐长卿20 g、夜交藤15 g。继服7剂以善后。

四妙散方中苍术、黄柏、川牛膝、薏苡仁可清热化湿，擅治湿热下注之证；犀角地黄汤专为热入营血而设。魏子孝在治疗血热生风之证时常以生石膏、升麻、大青叶代犀角以清热凉血，此为其一特色；配以紫草、丹皮、赤芍凉血活血、和营泻热、凉血散瘀，白蒺藜、白鲜皮、荆芥祛风止痒，苦参渗湿止痒。全方共奏清热化湿、凉血息风止痒之效。患者再诊时痒症减轻，说明药已中的，去川牛膝、荆芥，加用龙胆草清热化湿，全蝎、乌梢蛇搜风止痒，兼以抗过敏。三诊时，诸症好转，唯有睡眠障碍，故调整处方，再去化湿之薏苡仁，加白芍以养血和血，徐长卿以祛风止痒，夜交藤以养心安神。全方立法直中病机，照顾全面，故能获效。

参考文献

[1] 李宏红，张广德.魏子孝治疗糖尿病皮肤瘙痒症经验 [J].辽宁中医杂志，2011, 38(5): 841-842.

第12章 其 他

第一节 糖尿病酮症

☞ **朱良春酮症用药甘平轻**

> 斛乌合剂甘淡平，抑木扶土调肝脾。
>
> 生地山药制黄精，黄芪乌梅仙灵脾。
>
> 丹桃枸杞金樱子，以使阳秘与阴平。

朱良春认为气虚无力鼓动，脾虚运化失司，浊邪羁留，壅塞三焦，乃使气机升降失常，气血运行阻滞，体内各种代谢物质紊乱，痰瘀湿浊蓄积，即成现代医学所谓之酸性酮体，若蓄积增多，即出现酮症酸中毒，危及生命。治疗上，朱良春宗《黄帝内经》"阴平阳秘"之理，将祝味菊"阴不可盛，以平为度，阳不患多，其要在秘"之说（即认为凡属于阴的精、血、津液等物质，目的在于供阳之用，当谋供求相等，以适用为平，过则无益，反成负担而有害；反之，阳不患多，而以潜蓄为贵，若倚势妄作，亦足以致病。）用于治疗糖尿病。糖尿病酮症已是痰瘀湿浊蓄积，若再过用滋腻，则反有其害，且其虽有气虚之机，亦不可辛热扶阳，否则更有阳热化燥伤阴之弊。故朱良春创"斛乌合剂"（川石斛、制首乌、制黄精、大生地各 15 g，生黄芪、怀山药各 30 g，枸杞子、金樱子、乌梅、淫羊藿、丹参、桃仁各 10 g），集甘凉培土、甘淡健脾、甘寒养阴、甘温益气、和血通脉、助阳扶正于一炉，且特别注重配合调理肝脾，其用药性味以甘、淡、平为主，甘温为辅，以甘淡、甘温代替辛热扶阳，以求阳用不衰。《黄帝内经》云："肝苦急，急食甘以缓之""肝欲散，急食辛以散之，用辛补之，酸泻之"。故兼以酸甘抑木扶土，酸泻甘缓，使木不乘土，肝脾调和。

如其弟子用斛乌合剂治一糖尿病患者，尿糖（＋＋＋），空腹血糖 11.1 mmol/L，尿酮阳性，伴头晕、乏力，口渴凉热均饮，口苦，时有泛恶，心烦失眠，腰酸尿浊，大便黏，有时溏，唇红，苔黄微腻，脉细滑数。服 60 剂后诸症基本消失，检验尿糖、血糖正常，尿酮阴性。

此案虽有头晕乏力、泛恶、便黏溏、苔黄微腻、脉细滑数等湿热内蕴之象，但仍用甘味之药而取效，似与证不符，实则不然。此方重在甘、淡、平，即滋而不腻，生津而不酿湿，既顾阴虚之本，又无碍于湿蕴之标，甘凉培土，甘淡健脾，伺脾健土旺后，湿浊自去。

参考文献

[1] 邱志济, 朱建平, 马璇卿. 朱良春治疗糖尿病用药经验和特色选析 [J]. 辽宁中医杂志, 2003, 30(3): 163–164.

☞ 仝小林苦寒重剂治酮症

> 酮症需以苦寒折，大剂黄连清其热。
>
> 干姜温中以护胃，急下存阴大黄为。
>
> 大毒治病十去六，中病即止随轻重。

基于糖尿病以"热"为病机本质以及糖尿病酮症的常见临床症状，仝小林认为糖尿病酮症的基本病机是火热盛极，灼阴耗气。因此，治疗应以苦寒直折、清热泻火为首务，辅以滋阴生津益气。此时一般的清热滋阴之治无力取效，必须以大剂苦寒之药，峻急专攻，直折热势，方能收效。

如治高某，男，48 岁，2007 年 8 月初诊，发现血糖升高 1 个月余。患者 2007 年 7 月 16 日因口渴、消瘦、乏力至我院检查发现尿酮体 14.4 mmol/L（150 mg/dl），即刻空腹血糖 24.4 mmol/L，诊断为"2 型糖尿病，糖尿病酮症"。遂转急诊输液治疗，治疗结束血糖 8.4 mmol/L，尿酮体（－）。此后患者反复发作糖尿病酮症 2 次，空腹血糖波动于 22.0 ～ 26.0 mmol/L，每次均以胰岛素治疗，酮体转阴后停用。当时患者体重 70 kg，BMI ＝ 27 kg/m²。1 周前患者开始口服降糖西药，具体药物不详。仅服药 3 天，因效果不佳，患者自行停药。就诊时，症见口干渴甚，极欲饮水，易汗出，小便频多，乏力，消瘦明显，20 日内体重下降 10 kg，胸闷，胃胀，视物模糊，矢气多，大便干燥。舌质暗，苔少，舌下静脉增粗，脉沉略数。当日空腹血糖 20.0 mmol/L，尿常规示酮体 4.8 mmol/L（50 mg/dl）。患者否认糖尿病家族史。

西医诊断：糖尿病酮症。

中医辨证：三焦火毒，热灼津伤证。

治法：苦寒直折，泻火涤痰滋阴。

处方：三黄汤合白虎汤、小陷胸汤加减。黄连 90 g，黄芩 60 g，生大黄 6 g，生石膏 60 g，知母 60 g，天花粉 30 g，清半夏 9 g，瓜蒌仁 30 g，生山楂 30 g，干姜 12 g。

方中黄芩、黄连、大黄，合为三黄汤，三药均为苦寒之品，擅于清泻火热，为苦寒直折之剂。尤其黄连，苦寒降糖之功甚著，以之为君，用量高达 90 g，冀其大剂苦寒直击病本，以苦制甜而降糖。同时合用 60 g 黄芩，用量亦远超常规，其意皆在增强苦寒清泻之力，直折火势。若纯以苦寒直折，恐为冰伏热势，非长久之策。故一方面以大黄通腑泻热，使直折之火热随粪便而出，不至冰伏体内，又有急下存阴之意，使热去而不伤阴。另一方面反佐干姜辛温守中，护脾胃之阳，安其内则可放胆用三黄之苦寒而攘其外。此外，半夏、瓜蒌仁合黄连成小陷胸汤，涤痰除热，使热无所附；石膏、知母取白虎汤意，合天花粉清热生津，使津有所生；山楂合黄芩、黄连苦酸制甜，消膏降浊。诸药合用，泻其鸱张遍野之热，复其焚烬涸泽之津，热去津生则糖、酮自降。

患者服药 21 剂，自诉口渴减轻 90%，胸闷、胃胀及矢气多消失，大便已正常。复诊前曾查两次尿常规，均示酮体阴性，当日空腹血糖 6.3 mmol/L，餐后 2 小时血糖 5.6 mmol/L。调整处方：知母 30 g，生石膏 30 g，葛根 30 g，天花粉 30 g，黄连 30 g，干姜 6 g，生大黄 3 g，水蛭粉 9 g。

以上方加减服用 2 个月后，血糖平稳，空腹血糖 6.3 mmol/L 左右，餐后 2 小时血糖 6.6 mmol/L 左右，查糖化血红蛋白 6.2%。故可改以丸剂缓慢调理。调整处方：干姜 1 g，黄连 6 g，黄芩 4 g，西洋参 3 g，知母 5 g，天花粉 4 g，生大黄 1 g，水蛭粉 3 g。制水丸，9 g，每天 3 次，服用 3 个月。

此案初以三黄汤、白虎汤、小陷胸汤合方加减苦寒直折，继以白虎汤加减泻火滋阴，后用干姜黄芩黄连人参汤加减清热益气养阴调理善后。由最初以大剂苦寒之药直折火势，渐至以小量苦寒甘凉之味清润调补。初用汤剂涤荡除疾，后以丸剂缓图固本。全程体现了刚柔之道：病重势急，当重拳出击，大剂克敌；病轻势缓，则微调久服，小剂治世。

参考文献

[1] 仝小林.糖络杂病论 [M].2 版.北京：科学出版社，2014: 112-113.

第二节　糖尿病下肢血管病变

 祝谌予温通经脉

> 温经散寒活血瘀，益气养阴为基础。
>
> 威灵桂附辛羌独，归芎鸡血藤益母。
>
> 逐瘀破血用峻药，苏木地龙刘寄奴。

糖尿病周围血管病实质为局部血液循环障碍，故祝谌予治疗常在益气养阴的基础上酌情加入两组药物：其一是加温经散寒之药如桂枝、威灵仙、炮附片、细辛、羌活、独活之类，阳气得通，寒邪消散则血流畅行；其二是加活血化瘀药如当归、川芎、鸡血藤、益母草、红花等，重者则加破血通经药物如苏木、刘寄奴、路路通、地龙、生山楂、穿山甲、豨莶草等，因病属瘀血重证，非破血逐瘀之峻药不当其任。

如治 43 岁女性王某，患糖尿病 7 年，双足踇趾及趾甲变黑、痛觉消失 2 个月。现症：双足踇趾、趾甲均变黑，右侧明显。下肢发凉不温，痛觉减弱。乏力汗出，口干黏，腰背酸痛，大便干。月经量极少，色黑，一天即净。舌质淡暗，舌下络脉瘀紫，脉沉细。

中医辨证：气阴两虚，寒凝血脉，瘀血阻络。

治法：益气养阴，温经散寒，破血通络。

处方：降糖对药方加减。生黄芪 30 g，生地 30 g，玄参 30 g，苍术 15 g，葛根 15 g，丹参 30 g，党参 10 g，麦冬 10 g，五味子 10 g，桂枝 10 g，当归 15 g，鸡血藤 30 g，益母草 30 g。每日 1 剂，水煎服，并用第 4 煎药液泡足。

服药 1 个月余，下肢变温，冷感消失，痛觉恢复，大便通畅，体力增加，双足踇趾颜色变浅，并有脱皮，空腹血糖 8.8 mmol/L，舌淡暗，舌下仍瘀，脉细弦。以上方为主加减再治疗 2 个月，诸证告愈，月经正常。下肢温暖，有感觉，双足踇趾、趾甲色泽恢复正常。守方加苏木、刘寄奴、川芎、豨莶草等配制水丸巩固疗效。

参考文献

[1] 朱世增. 近代名老中医经验集·祝谌予论糖尿病 [M]. 上海：上海中医药大学出版社，2009: 159-160.

于世家大剂益气小量活血贯始终

益气活血贯始终，综合治疗兼西中。

大剂黄芪能益气，小量活血赤桃红。

益气活血贯穿于治疗的始终是于世家治疗糖尿病合并下肢动脉硬化症的独特之处，组方用药上常用大剂量益气加小剂量活血药：黄芪的用量通常是从 30 g 开始，逐渐加量，最多的可用至 120 g。如《名医类案》言"麻者，气馁行迟，不能接续也"。李杲亦指出"麻者，气之虚也，真气弱，不能流通，填塞经络"。重用黄芪，益气行血，气行则血行，血行则痛止；又配以当归养血活血，以气血相生之意使气充血旺，从而养筋荣肢，则麻、痛尽释。活血化瘀药用量通常不大，如红花、桃仁、赤芍用 15 ～ 20 g，而延胡索常用至 15 ～ 20 g，《本草纲目》言延胡索"能行血中气滞、气中血滞，故专治一身上下诸痛"，配合水蛭、土鳖虫、地龙等兼有祛瘀生新之功，加用桂枝、仙灵脾以温阳通络，牛膝以补肝肾、强筋骨、引诸药下行。全方攻补兼施，共奏补气活血、消瘀通络之功，使元气畅旺，瘀消络通，诸证向愈。

如治李某，男，56 岁，于 2004 年 9 月 25 日诊。患者糖尿病病史10 余年，血糖控制不佳，于 3 年前开始自觉双下肢沉重而凉，近 5 个月渐出现双下肢麻木疼痛、间歇性跛行，持续行走距离小于 100 m，夜不能寐，二便调，纳可。舌质暗、苔薄黄腻，脉沉细。理化检查示：空腹血糖 8.4 mmol/L，餐后 2 小时血糖 13.5 mmol/L，甘油三酯 5.75 mmol/L，总胆固醇 9.87 mmol/L，高密度脂蛋白 1.47 mmol/L，低密度脂蛋白6.1 mmol/L，血压 175/95 mmHg，踝肱指数 0.48，BMI ＝ 31.2 kg/m²。双下肢动脉彩超示双下肢股动脉、腘动脉、胫前动脉、胫后动脉、足背动脉血管内膜明显增厚，不光滑，双侧股动脉内均可见斑块状强回声，彩色血流充盈缺损，左侧胫前动脉，双侧胫后动脉及足背动脉血管内径变细，内可见点状强回声，彩色血流不连续，左侧足背动脉未探及彩色血流信号，符合双下肢动脉硬化闭塞症诊断。

西医诊断：2 型糖尿病，糖尿病合并双下肢动脉硬化闭塞症，高血压 3 级（很高危），血脂异常症。

中医辨证：气阴两虚兼血瘀、脉痹寒凝血瘀。

治法：严格控制血糖、血脂、血压，同时益气养阴、活血化瘀、温阳通络。

处方：生黄芪 30 g，当归、桃仁各 12 g，红花 9 g，赤芍、白芍 25 g，牛膝、木瓜 15 g，玄参 25 g，丹皮 15 g，仙灵脾 10 g，桂枝 6 g，忍冬藤 25 g，延胡索 15 g，水蛭 12 g，土鳖虫 9 g，地龙 15 g。配以脉络宁 40 ml，日 1 次，及盐酸丁咯地尔 150 mg，日 1 次，上下午交替静滴。

糖尿病下肢血管病变的复杂性决定其治疗方案必定是综合性的，单纯中医或西医对糖尿病合并双下肢动脉硬化症的治疗均存在一定的局限性。在控制血糖、降低血脂、控制血压为主的综合治疗的基础上，运用传统中医理论辨证施治，有效地扩张血管，建立侧支循环，改善下肢的血液供应是必要的。

2 周后患者双下肢麻、凉、痛症状明显缓解，夜寐可，舌暗红苔薄白，脉沉细。效不更方，3 周后间歇性跛行改善，持续行走大于 500 m，复查彩超提示双下肢动脉血流情况改善。随访半年，已可正常行走。

参考文献

[1] 郝宏铮 . 于世家治疗糖尿病合并双下肢动脉硬化症经验 [J]. 辽宁中医杂志，2006, 33(4): 397-398.

第三节　糖尿病伴震颤

☞ 祝谌予多方化裁、标本同治

老年震颤起病慢，多方化裁治标本。

降糖对药方六味，桂枝龙牡钩藤翁。

独活寄生归六黄，定震止颤效力强。

糖尿病伴震颤多见于老年人，慢性起病，病机复杂，治疗棘手。祝谌予主张多方化裁、标本同治。

如治72岁男性季某，患糖尿病30余年，手颤10年。既往有骨关节病、胆石症、高血压病、脑梗死病史。现症：口干多饮，头晕耳鸣，乏力膝软，腰背疼痛活动不利，持杖行走。手颤不能拿笔，下半身燥汗，足趾发凉不温，夜尿频数。舌暗红、苔白，脉细弦。

中医辨证：肝肾不足，阴阳两虚，虚风内动。

治法：滋补肝肾，温阳育阴，熄风通络。

处方：降糖对药方合六味地黄汤、桂枝加龙骨牡蛎汤化裁。生黄芪30g，生地30g，苍术15g，玄参30g，丹参30g，葛根15g，山药10g，山萸肉10g，丹皮10g，茯苓15g，泽泻15g，桂枝10g，白芍10g，生龙骨、生牡蛎各30g（先煎），钩藤15g，枸杞子10g，狗脊15g，千年健15g。每日1剂，水煎服。

加减服药5个月余，体力明显增强，可自行上楼。手颤明显减轻，病情稳定，因欲返台湾，拟配丸巩固。处方：羌活、独活各30g，桑寄生60g，川续断60g，杜仲30g，鸡血藤90g，枸杞子50g，菊花30g，白头翁90g，钩藤60g，豨莶草50g，狗脊60g，千年健60g，当归30g，苏木30g，刘寄奴30g，仙灵脾30g。上药共研细末，水泛为丸，每饭后服10g。

白头翁合钩藤是祝谌予治震颤常用经验药对。白头翁苦寒，入肝与大肠经，清热凉血解毒，《本草备要》云其"有风不动，无风自摇，其象像肝，治血热风动"，故有凉肝熄风之功；钩藤甘苦寒，入肝、心包经，功用清热平肝、熄风解痉，与白头翁相配，平肝熄风、定震止颤之力增强。本案患者糖尿病病史达30年之久，长期应用胰岛素治疗，合并有震颤麻痹、骨关节病、胆石症、高血压病、脑梗死这些老年慢性病。祝谌予根据糖尿病气阴两虚、脾肾俱亏、瘀血阻络的基本病理，认为糖尿病日久易导致阴损及阳、阴阳俱损、波及五脏，在诊治过程中先后应用降糖对药方、六味地黄汤、桂枝加龙骨牡蛎汤、当归六黄汤、独活寄生汤等方化裁，始终以益气养阴、温阳活血、清热润燥、培补脾肾、平肝熄风、蠲痹止痛等治则为主，终使患者血糖趋于正常，胰岛素每日用量减至 30 U，而乏力、汗出、腰痛、手颤、活动不利等症状得以明显改善，血压亦正常。

参考文献

[1] 董振华，季元，范爱平，等. 祝谌予验案精选 [M]. 北京：学苑出版社，1999：150-152.

☞ 周仲瑛肝肾同调、痰瘀并治

> 疑难杂病颤证属，肝肾同治化痰瘀。
> 地芍山甲鳖首乌，潼白蒺藜黄精斛。
> 僵蚕地龙水蛭牡，滋水涵木震颤除。

颤证属疑难杂病，病程迁延，缠绵难愈，中医治疗难取速效。周仲瑛多肝肾同调，痰瘀并治。

如治 73 岁男性患者，右手震颤 2 年余，伴反应迟钝半年。患者来诊时右手不停震颤，平时不能持筷拿物，经常打碎碗碟，步态不稳，起步维艰，两年来逐渐加重，精神不振，反应迟钝，近事过目即忘。兼有腰软足麻，小便淋沥，夜尿频多，面色暗红而枯槁。舌质暗红、苔薄黄，脉细滑。脑 CT 提示：脑萎缩，腔隙性脑梗死。脑血流图示：两侧供血不平衡，左侧血流速度及流量下降，脑血管外周阻力增大。糖尿病、高血压病、高脂血症、腰椎病病史多年。

中医辨证：肝肾亏虚，风痰瘀阻。

处方：炙鳖甲 15 g（先煎），生石决明 30 g（先煎），生牡蛎 25 g（先煎），炮山甲 10 g（先煎），炙水蛭 5 g，赤芍 12 g，白芍 12 g，炙僵蚕 10 g，广地龙 10 g，制首乌 12 g，生地 12 g，制黄精 12 g，川石斛 10 g，怀牛膝 12 g。7 剂。

二诊。诉精神较前振作，腰膝酸软亦略好转，遂嘱原方连服 2 个月。

三诊。右手震颤较往昔减轻，但仍难控制。病情不再进展，且有好转之势。上方去炮山甲，加枸杞子 10 g。连续服药 2 个月。

四诊。服药约 2 个月以来，精神良好，反应灵敏，舌色改善，面容亦稍丰泽，右手震颤明显减轻，有时已不发抖，生活也已能自理，唯有时下肢麻，二便正常，苔薄，舌淡红，脉细滑。处方：生地 15 g、制首乌 15 g、制黄精 10 g、枸杞子 10 g、赤芍 12 g、白芍 12 g、潼蒺藜 10 g、白蒺藜 10 g、黄芪 15 g、炙鳖甲 15 g（先煎）、生石决明 30 g（先煎）、制南星 10 g、炙水蛭 5 g、川芎 10 g、丹参 12 g。

又服 2 个月，右手震颤基本消失，唯激动或紧张时仍抖，遂以本方稍事加减予以巩固。连续服药近 5 年，震颤已完全不发，其他自觉症状也均消失，血压平稳，糖尿病等兼病也得到控制。

本案患者年过七旬，集糖尿病、高血压病、高脂血症、腰椎病多病于一身，以震颤为主症发病 2 年余。但综观诸病，其"证"之实质为肝肾亏虚，怪病多痰、久病多瘀、久病入络，故辨证为肝肾亏虚，风痰瘀阻。用药紧扣病机，以制首乌、生地、赤芍、白芍、制黄精、怀牛膝、川石斛等大补肝肾之阴，伍以炙鳖甲、牡蛎、炮山甲等滋阴潜阳熄风，加用炙水蛭、炙僵蚕、广地龙等搜风活血通络。服药后症情好转，效不更方，故二诊守方连服 2 个月，而三诊时配用枸杞子加强补益肝肾之功，去炮山甲。尤值得一提的是，四诊时选用潼蒺藜和白蒺藜二药，二药虽同名蒺藜，实则相差甚远。白蒺藜，又名刺蒺藜，功效重在平肝熄风；潼蒺藜又名沙苑子，功效在于补肾养肝固涩。潼蒺藜、白蒺藜合用，补肾平肝，标本合治。获效后守法微调，不离滋水涵木之旨。服药 5 年缓图之后诸症俱消，不仅颤证得以控制，其他疾病亦得到良好控制。

参考文献

[1] 赵惠，王志英．滋水涵木法治疗杂病验案 3 则 [J]．四川中医，2014, 32(11): 137-139.

第四节 糖尿病合并痛风

☞ 南征解毒通络法

> 解毒通络治其病，慈菇猫爪土茯苓。
>
> 蜂房山甲蝎地龙，虫药入络化瘀滞。
>
> 清化湿热疗其症，秦艽秦皮薏苡仁。
>
> 并用泽苓车前子，渗湿利尿效力神。
>
> 再合枸杞人参甘，扶护正气防其变。

朱良春以"浊瘀痹"命名痛风，认为其病机为"浊毒瘀滞"。这正与南征对糖尿病"毒邪入络"病机的认识相似。两病病机相似，故可合而治之。南征喜用解毒通络法治之，常可使患者疼痛缓解，尿酸、血糖恢复正常，一箭多雕。

如治王某，男，46 岁。主诉：右足跖趾关节肿痛 10 年。既往糖尿病病史 10 年，应用精蛋白生物合成人胰岛素（诺和灵 30 R）早 20 U，晚 10 U，餐前 30 分钟皮下注射控制血糖，空腹血糖控制在 8.0 ～ 10.0 mmol/L。刻下：右足跖趾关节红肿疼痛，夜间尤甚，低热，恶风，口苦，头痛，腰酸，乏力，眠差，小便黄，大便黏滞不爽，舌质红，苔黄腻，脉弦滑。血压：130/80 mmHg。BMI 为 28.5 kg/m²。血常规、尿常规、肝功能正常；空腹血糖 8.5 mmol/L，血尿酸 510 μmol/L；足部 X 线检查未见痛风石。

中医诊断：消渴合痛风（热毒滞络）。

治法及处方：①内治法。解毒通络，清热利湿。方用自拟"消渴痛风安汤"：猫爪草 10 g，山慈菇 10 g，蜂房 5 g，全蝎 5 g，穿山甲 5 g，地龙 10 g，土茯苓 60 g，人参 10 g，枸杞子 20 g，秦艽 10 g，秦皮 10 g，车前子 10 g，茯苓 15 g，泽泻 5 g，薏苡仁 30 g，甘草 5 g。14 剂，日 1 剂，水煎取汁 400 ml，每次 100 ml，分 4 次（三餐后及睡前 20 分钟）口服。②外治法。防风 10 g，金银花 20 g，威灵仙 20 g，伸筋草 10 g，透骨草 10 g，土茯苓 60 g，苏木 10 g，木瓜 15 g。水煎取汁 2000 ~ 3000 ml，睡前浴足。同时结合饮食、运动调护。

二诊。足跖趾关节肿痛减轻，发热、恶风改善，腰酸乏力缓解，饮食、睡眠可，小便黄，大便可，空腹血糖 7.8 mmol/L，舌质红，苔黄微腻，脉弦滑。调整内服方如下：猫爪草 10 g，山慈菇 10 g，秦艽 10 g，秦皮 10 g，车前子 10 g，茯苓 15 g，泽泻 5 g，薏苡仁 30 g，甘草 5 g。续进 10 剂，服法同前。继以外洗中药浴足。

三诊。足跖趾关节肿痛明显缓解，诸症皆消，舌质红、苔薄白，脉弦滑。复查血尿酸 375 μmol/L，空腹血糖 6.8 mmol/L。嘱继续饮食运动调护，随访情况良好。

此例患者既为"热毒滞络"之痹证，故重用解毒、利关节之土茯苓，并以猫爪草、山慈菇加强解毒散结消肿之功，再以蜂房、全蝎、穿山甲、地龙等虫药入络化其瘀滞。此为解毒通络治其"病"。而秦艽胜湿、秦皮燥湿、薏苡仁利湿，三路分消疗热痹，并以车前子、茯苓、泽泻加强利湿之力而使尿清便畅。此为清化湿热疗其"症"。但患者尚有恶风、腰酸、乏力之虚象，且上诸药皆为攻邪而设，有伤正之虞，故以人参、枸杞子、甘草扶护正气防其"变"。再加外洗之治直达病所，故痛止症消而"糖""酸"皆降。

参考文献

[1] 韩笑，朴春丽．南征教授诊治消渴痛风经验探讨 [J]．国医论坛，2015，30(2)：31-32.

☞ 仝小林喜用威灵仙、秦皮药对

> 尿酸皆可用秦仙，实佐清化虚护养。
>
> 若兼目疾秦皮效，疼痛非常灵仙妙。
>
> 二者中病即当止，久服伤正多无益。

仝小林认为，高尿酸血症的病机有虚实两端，实者多为湿热瘀浊内蕴，虚者多为脾肾亏虚，而利湿祛浊是治高尿酸血症的基本之法。仝小林临床喜用威灵仙、秦皮祛风湿、燥湿浊，以降尿酸。《景岳全书》称威灵仙"性利善走，乃治痛风之要药"，《神农本草经》载秦皮"主风寒湿痹"，可见二者针对风湿痹痛均有效验。现代药理研究亦证实二者可促进尿酸排泄，有效降低血尿酸。

如治丁某，男，48 岁，2008 年 7 月 14 日初诊。患者血糖升高 4 个月。2008 年 3 月，患者无明显诱因出现口干、多饮、多尿，于当地医院检查，发现空腹血糖 9.5 mmol/L，尿糖（＋＋＋＋），尿蛋白（＋），初步诊断为糖尿病。患者开始口服二甲双胍，早 250 mg，午 500 mg，晚 250 mg。血糖控制范围：空腹血糖 7.0～10.0 mmol/L，餐后 2 小时血糖 11.0～13.4 mmol/L。半年内体重下降 11 kg（原 95 kg 降至现 84 kg）。现症见：双下肢沉重乏力，行走时间长则加重；手足多汗，汗出湿黏；右手麻木，腰痛，双目干涩发痒，伤口不易愈合，性功能减退；小便无力，排尿不畅，小便分叉；舌暗红，苔黄腻，舌底红，舌下络脉瘀滞，脉弦滑。2008 年 6 月 25 日查血尿酸 669 μmol/L，糖化血红蛋白 10.4%，当日血压 118/82 mmHg。既往有前列腺增生史 2 年。身高 184 cm，体重 84 kg，BMI ＝ 24.8 kg/m^2。

西医诊断：糖尿病，高尿酸血症，高脂血症，前列腺增生。

中医辨证：湿热下注，瘀热阻络证。

治法：清利湿热，活血通络。

处方：二妙丸加减。苍术 30 g，黄柏 30 g，苦参 15 g，威灵仙 30 g，秦皮 30 g，黄连 30 g，生大黄 3 g，水蛭粉 3 g（分冲），鸡血藤 30 g，夜交藤 30 g。

2008 年 8 月 18 日二诊。服药 30 余剂，双下肢沉重乏力明显缓解 80% 左右，手足汗出减少，右手麻木、腰痛等好转，仍有小便不畅。2008 年 8 月 11 日查血尿酸 418 μmol/L。继用上方加琥珀粉 3 g（分冲）、汉防己 15 g。

2008 年 9 月 23 日三诊。服药 30 余剂，小便不畅改善明显，余症进一步好转。2008 年 9 月 18 日查血尿酸 282 μmol/L，糖化血红蛋白 8.0%，空腹血糖 6.1 mmol/L，餐后 2 小时血糖 9.0 mmol/L。

此案患者见肢沉乏力、汗出湿黏之湿象，目痒干涩之热象，手麻之瘀象，加之舌暗红、苔黄腻、舌底红、舌下络脉瘀滞、脉弦滑，湿热瘀浊内蕴明矣，故用二妙丸合黄连、苦参、秦皮、威灵仙清热燥湿，大黄、水蛭、鸡血藤、夜交藤活血化瘀通络。此外，《药性论》言秦皮"主明目，去肝中久热，两目赤肿疼痛，风泪不止"，故用之治疗患者因肝热而致的目痒干涩，亦与症、证相合。而腰痛、性功能减退、小便无力、排尿不畅、小便分叉又似肾虚之象，理当兼补肾精，然此诸症并非仅可由肾虚所致，湿热下注、瘀阻下焦亦可见此诸症，结合舌脉综合分析，当知其为湿热瘀阻所致。再观《开宝本草》云威灵仙主"腰膝冷疼"，《名医别录》谓秦皮"主治男子少精"，则其用药自明。但二诊时小便仍有不畅，考虑症为排尿不畅、病为前列腺增生、证为湿热瘀阻，病证症结合则加琥珀、汉防己以化瘀利湿而通淋。

在临床上，高尿酸血症的病机有虚实两端，且常虚实夹杂。此案因属实证，故用药多偏于攻泻，若为素体脾肾不足之人，在应用威灵仙、秦皮时当辅以顾护脾肾、益气养血之品。正如《本草新编》所载威灵仙"但其性走而不守，祛邪实速，补正实难。用之于补气补血之中，自得祛痛祛寒之效。"纵是壮实之人，亦当中病即止，否则"未有不散人真气，败人之血者也"。

参考文献

[1] 仝小林 . 糖络杂病论 [M].2 版 . 北京 : 科学出版社 ,2014: 255–256.

第五节 糖尿病伴神志异常

☞ *颜德馨善用黄连温胆汤治痰热*

> 黄连温胆治热痰，兼行和胃与清胆。
>
> 理气化痰一并重，通络降糖地锦统。
>
> 协调阴阳半夏枯，化痰开窍佩菖蒲。

颜德馨认为，黄连温胆汤全方清胆与和胃兼行，理气与化痰并重，既治痰湿之标，又治痰湿之本，通过化痰清热、理气和胃，使痰去热清，胆胃恢复宁静清和之性。本方虽有"温胆"之名，实则有"清胆"之功。随着现代生活节奏的加快，很多人的精神处于紧张状态，再加上饮食摄入的热量增加，可导致心火、胃火、相火偏旺，痰湿浊邪留滞，同时加上心理问题的增加，易导致情志内伤，气机郁滞。颜德馨临床应用黄连温胆汤时主要抓住以下几组证候：①基础情志证候，如情绪焦虑不安、情志抑郁、闷闷不乐、容易激动；②脾胃湿热证候，如胃脘嘈杂灼热、口干不欲饮、饥而不欲食，大便黏腻不畅；③痰气郁结证候，如泛恶呕吐痰涎、胸胁胀闷、头痛眩晕、头涨；④神志异常证候，如虚烦不眠、精神不宁、神志呆滞、沉默痴呆、言语错乱、哭笑无常、健忘、癫痫；⑤舌脉：舌质偏红，舌苔腻或微黄，脉滑或略带数。以上症状与体征不必悉具，只要征象足以辨证属于痰热内阻者，便可用本方以清化痰热。对于临床加减变化，心烦急躁者，合黄连解毒汤清心解毒；胸闷心悸者，合小陷胸汤清热宽胸；食欲不振者，加鸡内金、神曲、苍术、砂仁健脾消食；痰热盛兼大便不通者，合礞石滚痰丸通腑豁痰。

如治倪某，男，81 岁。主诉情绪不稳 3 年，加重半个月。素有糖尿病病史，3 年前患轻度脑出血，经住院治疗后病情好转，肌力无影响，唯常觉头晕、胸脘痞闷、夜寐欠安、乱梦纷纭、颈项僵直。近半个月以来，情绪易激动，时而悲伤欲哭，伴大便秘结、口臭，舌红苔黄腻，脉弦滑数。

中医辨证：痰火上扰，神志逆乱。

治法：泻火涤痰以安元神。

处方：黄连 3 g，知母 10 g，炒竹茹 6 g，枳实 10 g，法半夏 10 g，陈皮 6 g，白茯苓 30 g，生蒲黄 9 g（包煎），夏枯草 15 g，桂枝 2 g，丹参 15 g，葛根 10 g，石菖蒲 15 g，苍术、白术各 10 g，佩兰 15 g，地锦草 30 g。

连服 14 剂，大便通畅，性情平静如常，夜寐渐安，舌面黄腻苔见退，守方调治以资巩固。

本案患者痰火辨证明确，遂以黄连温胆汤清热泻火涤痰。病家夜寐欠安、乱梦纷纭，故用夏枯草、半夏，这两味药在失眠中为常用药对。《医学秘旨》云："盖半夏得阴而生，夏枯草得至阳而长，则阴阳配合之妙也。"两药合用，既能增清胆化痰之力，又可协调阴阳平衡，佐以石菖蒲、佩兰又添化痰开窍之力，且石菖蒲既可除痰祛湿、活血化瘀，又可引诸药入窍，或为心窍，或为脑窍，一举多得。又有颈项僵直，故用葛根升阳解肌，《伤寒论》即有葛根汤治疗"项背强"，近代研究还发现葛根有活血通络的功效，颜德馨喜用其与片姜黄配伍，治疗颈部板滞不适及脑供血不足而出现的头晕、头痛。患者血糖偏高，颜德馨运用黄连、知母、生蒲黄、丹参、苍术、白术、地锦草配伍，仿自创"消渴清"之意，以生蒲黄、丹参化瘀，黄连、知母清热，苍术、白术健脾，重用地锦草通络以降血糖，这是颜德馨治疗糖尿病的经验用药。

参考文献

[1] 何煜宇，郭祖文，岳小强. 颜德馨运用黄连温胆汤验案举隅 [J]. 辽宁中医杂志，2013，40(5): 1007–1009.

第六节 糖尿病伴皮肤温度异常

☞ 周仲瑛倡怪病从痰论治

> 痰可随气上下行，外流骨节络与经。
>
> 内阻于肺蒙于心，郁肝动肾蕴于脾。
>
> 灰黑烟熏目下皮，见则为痰望可知。
>
> 面灰如土为虚寒，油光面红是热痰。
>
> 风色青晦湿黄滞，肥胖颈短痰湿体。
>
> 因病生痰休治痰，病去因除痰自清。
>
> 由痰致病莫逐病，痰去病除诸症愈。

周仲瑛认为，凡患者临床症状怪异奇特，表现为中医所说的"痰"（包括无形之痰）证，采用中医化痰、祛痰等法治疗，常常能收到意想不到的疗效。痰之生成，涉及外感、内伤多个方面，痰是受多种致病因素影响所形成的病理产物。同时，痰又可成为新的发病之因，与原始病因或其他同期病理产物合邪而致病，形成恶性循环。另外，痰可随气上下，无处不到，既可阻于肺、蒙于心、蕴于脾、郁于肝、动于肾，亦可外流骨节经络，表现为不同的脏腑经络见症。

周仲瑛从长期临床实践中总结获知以下痰证辨别规律。凡有痰者，眼皮及眼下必有烟灰黑色。其中面色灰暗如土色者为虚寒痰，面颊色红而有油光者为热痰，黄滞者为湿痰，青晦者为风痰。患者肥胖颈短，形态臃肿者为痰体。表情呆滞、目睛转动不灵者为痰阻于窍。从痰的色质、气味来看，病程短而病情轻者，痰色清白，气味亦淡；久而重者，黄浊稠黏凝结，咳之难出，渐成恶味，腥臭咸苦。若痰吐地上，干后如蜗牛行走之涎沫，或在日光下有五色华彩者均为实痰；吐出后易于化水者，属虚寒。痰味甜者多为脾热，味苦为胆热，味腥臭为肺热，味咸为肾虚。若痰结日久，攻之不易消除者，则为老痰、顽痰，常易发生怪症。

周仲瑛在治疗上强调应首分脏腑虚实，其次应审标本缓急。凡因病生痰者，不能见痰治痰，应先治其病，病去则痰自清；若因痰而续发某些病证时，则应以治痰为先，痰去则诸证自愈。《类证治裁》载"然又谓见痰休治痰者，以治必探本，恐专事消涤，重虚其胃气"。另外，脾湿是成痰的基础，理脾化湿为治痰之要途。且治痰还须理气，气顺则一身之津液亦随气而顺，自无停积成痰之患。正如《丹溪心法》云"善治痰者，不治痰而治气。气顺则一身之津液亦随气而顺矣"。同时治痰应兼治火，气火偏盛灼津成痰者，治宜清降；气火偏虚津凝为痰者，又当温补。至于治痰之法则，原则上必须以化痰、祛痰为大法。化痰能使痰归正化，消散于无形，或使其稀释排出体外，其适应的范围最广，可用于实证病势不甚，或脏气不足，因虚生痰者。祛痰能荡涤祛除内壅的积痰，包括涤痰、豁痰、吐利等法，适用于邪实而正不虚，病势骤急，或病延日久，顽痰、老痰胶固不去者。

如治45岁男性患者，2006年6月19日初诊。怕冷7～8年，畏风，吹冷风有寒战感，颈以下脊柱冷甚，背后如置冰块，形体偏胖，出汗稍多，大便有时不实。苔薄黄腻，舌质暗，脉细。查有结肠炎，既往有糖尿病、高血压病、高脂血症、脂肪肝病史，经调治均控制良好。因追溯以往治疗，屡用温肾补火、助阳消阴之剂无效。从痰瘀阻络、气血涩滞、表虚卫弱试治。药用：法半夏10 g，陈皮10 g，茯苓10 g，炙甘草3 g，制南星10 g，炒白芥子10 g，炙桂枝10 g，炒白芍10 g，生黄芪20 g，防风6 g，生白术10 g，生姜3片，红枣4枚，炮山甲10 g（先煎）。每日1剂，水煎服，7剂。

2006年6月26日二诊。药后怕冷趋向缓解，畏风不著，可以耐受空调，易汗，食纳知味，二便正常，苔薄黄，质暗红，脉小滑。守法巩固善后。上方加炮姜3 g，制附片5 g，煅龙骨、煅牡蛎各15 g（先煎）。常法煎服，14剂。

本案患者以畏风怕冷、背后如置冰块为苦，常规辨治，或从肾阳不足而治，或从营卫不和入手，却久治无效。根据患者体型偏胖，又有高脂血症、脂肪肝、糖尿病等多种宿疾，从"肥人多痰""怪病属痰"考虑，认为本病病理因素以痰为主，而舌苔薄腻更是痰湿内蕴之征，病历数载，舌质暗等提示有瘀血的存在。针对主要病理因素，故用治痰之基本方二陈汤为主，合白芥子辛散行气祛络道之痰。《本草经疏》云："白芥子味极辛，气温，能搜剔内外痰结及胸膈寒痰，冷涎壅塞者殊效。"制南星专走经络，祛风化痰，取其搜风之力祛经隧之痰，再加炮山甲活血通络直达病所，起到痰化瘀消、气血自和的目的。此外，方中又合苓桂术甘汤，正符《金匮要略》"心下有留饮，其人背寒冷如手大……病痰饮者，当以温药和之。心下有痰饮……苓桂术甘汤主之"之训。患者怕冷畏风易汗，此系痰饮内阻，气血涩滞，卫阳不能外达，而致阳气虚弱，并非真阳不足，故屡投温肾补火、助阳消阴之剂无效。而用桂枝汤合玉屏风散调和营卫、补气固表，反而切中病机。二诊加炮姜温脾化痰，制附片助桂枝汤治恶风漏汗，龙骨、牡蛎以固涩，进一步巩固疗效。

参考文献

[1] 赵惠，王志英，朱垚. 国医大师周仲瑛辨治痰病经验析要 [J]. 四川中医，2014, 32(9): 1-3.

☞ 仝小林升阳散火治肤热

> 肤热病因郁热致，舌淡不红脉不实。
>
> 或有脾胃虚证见，升阳散火方药煎。
>
> 火郁发之重葛根，随经调药散诸风。
>
> 益气养血并兼顾，以防升散过伤正。

仝小林临床多用升阳散火汤治疗糖尿病皮肤温度异常。升阳散火汤出自《脾胃论》"治男子妇人四肢发热，肌热，筋痹热，骨髓中热，发困，热如燎，扪之烙手。此病多因血虚而得之；或胃虚过食冷物，抑遏阳气于脾土。火郁则发之。"方由柴胡、葛根、羌活、独活、升麻、防风、白芍、人参、炙甘草、生甘草组成。阳气郁滞不散是肌表热、四肢热等的根本原因，治当遵《黄帝内经》"火郁发之"。此类患者常自觉发热，或上半身发热，或下半身发热，或由头至足全身皆热，肌肤扪之亦热，甚至烙手，然体温测量则无异常。方中升麻、柴胡、羌活、独活、防风、葛根均为辛散发表之品，同用则增强温散发表之力，使体内郁遏之阳气由表透散而出，其中升麻、葛根发散阳明经之阳气，羌活、防风发散太阳经之阳气，柴胡发散少阳经之阳气，独活发散少阴经之阳气，阳气一舒则郁热得解，此即"火郁发之"之意；白芍滋阴养血，退热除烦；人参、甘草补益脾胃之气，甘温除热；张锡纯谓甘草"生用则补中仍有流通之力"，《名医别录》言其"止渴，通经脉，利血气"，《药性赋》谓其"生之则寒，炙之则温。生则分身梢而泻火，炙则健脾胃而和中"。故生、炙甘草同用，既助人参补益中气，又防滋补太过而生胀满壅滞，且能助诸药泻火止渴，一箭而三雕。

如治柳某，女，55 岁，2007 年 10 月初诊。间断乏力，发热 8 年。8 年前因乏力，下半身发热，至当地医院查空腹血糖 9.0 mmol/L，口服格列吡嗪，血糖控制不佳。1 年前因琐事生气后，血糖升高，难于控制，空腹血糖 12.0 ～ 14.0 mmol/L，周身皮肤瘙痒，下肢灼热难忍，右侧大腿根部刺痛，静坐时明显。上肢关节时有疼痛，无明显口干口渴。现症见：双下肢内侧烧灼感明显，夜间不能覆被，坐立难安，双侧大腿根部刺痛。当日空腹血糖 8.8 mmol/L，舌淡苔白，脉沉细略弦数。身高 163 cm，体重 47 kg，BMI = 17.7 kg/m^2。

西医诊断：糖尿病皮肤温度异常。

中医辨证：阳气郁遏体表。

治法：发散郁火。

处方：升阳散火汤。柴胡 9 g，升麻 6 g，防风 9 g，羌活 15 g，独活 30 g，葛根 30 g，生甘草、炙甘草各 9 g，白芍 30 g，党参 15 g。

患者服药 1 个月后复诊，自诉下身热减轻 50%，大腿刺痛减轻 60%。就诊时餐后血糖已由 1 周前 9.8 mmol/L 降至 6.9 mmol/L，疗效明显。故于原方中加鸡血藤 30 g、夜交藤 30 g,增强养血活血通络之力,继续守方治疗。

此案患者乏力、消瘦、舌淡苔白、脉沉细,知是气血不足,又脉细略数为血虚有热,脉略弦而主郁,加之肢体灼热、刺痛、肤痒,阳郁于表无疑,故用升阳散火汤原方治之。虽为原方,但用量稍作改动。葛根兼能生津止渴,常用于气阴两虚、津液亏损之消渴证,如七味白术散、玉液汤等,现代药理亦证实其显著疗效,故重用至 30 g。又患者下肢内侧灼热难耐,乃阳气郁遏所致,大腿根部刺痛恐是少阴经络不畅所为,故不仅用升阳散火汤发散郁火,更重用独活以疏通少阴之经络。而重用白芍及复诊时加用鸡血藤、夜交藤,亦是遵东垣"此病多因血虚而得之"之论,既治其本,又防诸发散风药耗散阴血。综观此案,升阳散火汤用于治疗糖尿病皮肤温度异常之属气血不足、阳郁于表者,不仅能显著改善症状,通过改变方中用药之量,亦有助于控制血糖,从而使疗效愈加彰显,此即方药量效之魅力。

参考文献

[1] 仝小林 . 糖络杂病论 [M].2 版 . 北京:科学出版社 ,2014.

第七节　肝病合并糖尿病

☞ 关幼波辨治要点:湿热与阴虚

急慢肝炎治法殊,重在把握轻重孰。

湿热邪实与正虚,主次分明治兼顾。

气血中焦皆调理,泽芩化瘀利血湿。

杏橘宣降调气机,参术以防肝传脾。

保肝降酶五味尝,化浊调脂青黛矾。

治黄三法血热痰,行血解毒痰化散。

因为糖代谢主要在肝脏进行,所以病毒性肝炎等急慢性肝病患者常出现糖代谢障碍,合并糖尿病。肝病合并糖尿病与胰岛病变而致的糖尿病迥然不同,在治疗中常需兼顾对肝病的治疗,故先简述关幼波治疗肝病的要点,以供参考。

1. **祛邪扶正要灵活贯通** 无论急慢性肝炎,总是存在着湿热邪实与正气虚损这两方面,如何处理好这对矛盾,是治疗肝病的关键。关幼波认为可分三种情况。①湿热轻、正虚不明显,此时以清利湿热为主,佐以调中扶正,并在恢复期稍事调理肝脾即可。②湿热重、正气虚,此时先治其标,后治其本。开始以清利湿热为主,待湿热渐减,肝功能好转,再以扶正为主,兼清余邪。③湿热轻、正气虚,此时应以扶正为主,祛邪为辅,正盛方能祛邪外出。

2. **调理气血并顾护中焦** 关幼波临证重视调理气血。欲调气血,当先辨病之在气在血。如出现黄疸,关幼波认为此湿热入血之象,即《伤寒论》"瘀热在里,身必发黄"之理,故"有黄"偏于治血,"无黄"偏于治气。治血即于利胆退黄方中加泽兰、白茅根等药,既可化血中之瘀、凉血中之热,又可利血中之湿。治气即于方中加杏仁、橘红等药,既可宣降斡旋气机,又可燥湿化痰。同时他还十分重视顾护中焦脾胃,认为脾胃不伤方可运化痰湿。且《金匮要略》云"见肝之病,知肝传脾,当先实脾",故关教授常于清热化湿、疏肝行气药中加入参、术以顾护中焦。

3. **急慢性肝炎治法之异** 关幼波认为急性肝炎以湿热为本,虽有纳呆、乏力、腰膝酸软等"虚象",但此"因病而虚",实为湿困邪实之象,治疗应以祛邪为主,祛邪即以扶正,切不可见虚象而妄投补剂。与急性肝炎相反,慢性肝炎以正虚为矛盾的主要方面,此时即便有湿热邪实之象,也不可单用苦寒攻伐之品,用之则正伤而邪不除。

4. **化验指标的微观辨治** 主要有以下几个方面。①黄疸指数、胆红素增高,为湿热毒邪蕴于血分而致。治疗方法可参考关幼波所创"治黄三法",即"治黄需治血,血行黄易却""治黄需解毒,毒解黄易除""治黄需化痰，痰化黄易散"。②谷丙转氨酶增高，在急性期多为湿热较重；迁延期多为邪正相持，机体抵抗能力下降，已有正虚之势；慢性期多为正气已衰而湿热未清，余邪未尽。一般而言，转氨酶升高治法同黄疸。但重症肝炎时肝细胞严重坏死，转氨酶迅速下降，胆红素急速上升，呈"胆酶分离"现象，此时万不可凭转氨酶下降而言病向愈，当参合诸诊细辨之。临床上，五味子制剂降酶效果较好，但不适用于急性期，可用于慢性期转氨酶长期不降者；唯恐停药后反跳，即转氨酶再度升高之弊，故须长期服用，逐步减量。③麝香草酚浊度增高，在急性期多为热盛于湿且入于血分伤及阴血，以邪实为主；慢性期则多为湿热毒邪耗伤肝肾阴血，以正虚为主。此项检查因干扰因素多，假阳性率较高，临床多已不做常规化验，仅于此留作参考。

以上为关幼波治疗肝病的一些要点，而论及肝源性糖尿病，则又略有不同。如关幼波认为肝源性糖尿病正虚以阴虚为主，加上邪实之湿热，那么矛盾点在于如何处理湿热与阴虚的关系。大方向上亦如其对糖尿病的辨治："三多一少"明显者为虚证，虚者阴不足；"三多一少"不显，身体反肥胖者为实证，实者湿热盛。

如治苏某，男，60 岁，初诊日期：1975 年 5 月 14 日。主诉：右胁下疼痛已半年余，伴多食善饥。现病史：半年来右胁经常隐痛，超声波检查示肝脏出波中度衰减，加大增益仍不饱和。血压波动在180/110 mmHg 左右。素有冠心病病史。就诊时症见：乏力，肝区痛，心前区有发作性疼痛，多饮，善饥，多食，尿量增多，常常自汗，体胖。化验检查：谷丙转氨酶 280 U/L，麝香草酚浊度试验 6 U，空腹血糖13.2 mmol/L，胆固醇 4.7 mmol/L，尿糖（＋＋＋）。舌象：舌苔薄白，质正常。脉象：沉滑。

西医诊断：慢性迁延性肝炎合并糖尿病。

中医诊断：阴虚血热，肝肾不足，气阴两伤之消渴病。

治法：补气养血，清热育阴。

处方：生黄芪 15 g，赤芍 30 g，甘草 10 g，北沙参 15 g，玉竹 10 g，天花粉 15 g，乌梅 10 g，五味子 10 g，生地 10 g，川芎 10 g，瓜蒌 15 g，郁金 10 g，生龙骨、生牡蛎各 30 g，浮小麦 30 g。另，五味子 120 g、丹参 30 g、青黛 15 g 共为细末，每次冲服 3 g，每日 2 次。

治疗经过：服上方 14 剂后，患者自觉症状稍有好转，但化验结果变化不大。6 月 4 日，仍诉烦渴、多饮、夜尿频数。前方去瓜蒌、郁金、川芎、生龙骨、生牡蛎、浮小麦，加重养阴清热之剂，方药如下：生黄芪 15 g，杭白芍 45 g，甘草 12 g，葛根 10 g，山药 15 g，生地 20 g，石斛 15 g，天花粉 15 g，玉竹 10 g，南沙参 15 g，北沙参 15 g，五味子 10 g，麦冬 15 g，生石膏 30 g，诃子肉 10 g，乌梅 10 g。另，鹿角霜 90 g，研成细末，早晚各冲服 3 g。

6 月 19 日，服上方 14 剂后，患者自觉口干、饥饿感减轻，其他症状均有好转。化验：谷丙转氨酶 80 U/L，胆固醇 5.59 mmol/L，血糖 5.6 mmol/L，尿糖微量，酮体阴性。继以上方治疗，于 8 月 6 日复查肝功能正常，血糖 5.6 mmol/L，尿糖微量，胆固醇 4.94 mmol/L，血压 160/80 mmHg。以后坚持常服此方，于 1975 年 11 月复查血糖、尿糖均正常，能坚持全日工作。

此例患者"三多"症状明显，当为虚证无疑，且伴乏力、自汗，应为气阴两虚，故用黄芪、沙参、玉竹、天花粉、生地益气滋阴，龙骨、牡蛎、浮小麦敛汗，芍药、甘草合乌梅、五味子以降糖降酶。该患者形胖、脉滑，似有痰湿之象，故加瓜蒌、郁金、川芎以化痰理气行瘀。但用之效果不佳，考虑仍应专以养阴清热为主，故去瓜蒌、郁金、川芎而加重养阴清热之剂。其中赤芍改白芍并加大用量，以葛根与乌梅相配成升降、散敛、输布津液之势。值得一提的是，五味子研末冲服与水煎并用之法颇奇，关幼波常用五味子 120～240 g 配丹参 30～60 g 研末冲服以保肝降酶，再酌情配以白矾、青黛等化浊降脂。此外，关幼波常于肾虚证用鹿角霜一味，并配以五味子、诃子肉、仙灵脾等补肾固精，且可伍于诸滋阴药内以阴中求阳，关教授认为其似有降尿糖之效。

另治关某，男，28 岁，初诊日期：1972 年 4 月 14 日。主诉：口干、胁痛加重，伴齿龈衄血月余。现病史：于 1967 年 8 月患急性病毒性黄疸性肝炎，肝功能明显损害，因大量输注葡萄糖而继发糖尿病，经住院治疗近 2 年，病情稳定出院。出院后肝功能时有波动，近 1 个月来肝功能明显异常，口干、右胁疼痛加重，伴齿龈衄血，尿黄，于 1972 年 4 月 14 日来北京中医医院门诊治疗。当时症见：口干口苦，尿黄，两胁胀痛，时有齿龈衄血。体格检查：急性病容，神清合作，皮肤巩膜未见黄染，心肺未见异常，腹部平软，肝未触及，脾于胁下 1.5 cm，中等硬度，腹水征（—），下肢不肿。化验检查：谷丙转氨酶 472 U/L，麝香草酚浊度试验 18 U，空腹血糖 10.5 mmol/L，尿糖（＋＋＋），白细胞 5.7×10^9/L，血小板 113×10^9/L。舌象：苔薄黄，舌边尖红。脉象：弦细。

西医诊断：慢性活动性肝炎，继发糖尿病。

中医诊断：阴虚血热，气阴两伤，湿热未清之消渴。

治法：益气养阴，凉血清热，活血利湿。

处方：北沙参 15 g，麦冬 10 g，五味子 10 g，大生地 10 g，丹参 15 g，车前子 15 g，车前草 15 g，茵陈 30 g，龙胆草 10 g。

治疗经过：按上方加减，共服 80 剂，于 1972 年 8 月 2 日复查。谷丙转氨酶正常，麝香草酚浊度试验 6.5 U，胆固醇 4 mmol/L，血糖 5.6 mmol/L，尿糖（—），恢复全日工作。1972 年 11 月 29 日门诊复查时称，3 个多月来自觉良好，饮食正常，能坚持工作。复查肝功能正常，血糖稳定，尿糖（—）。

此例患者属慢性活动性肝炎，症状明显，既有口干苦、尿黄、舌边尖红、苔薄黄、脉弦等湿热之象，又有齿龈衄血、脉细等阴虚血热之象。此时降酶之法同急性肝炎，清利湿热、凉血化瘀即保肝降酶，单用五味子则效果不显。故以茵陈、龙胆草、车前子、车前草清利湿热，生地、丹参凉血化瘀，并以沙参、麦冬、五味子敛阴生津治其本，如此则终收酶减糖降之功。

此外，该患者因大量输注葡萄糖而继发糖尿病，此点需特别注意，即肝病患者多食糖是否合适？单纯从肝脏而言，多食糖可增进糖原的储备，减少肝内糖原的分解。肝糖原增加可提高肝细胞抵抗病毒损害的能力，有利于肝细胞的修复和再生。但对肝病患者而言，多食糖并不合适。某些肝病患者片面认为"糖能保肝"便大量高糖饮食或长期注射葡萄糖溶液，致使血糖升高，并且抑制胰岛产生胰岛素的功能，进而出现糖尿病。而且肝病患者体力活动少，若营养补充太过，易导致体脂增多，严重者可导致高脂血症和脂肪肝，反而加重原有肝病。从中医角度而言，土味甘，木味酸，过多摄入糖类易导致嗳腐反酸，即"土亢则害，木承乃制之"。另外，"甘者令人中满"，多食糖类还易导致纳呆腹胀。如此则土壅木滞，运化疏泄失常，使湿邪难除、正气难复。目前我国饮食结构以糖类（淀粉）为主，已能基本保证每日需糖量，所以肝病患者不需多食糖类。

参考文献

[1] 赵伯智. 关幼波肝病杂病论 [M]. 北京：世界图书出版公司，1994: 132-135.

[2] 赵伯智. 关幼波诊治肝病 210 问 [M]. 2 版. 北京：中国医药科技出版社，2012: 55-58.